トップランナーの
感染症外来診療術

編集

東京医科歯科大学医学部附属病院
感染制御部副部長
羽田野義郎

医療法人やわらぎ会
やわらぎクリニック副院長
北 和也

医学書院

〈ジェネラリストBOOKS〉
トップランナーの感染症外来診療術
発　　行　2019年3月1日　第1版第1刷Ⓒ
編　集　羽田野義郎・北　和也
発行者　株式会社　医学書院
　　　　代表取締役　金原　俊
　　　　〒113-8719　東京都文京区本郷1-28-23
　　　　電話　03-3817-5600(社内案内)
印刷・製本　リーブルテック

本書の複製権・翻訳権・上映権・譲渡権・貸与権・公衆送信権(送信可能化権を含む)は株式会社医学書院が保有します。

ISBN978-4-260-03633-7

本書を無断で複製する行為(複写，スキャン，デジタルデータ化など)は，「私的使用のための複製」など著作権法上の限られた例外を除き禁じられています．大学，病院，診療所，企業などにおいて，業務上使用する目的(診療，研究活動を含む)で上記の行為を行うことは，その使用範囲が内部的であっても，私的使用には該当せず，違法です．また私的使用に該当する場合であっても，代行業者等の第三者に依頼して上記の行為を行うことは違法となります．

JCOPY 〈出版者著作権管理機構　委託出版物〉
本書の無断複製は著作権法上での例外を除き禁じられています．複製される場合は，そのつど事前に，出版者著作権管理機構(電話 03-5244-5088，FAX 03-5244-5089，info@jcopy.or.jp)の許諾を得てください．

執筆者一覧 (執筆順)

北	和也	医療法人やわらぎ会やわらぎクリニック副院長
佐藤	公俊	奈良県総合医療センター感染症内科医長
井村	春樹	尼崎医療生協病院内科
谷崎隆太郎		三重大学医学部名張地域医療学講座講師/名張市立病院総合診療科 教育研修担当部長
羽田野義郎		東京医科歯科大学医学部附属病院感染制御部副部長
鈴木	純	岐阜県総合医療センター感染症内科医長
松尾	裕央	兵庫県立尼崎総合医療センターER総合診療科/感染症内科医長
伊東	直哉	静岡県立静岡がんセンター感染症内科副医長
八板謙一郎		千鳥橋病院感染症科部長
俞	明寿	大阪医科大学皮膚科学助教
小川	吉彦	奈良県立医科大学感染症センター助教
佐田	竜一	天理よろづ相談所病院総合診療教育部
小林	知志	杏林大学医学部付属病院腎臓・リウマチ膠原病内科
西村	翔	神戸大学医学部附属病院感染症内科
小川	拓	奈良県立医科大学感染症センター助教
大西	智子	奈良県立医科大学小児科診療助教
小松	真成	鹿児島生協病院総合内科（総合診療・感染症）
中村(内山)ふくみ		東京保健医療公社荏原病院感染症内科医長
忽那	賢志	国立国際医療研究センター国際感染症センター国際感染症対策室医長
塚田	訓久	国立国際医療研究センターエイズ治療研究開発センター
山田	豊	京都民医連中央病院感染症科
山口	裕崇	飯塚病院総合診療科
山口	征啓	健和会大手町病院副院長（感染症内科）
大場雄一郎		大阪急性期・総合医療センター総合内科部長
中島	隆弘	明石医療センター総合内科
麻岡	大裕	大阪市立総合医療センター感染症内科
片浪	雄一	ロンドン大学衛生熱帯医学大学院
倉原	優	国立病院機構近畿中央呼吸器センター内科
野本	英俊	国立国際医療研究センター病院総合感染症科
有馬	丈洋	洛和会音羽病院感染症科・総合内科 医長
庄司	健介	国立成育医療研究センター生体防御系内科部感染症科
中山	明子	大津ファミリークリニック院長
笠原	敬	奈良県立医科大学感染症センター准教授
徳谷	純子	奈良県立医科大学附属病院感染管理室主任
馳	亮太	日本赤十字社成田赤十字病院感染症科部長

まえがき

外来1年生，そのときは突然やってくる

　私は3年目（後期研修1年目）に総合内科の後期研修を始めましたが，大した準備もなくいきなり勤務1週目から一般内科外来を担当しました（いや，させられた!?）．月曜日，病院を移動してオリエンテーションが終わった後，「外来は毎週火曜日だから明日だね，よろしく」と部長に言われて焦ったのを今でも覚えています．翌日，緊張した中で一般内科外来を担当させていただくこととなりました．当時，忙しい市中病院で一般内科外来のことについて質問できる指導医もおらず，自分が疑問に思ったことを横の外来の先生に質問してなんとか切り抜けましたが，そのときの尋常じゃない緊張感は忘れられません．初期研修中に外来研修が1か月あったのにもかかわらず，です．

正しいことをしている「つもり」のプラクティス，実はそうではない？

　上記のようにわからない事柄について質問する状況では，特に疑問に思わないことに関しては当然ですが質問しませんでした．わからないことばかりで，目の前の疑問を解決することだけで精一杯だったということもあるかもしれません．

　駆け出しの頃，幸いにも私は指導医のご厚意により空いた時間で外来患者のレビューをしていただいていました．あるとき，私が「この患者さんはかぜですから飛ばしていいです」と次に移ろうとすると，指導医からプレゼンを求められたので行ったところ，前立腺肥大の患者さんに，抗コリン作用を有する薬剤が含まれるPL顆粒を処方してしまっていることがわかりました（お恥ずかしい限りです）．そこで私は学ぶことになったのですが，入院のケースと比較して外来のケースは他の医師の目が入ることは少なく，この例に限らず自分が特に問題ないと思って行っているプラクティスが，実はベストプラクティスとは限らないのです．

　一般内科外来ではいわゆる「かぜ」から肺炎，尿路感染症などのコモンな感染症，よくわからない発熱患者など，多彩な症状をもった感染症患者さんが受

診されます.幸か不幸か,外来診療をしている限り感染症の診療を避けることは不可能です.さらにいうと,感染症の初診は感染症専門医でないことがほとんどです.したがって感染症の基本的なマネジメントは外来診療に関わるすべての医師に必要なスキルの1つなのです.

＊

　本書は,細菌感染症の範囲を超えて,外来でよく出会うウイルス感染症や皮膚科疾患,慢性感染症のマネジメントに至るまで「外来感染症についてこの1冊があれば対応できる！」というコンセプトのもと,編集しました.これから外来を始める研修中の皆さまが,私のように冷や汗をかくような思いをすることがないよう,第一線で勤務されている先生方に診療のプロセスや思考過程などを紹介していただいています.同時に,すでに外来でご活躍中の先生方にとっても,なるほどと思っていただけるような内容が豊富に盛り込まれた1冊となっていると思っています.

　一緒に編集をしてくださった北和也先生は,診療所や在宅という総合病院とは対極のセッティングにいますが,同じ思いをもちつつ,診療所・在宅で働く総合医という立場から現場で役立ちそうなTipsをところどころコメントに散りばめてくださいました.私は大学病院,地域の中核病院での感染症専門診療,プライマリケアとしての内科外来診療,と異なる3つのセッティングで診療していますが,夜な夜な行われるSkype会議で語られる北先生の診療の実際とその視点は,私にとっても気づかされるところが多く,一緒に作り上げてきてよかったと感じています.

＊

　この10年で日本の感染症診療は大きく変わりました.例えば「血液培養2セット」は,日本中どこでも今では常識になりつつあり,臨床感染症のマネジメントが全国に浸透した10年だったように感じます.私自身も総合内科と感染症の専門研修を経て,今では感染症専門医として勤務するようになりました.

　一方で,世界の感染症を取り巻く諸問題もこの10年で急速に変化しています.例えば薬剤耐性の問題で,10年前には割と稀であったESBL産生菌は,今ではMRSAと同様コモンな耐性菌として認識されるようになりました.この薬剤耐性に対する取り組みは薬剤耐性(AMR)対策アクションプラン,抗微生物薬適正使用の手引きなど,国家レベルをはじめとして全国で取り組まれてい

ます.外来診療に目を向けると,抗菌薬処方の 90% を占める内服抗菌薬をどう適正使用するかは,外来診療に関わる皆さまの日々のプラクティスにかかっている,といっても過言ではありません.

　皆さまの外来診療に本書の内容が少しでもお役に立てるように,ひいては次の 10 年,急速に変化する状況を上回るスピードで日本の感染症診療がさらによい方向に向かうように願っています.

*

　最後に,非常に洗練された原稿をご担当いただいた執筆者の皆さま(時間がかかり,また色々とお願いして大変申し訳ありませんでした!),そのような編集を最後まで粘り強くお付き合いいただいた医学書院の松本哲さん,いつも斬新なアイデアでこの本を完成に導いてくれた北先生にお礼を申し上げます.皆さまとの時間は,私にとって実りある時間となりました.

2019 年 1 月

羽田野義郎

目次

まえがき .... 羽田野義郎 iv
編者紹介 xii

第1章 これだけは押さえておきたい！基本疾患の診療

かぜ
たかが「かぜ」，されど「かぜ」 .... 北　和也 2

インフルエンザ
治療はムンテラマイシン，時々抗インフルエンザ薬？ ...... 佐藤公俊 15

咽頭炎
奥の深い咽頭痛，咽頭炎 .... 井村春樹 25

副鼻腔炎・中耳炎
似ているようで違う副鼻腔炎と中耳炎 .... 井村春樹 34

気管支炎・肺炎
両者の線引き，意外と難しいんです .... 谷崎隆太郎 44

尿路感染症
膿尿があれば診断確定？ .... 羽田野義郎 56

下痢症
感染性腸炎は non-invasive type あるいは
invasive type かの判断が大切 .... 松尾裕央 67

皮膚軟部組織感染症
皮膚所見の違い，見分けられますか？ .... 伊東直哉 81

性感染症
内科外来にはどんな症状で来るのか？ .... 八板謙一郎 88

白癬
白癬に対して非専門医ができること ······ 俞　明寿　98

帯状疱疹
あなたは皮疹を見る前に診断ができるか？ ······ 小川吉彦　103

第2章 ちゃんと診られる？ 診断に注意が必要な疾患の診療

パルボウイルスB19感染症
どんなときに疑えばいいの？ ······ 佐田竜一・小林知志　108

伝染性単核球症
若者たちの情熱のあとさき ······ 西村　翔　117

麻疹と風疹
臨床所見の類似点と相違点 ······ 小川　拓　125

手足口病
手足口病は手と足と口だけ？ ······ 大西智子　133

水痘
定期接種化が始まった水痘と成人水痘 ······ 小川吉彦　139

ムンプス（流行性耳下腺炎）
福は転じて災いとなる ······ 小松真成　146

単純ヘルペスウイルス感染症
話はそう"単純"ではない ······ 小松真成　153

寄生虫
無視しちゃいけないムシ（寄生虫）の話 ······ 中村（内山）ふくみ　160

ダニ
「ダニに刺された！」あなたならどうする⁉ ······ 忽那賢志　168

HIV
想起で早期診断！ ······ 塚田訓久　174

レプトスピラ症
目が赤い，鑑別のポイントは？ ──────── 伊東直哉　180

熱と皮疹
鑑別のための6つのフェーズ ──────── 仏田恒　190

猫ひっかき病
痛みを伴った限局性リンパ節腫脹，どう考える？ ──────── 西村　翔　200

第3章　外来エマージェンシー！見落としてはならない重要疾患の見極め方

髄膜炎
Time is brain here, too. ──────── 山田　豊　210

胆嚢炎・胆管炎
近くも遠い胆道感染症（似て非なる胆嚢炎と胆管炎） ──────── 山口裕崇・山口征啓　222

感染性心内膜炎
感染性心内膜炎は歩いて外来にやってくる ──────── 中島隆弘・大場雄一郎　231

敗血症
素早く認識し，確実に対処する！ ──────── 麻岡大裕・大場雄一郎　238

椎体炎
長期間の治療が必要なため，最初が肝心 ──────── 片浪雄一　245

化膿性関節炎
意外と死亡率が高く，関節機能にも影響が… ──────── 片浪雄一　250

第4章　退院後が肝心！　長期マネジメントが求められる疾患のフォローの仕方

結核
少なくとも2年半はお付き合いしましょう ──────── 倉原　優　256

非結核性抗酸菌症（NTM症）
結核よりタチが悪い？ ……………………………………………………… 倉原　優　263

第5章　外来レベルをさらに高めるために知っておきたいこと

高齢者の診かた
コモンを制するものが感染症を制す ………………………… 野本英俊・有馬丈洋　270
子どもの診かた
劇的な「スゴ技」はないけれど ………………………………………… 庄司健介　281
妊産婦の診かた
妊婦・授乳婦さんって何を処方していいの？ ………………………… 中山明子　290
海外渡航者の診かた
疾患名をあぶり出す3つのポイント …………………………………… 忽那賢志　299
感染対策
外来でできる対策は？　診療所，費用，針刺し対策 ………… 笠原　敬・徳谷純子　303
外来静注抗菌薬療法
OPATって何？ …………………………………………………………… 馳　亮太　314
ワクチン
成人向けキャッチアップ接種 …………………………………………… 小川　拓　324

あとがき ……………………………………………………………………… 北　和也　331
索引 ……………………………………………………………………………………… 333

COLUMN

1. 第3世代経口セフェム　吸収率と副作用 ……………………… 伊東直哉　13
2. 経口カルバペネム ……………………………………………… 井村春樹　43
3. 肺炎球菌ワクチン　最近のトピック …………………………… 谷崎隆太郎　55
4. 膀胱炎の第一選択薬は難しい …………………………………… 鈴木　純　66
5. ホスホマイシン ………………………………………………… 松尾裕央　80
6. 梅毒感染はコンドームで予防できるか？ …………………… 八板謙一郎　97
7. 疥癬のピットフォール ………………………………………… 兪　明寿　102
8. だまし取られた意識 …………………………………………… 小松真成　152
9. 診療所でアンコモンかつ self-limited な感染症を診断する！
　　…………………………………………………………………… 北　和也　188
10. 関節の腫れの見分け方 ………………………………………… 羽田野義郎　207
11. Infectious Diseases in Primary Care に参加して ……… 羽田野義郎　230
12. 学校保健安全法（保護者から治癒証明書を求められた場合の対応など）
　　…………………………………………………………………… 庄司健介　289
13. やろうぜ！　診療所・在宅でのグラム染色！ ………………… 北　和也　312
14. 感染症法に基づく医師の届出 ………………………………… 羽田野義郎　320
15. 在宅で重宝する！　抗菌薬の皮下点滴 ………………………… 北　和也　322
16. 診療所での医療廃棄物の扱いについて ………………………… 北　和也　329

ブックデザイン：菊地昌隆

編者紹介

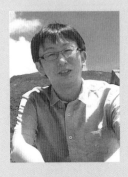

羽田野義郎（はだの よしろう）
東京医科歯科大学医学部附属病院感染制御部副部長
久留米大学大学院医学研究科博士課程社会医学系バイオ統計学専攻

2005年宮崎大学卒．国立国際医療研究センター初期研修，洛和会音羽病院総合内科後期研修，2012年静岡県立静岡がんセンター感染症内科フェローシップ修了．マヒドン大学で臨床熱帯医学修士を取得後，聖マリア病院感染症科などを経て現職．
臨床感染症医としての臓器横断的な診療を生業としていますが，まだまだ日々新たな発見があります．普段は四六時中感染症とその周辺の問題に対峙していますが，修士課程でのメンターに感化され，日々の疑問を臨床研究の形で解決すべく臨床と臨床研究の両立を目指しています．

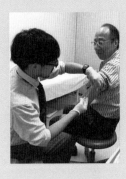

北 和也（きた かずや）
医療法人やわらぎ会やわらぎクリニック副院長
奈良県西和医療センター感染制御内科（非常勤）

2006年 大阪医科大学卒．府中病院急病救急部，阪南市民病院総合診療科，奈良県立医科大学感染症センター，市立奈良病院総合診療科・感染制御内科などを経て，2015年から現職．3児の父．
生まれ育った奈良で，父とともに地域医療に貢献すべく日々奮闘しております．総合診療医として，人として，地域の方々の役に立ちたいと思っています．
※写真は父親（当時65歳）にニューモバックス®を接種しているところです．

第1章

これだけは押さえておきたい！基本疾患の診療

かぜ

たかが「かぜ」，されど「かぜ」

かぜの illness script を語ろう！

とりあえずこれだけは！

- 誰かが「かぜかな」と言った／思った瞬間から，かぜ診療は始まっている！
- かぜの典型例には抗菌薬を使用せず"wait & see"，非典型例では病型を考え地雷疾患を鑑別！
- 咳・鼻・喉の 3 症状が，ほぼ「同時」「同程度」に「急性」発症した「軽症例（全身状態がよい）」は典型的なかぜ
- 二峰性経過や 3 日以上の高熱など，自然経過から外れる場合はかぜではない
- 「かぜに抗菌薬はダメ」だけじゃ不十分！　代替案も含め，患者やまわりの医療者と共有しよう！

変化しつつある「かぜ」の概念

　かぜはとてもコモンである．医師・患者ともに人生で最も診た・かかった病気といえばかぜをあげることは多いだろう．しかしそのイメージは多様であり，医療者-患者間だけでなく，医療者間でも「かぜ像」は案外一致していない．この数年でかぜ診療についての良書[1,2]が出版され，また厚生労働省による「抗微生物薬適正使用の手引き」[3]，あるいは米国内科学会と CDC によるハイバリューケア・アドバイス[4]には「かぜに抗菌薬は推奨しない」というシンプルなステートメントが発表されている．あとはこれを実践し，そして患者や周囲の医療者と地道に共有するのみ！　という段階だ．「じゃあ抗菌薬の代わりにどうすればいい？」という問いにもエビデンスに私見を交えて答えつつ，かぜ診

療のポイントやピットフォールについてまとめたい．

> **Case**
>
> **患者** 34歳女性．
> **既往歴** 特になし．
> **現病歴** X－3日からの咳，鼻汁，咽頭痛および37.4℃の発熱を訴え，近くの診療所を受診した．PL顆粒®，メジコン®，SPトローチ®，イソジンガーグル®うがい薬が処方されたが，夜間の咳嗽がつらく眠れなかったため，翌X－2日，再度診療所を受診した．X線写真には異常がないといわれ，クラリス®，ホクナリン®テープ，ロキソニン®，ムコスタ®が処方された．しかし症状が治まらず，X日に別の診療所を受診した．

かぜ？ それともかぜじゃない？

　この患者がかぜかどうか判断するにはどのようにすればよいだろうか．一般的にかぜといえば「咳・鼻・喉の症状をメインとする自然緩解する急性上気道感染症」をいう．つまり，かぜかもしれない患者を診た場合は，必ず「急性発症か」「気道症状の有無と種類」「全身状態がよいか」を確認する必要がある．慢性経過，気道症状がない，全身状態が悪いなどが認められれば，それは決して「かぜ」ではない．また，患者が漠然と「かぜを引いた」と訴えた場合，それが具体的にどんな症状を指しているのかを確認するのが大切である（咳？　咽頭痛？　鼻汁？　発熱？　それとも倦怠感？）．

> **Point**
> ・「かぜ」を疑ったときは，必ず「急性発症か」「気道症状の有無と種類」「全身状態がよいか」を確認する！

典型的なかぜって？

　典型的なかぜは，複数の気道症状をきたす．これは，病原微生物のほとんどがウイルス性であることに関係している（表1）．かぜに限らず一般的に，細菌感染症は局在する傾向にあり，ウイルス感染症は複数臓器にわたり症状がみられる傾向にある．例えば細

表1 細菌感染症とウイルス感染症の特徴

細菌感染症	ウイルス感染症
局在	非局在（全身）
片側	両側
単臓器	複数臓器

菌性咽頭炎では咽頭痛が強く咽頭（および所属リンパ節）のみに所見が出るが，鼻汁や咳は出にくい．一方，かぜ（≒ウイルス性上気道炎）の咽頭痛は鼻汁や咳など複数臓器の症状を伴うことが多い．咳・鼻・喉の3症状が，ほぼ「同時」に「同程度」「急性発症」した「軽症例（全身状態がよい）」は典型的なかぜであり，発熱の有無にかかわらず抗菌薬の処方は不要である．

ただし，咳嗽はかぜの30％の症例でしかみられず，鼻・喉症状のみ，ということもある．しかし，気道症状がまったくない場合や，極端に1症状のみが強い場合はかぜではない可能性が高くなる．このようなときにはかぜの病型を考えて地雷疾患を除外しよう．

実際，「これ絶対かぜとちゃうやん！」というケースでも「かぜ引いちゃいました」と受診するケースは多い．"かぜ"症候群の病型と鑑別疾患」という論文[5]には，**かぜを"患者自身が「かぜと思うのだけれど」といって受診する疾患群"と定義**し，それをタイプ別に分類してとらえる方法が紹介されている（**表2**）．「かぜかな？」と思ったら，まずは「本当かな？」と疑って問診をとり，結果，かぜらしくなければどの病型に当てはまるかを考えると，かぜと誤診されうる地雷疾患を系統立てて除外することができる．

かぜの自然経過って？

さて，ひとくちにかぜといっても，病原微生物はさまざまであり，200種類以上のウイルスが関与しているといわれる[6]．その影響もあり自然経過のバリエーションには幅があるが，典型的には**図1**[7]のようになる．経過から大きく外れる場合は，かぜ以外の鑑別診断が大切になる．またフォローアップ時の軌道修正にも役立つ．

自然経過からの逸脱例についてのバリエーションはさまざまだが，頻度が高いパターンはだいたい決まっている．当初かぜだと思っていたものの，下記のような経過であれば軌道修正を行えばよい．かぜ診療では時間軸を使った診療が非常に大切である．

表2 "かぜ"の病型

> **気道症状を有するもの**
> ①咳・鼻・喉型(典型的かぜ型)
> ②咳型(気管支炎・肺炎型)
> ③鼻型(急性鼻・副鼻腔炎型)
> ④喉型(急性咽頭炎・扁桃炎型)
> **気道症状の目立たないもの**
> ⑤高熱のみ型
> ⑥微熱・倦怠感型(急性 or 慢性)
> ⑦発熱+関節痛型
> ⑧発熱+皮疹型
> ⑨発熱+下痢型(急性胃腸炎型)
> ⑩発熱+頭痛型(髄膜炎型)

"かぜ"の病型となっているが,気道症状のみられない⑤・⑥はもはや"かぜ"と呼んではならない!
〔田坂佳千:"かぜ"症候群の病型と鑑別疾患.今月の治療 13(12): 1217-1221, 2005 を参考に作成・一部改変〕

① 二峰性の経過(いったんよくなってきたのにまた悪化)
 ・鼻閉・発熱が悪化 → 細菌性副鼻腔炎を疑う
 ・咳嗽・発熱が悪化 → 二次性細菌性肺炎を疑う
② 高熱が3日以上継続
 ・発熱と咳がメイン → 肺炎を疑う(特にマイコプラズマ肺炎の病初期では,一見かぜのような咳・鼻・喉症状がある)
 ・咽頭炎・頸部リンパ節腫脹がはっきりしてきた → 溶連菌性咽頭炎,伝染性単核球症など(ただし,通常,鼻汁や咳嗽は初期から乏しいはずである)

Point
・時間軸を使ったかぜ診療を心がけよう!
・二峰性の経過は細菌感染を示唆する!
・高熱が3日続けば,それはかぜではない!

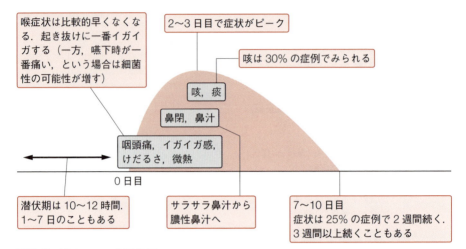

図1 典型的なかぜの自然経過
初診時の注意点：一般的には，倦怠感・喉 → 鼻 → 咳，の順にオーバーラップしながら症状が出る．すべての症状が出るとは限らない．この図を患者に見せながら説明すると「かぜ像」を共有することができる．
〔北　和也：「かぜ」を「かぜ」と診断するためのキホン．レジデントノート 17(13)：2401-2410，2015 より〕

重症例のピックアップはとても大切！

　時間軸（"線"の診療）も大切だが，初診時（"点"の診療）の重症例のピックアップも重要である．直感（gut feeling）や印象（impression）をバカにしてはいけない．General appearance（全身状態の印象）の把握は非常に大切で，**医師の直感や家族の「いつもと違う」は重症感染症の診断や除外に役立つ**[*1]．先日も，咳・鼻・喉の症状をしっかり訴えるものの，かぜにしてはやや sick な印象を受けたため悪寒戦慄をたずね，腎盂腎炎を見逃さずに済んだという症例を経験した（ちなみにその症例の qSOFA は 0 点であった）[*2]．また，直感の言語化は大切である．筆者は general appearance をカルテに記載し，重症であればそのあと処置にあたるスタッフとも必ず情報共有する．

---

*1：小児のエビデンスあり（PMID: 20132979）．詳しくは 281 ページ．
*2：咳・鼻・喉の 3 症状が，ほぼ「同時」「同程度」に「急性発症」したとしても全身状態が悪ければ，それはかぜではない！　そしてもちろん，かぜで悪寒戦慄をきたすこともない！　冬場は特に，かぜを引いた人が別の重症疾患で受診……というのはありうる．

また，かぜによる鼻閉で少々の呼吸困難を訴える患者はいても，**頻呼吸**には決してならない．頻呼吸があれば肺炎や敗血症などの除外が必要である〔ちなみに米国内科学会の指針や Diehr の肺炎予測基準（詳細は 47 ページ）でも頻呼吸で肺炎らしさが増すとしている〕．鬼のように忙しい外来[*3]でも，直感的におかしいと思った場合は呼吸数のカウントをスキップしてはならない．

> **Point**
> ・General appearance，呼吸数などのバイタルサイン，悪寒戦慄などを確認して，重症例をピックアップしよう！

気道症状を有するものを鑑別する

　さて，表2 より，気道症状を訴える場合，咳・鼻・喉症状の分布を問診により確認する．咳・鼻・喉症状が同時に同程度みられれば①咳・鼻・喉型（典型的かぜ型）と考える．1症状のみが特に強い場合は，②咳型，③鼻型，④喉型のうち，どれに当てはまるか考える．いつものかぜと比べて特にどの症状が強いかを確認するのもヒントになる．気道症状のない⑤～⑩は，もはやかぜと呼んではならない．

　高齢患者では特に肺炎との鑑別が重要である[*4]．しかし，高齢患者は症状を正確に伝えられないことがあるし，実際に肺炎の全身症状や呼吸器症状が出にくい[8]．また，高齢患者では頻脈や発熱が現れにくい，深呼吸がなかなかできない（肺雑音や呼吸音の左右差がわかりづらく，胸膜痛の誘発ができないことがある），もともと crackles が存在し紛らわしいなど，肺炎をマスクするような"罠"は多い[*5]．しかし，普段の体温や脈拍数，聴診所見，家族の「何かおかしい」など，ベースラインからの"ズレ"を繊細に確認することで診断・除外の精度を上げることができる（普段のカルテの正確な描写が大切である！）．さら

[*3]：編者の外来では，4 時間で 60 名ほど診なければならないことがある（それがよいかどうかはまた別のお話……）．
[*4]：そもそも高齢者はかぜにはなりにくく肺炎になりやすい．小児は年間 8～12 回かぜを引くのに対し，高齢者は 2～3 回である（Daniel J Sexton, et al : The common cold in adults UpToDate®）．
[*5]：余命数週の在宅患者さん．肺炎を疑い診療していたときのこと．「私の肺炎，もう見つけないで」とわざと肺炎をマスクしているんじゃないかと感じたことがあった．
[*6]：在宅でもめっちゃ役立つ！

に，肺炎を疑った場合はcracklesや呼吸音の減弱だけでなく，声音振盪，打診，気管支呼吸音の確認など一歩踏み込んだフィジカルが役立つ[*6]．検査前確率の上げ下げを行ったうえでX線検査を行うと，異常所見検出の精度を上げることができる．時間軸を使えない(待てない)症例はCTの閾値を低くする．また，喀痰グラム染色は診療所やX線検査が行えないような在宅セッティングでも肺炎の検査前確率の上げ下げに役立つ．

> **Point**
> ・高齢者のかぜと肺炎の鑑別には，ベースラインと比較した頻脈，体温上昇，cracklesなどを参考に！

"時間軸を意識した診療"と"説明処方"について

結局，われわれ医師は，さまざまな病原微生物による咳or/and鼻or/and喉症状を覚知し，このうちgeneral appearanceのよいものに関して「自然に治りそうだな，抗菌薬を投与しなくてもよさそうだな」ということで「かぜ」と診断する．それがそのまま本当に治れば「かぜ」だったのであり，そうでなければ軌道修正するというプラクティスは現実的である．特に抗菌薬を処方するかどうか迷った場合，すぐに「念のため出しておくぜ！」と短絡的に考えるのではなく，重症でなければ時間軸を利用してフォローする，いわゆる"wait & see"アプローチを実践してほしい．そうすれば不要な抗菌薬処方やX線検査を回避できる．数日後，結果的に抗菌薬が必要となっても，それはそれでよいと割り切るのも大切である(重症疾患を見逃さないよう最善の努力を払うことが大前提だが)．抗菌薬をほしがる患者にも"wait & see"により抗菌薬処方を減らせるという報告がある[9]．

このような時間軸を使ったかぜ診療を円滑に行うには，過不足のない説明が欠かせない．なんとなくの抗菌薬処方よりも，「説明を処方する」[2]ことは何より有効な手段である．

> **患者さんへの"説明処方"の例**
> ○○さんの症状や経過から考えると，おそらく「かぜ」だと思います．かぜの場合は通常は自然に治りますので，安静にしてゆっくり休んでおいてください．特に強い症状，生活のうえで困るような症状があれば，お薬をお出しします．どんどんつらくなったり，食

事がとれなくなってきたり，3日経っても熱が下がらない場合などは，私の「かぜ」という見立てが間違っている可能性がありますので，その際はマスクを付けて受診していただいてもよろしいでしょうか？

本症例にどう対応したか

　本症例の患者は，37.5℃前後の発熱が3日以上持続し，夜間の乾性咳嗽が悪化し受診された．よく話を聞くと，鼻・喉症状に比し咳が強く，頻呼吸や深吸気でのlate inspiratory crackes[*7]などを認めた．日本呼吸器学会の基準（表4）などを参考にマイコプラズマ肺炎を疑い，後日ペア血清により診断に至った．マイコプラズマ肺炎やクラミドフィラ肺炎では，初診時に咳・鼻・喉症状があり，一見ウイルス性上気道炎と見紛うことがある[*8]．初診時に全身状態やバイタルがよい場合は特に注意が必要である．このような場合，かぜとしていったん帰していたことが罪かというと，筆者はそうは思わない．怖いからなんとなく抗菌薬を処方するほうがマズいだろう．

　ちなみに，マイコプラズマ感染症が肺炎に至るのは3〜10％ほどであり，肺炎ですらたいていが自然軽快する[10]．またマイコプラズマ肺炎は市中肺炎のなかでも最も死亡率が低いといわれる[11]．よって，軽症例では初診時に「かぜ」として見落としたとしても，再診時にしっかり拾い上げれば大きな問題になることは少ない[*9]．

Point
- かぜ診療では，"時間軸"と"説明処方"を駆使しよう！
- マイコプラズマとクラミドフィラは，ウイルスのように振る舞い，一見かぜにみえることがあり要注意！

---

*7：初診時に聴こえず，再診時に聴取することあり！　必ず繰り返し聴こう！
*8：表1の例外と覚えよう！
*9：もちろん，初診時にしっかりアセスメントしていることが大前提である．

表3 かぜ処方のピットフォール例

処方薬	ピットフォール
抗菌薬	かぜに対する抗菌薬処方による肺炎での入院を防ぐためのNNT（治療必要数）は，なんと12,255[12]！ これは年末ジャンボ宝くじ4等当選相当で，コインを投げて13回連続オモテが出る確率よりも低い！
PL顆粒®	サリチルアミド（NSAIDs），アセトアミノフェン，第一世代抗ヒスタミン薬，無水カフェインなどが含まれている．抗ヒスタミン薬による眠気で転倒したり，抗コリン作用により尿閉をきたす高齢者は多く安易な処方は控えたい．
ホクナリンテープ®	気管支拡張薬であり，適応は閉塞性肺疾患．喘鳴が聴取されないただの咳嗽への処方は控えたい．心負荷も心配．胸に貼るため肺への局所作用が働いていると誤解している患者が割と多い．日本と韓国でのみ使用されているローカルドラッグである[13]．
イソジンガーグル®	かぜに対する予防効果はうがいなしと同等で，水でのうがいに劣るというRCTあり[14]．かぜや咽頭炎治療の効果は証明されていない．米国Choosing wiselyキャンペーンでは市民向けに，咽頭痛の改善には，塩水でのうがいや，温かいあるいは冷たいドリンクを飲むよう推奨している[15]．
SPトローチ®	添付文書によると，*in vitro* では抗菌作用あるが，実際は連鎖球菌性咽頭炎への効果は乏しいとされる．主成分デカリニウム塩化物の咽頭痛への効果はあるかもしれない[16]．白糖など，う歯の原因になりうる成分も入っている．シュガーレスキャンディでも代用可だろう．
桔梗湯	即効性があり局所に効果がある[17]．粉のままちびちび舐めたり，湯に溶かしてうがいしつつ飲むとよいが，甘草による偽性アルドステロン症が気になる．その場合はうがい後に吐き出してもOK．

かぜ処方の意外なピットフォールと，実はハイバリューな非薬物療法について

　かぜに対するローバリューケアの筆頭は抗菌薬である．また，本症例のようにかぜ診療では過剰処方になってしまいがちである．さらに，実は何気なく処方する薬が意外な問題をはらんでいたりもする（**表3**）．かぜ診療の薬物療法は，「日常生活で特に困る症状を改善させる」というスタンスでの処方がお勧めである．

　とはいえ「あれもダメ！ これもダメ！」あるいは「勝手に治るから寝て待て！」とばかり説明していても，患者の満足度が下がり信頼関係を構築できないはず．そんなときはぜひ非薬物療法などの情報提供も試してみてほしい（**表4**）．絶大な効果はないかもしれ

表4 かぜ診療でよろこばれる非薬物療法

非薬物療法	効能と留意点
ハチミツ	1〜18歳への急性上気道炎への使用について The Royal Australian College of General Practitioners 非薬物療法ハンドブックにも紹介されている[18]．眠前のティースプーン1杯程度のハチミツでメジコンに劣らぬ鎮咳効果が期待できる[19]．日中使ってもOK,ドリンクに混ぜてもよい．感冒後遷延性咳嗽にコーヒー入りハチミツが効果あるかもしれない[20]．実は処方もできる！ただし1歳未満への使用はボツリヌス中毒の危険性があり禁忌．
亜鉛	発症24時間以内に亜鉛を75 mg/日摂取することで，軽症のかぜであれば症状緩和や1日程度の罹患期間短縮が期待できる[21]．しかし75 mgの摂取は容易ではなく不可逆的な嗅覚障害などの副作用もありサプリなどでの積極的摂取には議論の余地がある．徳田安春先生（群星沖縄臨床研修センター）に亜鉛を多く含むピュアココアで代用していると教えていただき，以来うちの一家もかぜの引きはじめにはパブ●ン……ではなく，温かいピュアココアにハチミツを混ぜて楽しんでいる．子どもたちも大喜びである！
ヴィックスヴェポラップ®	小児の夜間咳嗽にヴィックスヴェポラップは効果があり，副作用も少なくマイルドである[22]．ただし最近の報告では高齢者のリポイド肺炎や成人の多臓器不全の報告がある[23, 24]．

ないが，不必要なローバリューケアを回避できる安全な代替案としては大きな価値があるのではないだろうか．かぜに抗菌薬を処方しない代わりに，ぜひとも愛情たっぷり，ユーモアたっぷりに紹介していただき，かぜ診療を楽しんでほしいと思う．

Point
- 「かぜに抗菌薬はダメ」だけじゃ不十分！　代替案も含め，患者やまわりの医療者と共有しよう！

文献

1) 岸田直樹：誰も教えてくれなかった「風邪」の診かた―重篤な疾患を見極める！．医学書院，2012．〈かぜの勉強には欠かせない1冊〉
2) 山本舜悟：かぜ診療マニュアル，第2版．日本医事新報社，2017．〈こちらもかぜのバイブル！〉
3) 厚生労働省健康局結核感染症課（編）：抗微生物薬適正使用の手引き 第一版．厚生労働省健康局結核感染症課，2017．〈日本版AMR対策の手引き〉
4) Harris AM, et al：Appropriate Antibiotic Use for Acute Respiratory Tract Infection in Adults：Advice for High-Value Care From the American College of Physicians and the Centers for Disease Control and Prevention. Ann Intern Med 164(6)：425-434, 2016．〈米国内科学会による気道感染症に対する抗菌薬処方に関する提言〉

5) 田坂佳千:"かぜ"症候群の病型と鑑別疾患．今月の治療 13(12):1217-1221, 2005.〈かぜの総説．必読〉
6) John E, et al:Mandell, Douglas, and Bennett's Principles and Practice of Infectious Diseases, 8th Edition. Saunders, Philadelphia, 2014.〈言わずと知れた感染症診療のバイブル〉
7) 北　和也:「かぜ」を「かぜ」と診断するためのキホン．レジデントノート 17(13):2401-2410, 2015.〈拙著．レジデント向けかぜの総説〉
8) Metlay JP, et al:Influence of age on symptoms at presentation in patients with community-acquired pneumonia. Arch Intern Med 157(13):1453-1459, 1997.〈市中肺炎による症状スコアを年齢別に評価〉
9) Arroll B, et al:Do delayed prescriptions reduce antibiotic use in respiratory tract infections? A systematic review. Br J Gen Pract 53(496):871-877, 2003.〈上気道炎に対しすぐに抗菌薬処方をしないことで，かぜ，中耳炎の抗菌薬処方が減ったというシステマティックレビュー〉
10) Mansel JK, et al:Mycoplasma pneumoniae pneumonia. Chest 95(3):639-646, 1989.〈マイコプラズマ肺炎の総説〉
11) Fine MJ, et al:Prognosis and outcomes of patients with community-acquired pneumonia. A meta-analysis. JAMA 275(2):134-141, 1996.〈市中肺炎の予後に関するメタアナリシス〉
12) Meropol SB, et al:Risks and benefits associated with antibiotic use for acute respiratory infections: a cohort study. Ann Fam Med 11(2):165-172, 2013.〈かぜに対する抗菌薬のリスク・ベネフィット〉
13) Ebihara S, et al:Cough and transdermal long-acting beta2 agonist in Japan. Respir Med 102(10):1497, 2008.〈ツロブテロールテープ使いすぎちゃう？＠日本〉
14) Satomura K, et al:Prevention of upper respiratory tract infections by gargling: a randomized trial. Am J Prev Med 29(4):302-307, 2005.〈うがい薬の予防効果に関する RCT〉
15) http://www.choosingwisely.org/patient-resources/colds-flu-and-other-respiratory-illnesses-in-adults/〈患者向けかぜの情報リソース〉
16) Krämer W:Treatment of tonsillitis with dequalinium chloride. Fortschr Med 95(16):1108-1110, 1977.〈トローチの効果は限定的〉
17) Ishimaru N, et al:Rapid effects of Kikyo-to on sore throat pain associated with acute upper respiratory tract infection. J Complement Integr Med 11(1): 51-54, 2013.〈桔梗湯の効果〉
18) https://www.racgp.org.au/your-practice/guidelines/handi/interventions/children/honey-for-coughs-in-children-with-urti/〈オーストラリアの非薬物療法ハンドブック．おもしろいので一読を〉
19) Paul IM, et al:Effect of honey, dextromethorphan, and no treatment on nocturnal cough and sleep quality for coughing children and their parents. Arch Pediatr Adolesc Med 161(12):1140-1146, 2007.〈ハチミツとデキストロメトルファンの効果の比較〉
20) Raeessi MA, et al:Honey plus coffee versus systemic steroid in the treatment of persistent post-infectious cough: a randomised controlled trial. Prim Care Respir J 22(3):325-330, 2013.〈感冒後咳嗽へのハチミツ＋コーヒーの効果〉
21) Singh M, et al:Zinc for the common cold. Cochrane Database Syst Rev(6):CD001364, 2013.〈かぜへの亜鉛の効果＠コクラン〉
22) Paul IM, et al:Vapor rub, petrolatum, and no treatment for children with nocturnal cough and cold symptoms. Pediatrics 126(6):1092-1099, 2010.〈小児の夜間咳嗽へのヴェポラブの効果〉
23) Cherrez Ojeda I, et al:Exogenous lipid pneumonia related to long-term use of Vicks VapoRub® by an adult patient: a case report. BMC Ear Nose Throat Disord 16, doi:10.1186/s12901-016-

24) Cordoba Torres IT, et al: Vicks® VapoRub™ intoxication: An unusual presentation of multiorgan failure. J Clin Anesth 48:46-47, 2018.〈ヴェポラップの副作用について〉

(北　和也)

COLUMN 1

第3世代経口セフェム　吸収率と副作用

　日常診療において第3世代経口セフェム系抗菌薬が第一選択となる場面はほとんどない．それにもかかわらず，わが国での売り上げは好調であり，不適切な処方を反映している結果と言わざるをえない．

　第3世代経口セフェムには，セフジニル（セフゾン®），セフジトレン・ピボキシル（メイアクト®），セフポドキシム（バナン®）があり，バイオアベイラビリティ（生物学的利用率）はそれぞれ16%，16%，50%である（図）．つまり，内服したとしても添付文書どおりの投与量ではほとんどが吸収されていないのである〔セフカペン（フロモックス®）は第3世代経口セフェムに分類されるが，そのバイオアベイラビリティは不明〕．

　では，なぜいまだにこれらの抗菌薬が処方され続けるのであろうか？　それは，処方が主にウイルス性の上・下気道感染症といった自然治癒する疾患を対象としているからである．つまり「○○を使ったら治った．○○はよく効いた．メ○アクト最強！」といった非科学的な「3た論法」によるところが大きいのではないかと思う．一方で，本当に抗菌薬が必要な感染症（例えば肺炎や腎盂腎炎）に対して，第3世代経口セフェムが処方されてしまい，改善を認めずに病院へ紹介となる症例は日常診療においてよく経験される．

　第3世代経口セフェムは治療効果がないばかりでなく，クロストリジウム感染症を起こしたり，小児においてはセフジトレン・ピボキシルの長期服用で低カルニチン血症，低血糖をきたすこともある[1]．決して安全な薬ではないのである．

　多くの場合，第3世代経口セフェムにはメリットがなく，ただ下痢を起こすだけである．もし便秘を改善させたいのであれば，1錠50円のセフジトレン・ピボキシルよりも1錠5円の酸化マグネシウムを選択すべきではないだろうか．

```
第1世代  セファレキシン（ケフレックス®）           99%
          │
          ▼
第2世代  セフロキシム（オラセフ®）             52%
          セファクロル（ケフラール®）            80%

第3世代  セフポドキシム（バナン®）             50%
          セフジニル（セフゾン®）              16%
          セフジトレン・ピボキシル（メイアクト®） 16%
```

図 セフェム系抗菌薬のバイオアベイラビリティ

〔Burke A, et al：Antibiotic Essentials 2015. Jaypee Brothers Medical Publishers, Royal Oak, 2015 より一部改変〕

文献

1) Makino Y, et al：Carnitine-associated, encephalopathy caused by long-term treatment with an antibiotic containing pivalic acid. Pediatrics 120(3)：e739-e741, 2007.

（伊東直哉）

インフルエンザ

治療はムンテラマイシン，時々抗インフルエンザ薬？

とりあえずこれだけは！

- 抗インフルエンザ薬にはメリットとデメリットがある
- リスクを確認して抗インフルエンザ薬を処方するかどうかを判断する
- すべての患者にムンテラマイシン（正しい医学的知識）を処方する
- 曝露後の発症予防を十分に行う

インフルエンザと抗インフルエンザ薬

　インフルエンザは，古くはヒポクラテスの時代から存在が認識されており，16世紀頃のイタリアで占星術用語「インフルエンス」を語源として命名され，その名前が世界中に広まったそうだ．急激に発症し，瞬く間に周囲，時には世界規模に流行（パンデミック）するさまは，星から発せられる霊液が人に流れ込んで影響する力「インフルエンス」によるものとしか考えられなかったのだろう．今日ではインフルエンザウイルスによって引き起こされる発熱（通常38℃以上の高熱），頭痛，全身倦怠感，筋肉痛・関節痛などを主症状とした感染症であることが判明し，現在に至るまで世界中で感染者を出している人類最大級の感染症である．この人類最大の感染症は，わが国においては毎年冬期に流行し，1シーズンの感染者は1,500万人前後，実に国民の10人に1人以上が罹患していることになる．

　インフルエンザに対する治療薬としては，アマンタジン塩酸塩（シンメトレル®）とノイラミニダーゼ阻害薬であるオセルタミビル（タミフル®），ザナミビル（リレンザ®），ラニナミビル（イナビ

ル®），ペラミビル（ラピアクタ®），2018年3月に発売されたキャップ依存性エンドヌクレアーゼ阻害薬であるバロキサビル（ゾフルーザ®）があるが，耐性やA型にしか効果がないなどの制約からアマンタジン塩酸塩が使用されることは少なく，バロキサビルについては耐性化や他剤との併用など含め，位置付けがまだ定まっているとは言えず，ノイラミニダーゼ阻害薬が主力と言っていいだろう．このうちオセルタミビルについて，驚くべきことに**全世界の消費量の75％をわが国が占めている**という．もちろんインフルエンザが日本で飛び抜けて発症しやすいとか重症化しやすいわけではなく，諸外国がザナミビルしか使わないというわけでもない．わが国では抗インフルエンザ薬を多用しているが，諸外国ではあまり使用されていないのだ．この違いは何が原因だろうか．

本項では，インフルエンザを発症した患者のうち，どのような患者に抗インフルエンザ薬を処方するのかを考察するとともに，インフルエンザ診療の注意点を考えていきたい．

抗インフルエンザ薬を使うべきかどうか
異なる結論を導いた2つのメタアナリシス

治療薬の使用について効果や副作用を把握しておくことは非常に重要である．**予想される効果よりも副作用の危険が上回るような治療は避けなければならない**．いまも昔もわれわれが従うべき医療の原則は"do no harm"である．

インフルエンザ治療薬オセルタミビルの効果と副作用について，異なる結論を導いた2つのメタアナリシスがある．2014年コクラン・レビューのメタアナリシス[1]と2015年『Lancet』に掲載されたメタアナリシスである[2]．

前者は，オセルタミビルについての公開および非公開のプラセボを対象としたランダム化比較試験の治験総括報告書と規制当局のコメントをもとに計9,623人を対象に解析され，まとめると以下のような結果となった．

①症状緩和までの時間を成人で16.8時間，小児で29時間短縮（喘息の小児には効果なし）
②入院を抑制する効果なし
③重篤な合併症を減少させる効果なし
④自己報告や未検証の肺炎の発症を減少〔治療必要数（number needed to treat：NNT）100〕，詳細な診断基準を用いた肺炎では効果なし
⑤悪心・嘔吐のリスクを増加〔悪心の害必要数（number needed to harm：NNH）28，嘔吐

のNNH 22〕

結論として，デメリットを上回るメリットは乏しく使用に否定的な結果となった．

一方で，後者は製造元のロシュ社の未発表の個人データをさらに含む9試験，計4,328人を対象にインフルエンザ感染の有無を含めて解析し，インフルエンザ感染が確認された集団で以下のような対照的な結論を導いた．

①症状緩和までの時間を25.2時間短縮（インフルエンザ感染が確認されていない患者を含めた全体で17.8時間短縮）
②入院のリスクを減少（63%減少, 0.6% vs 1.7%, NNT 91）
③抗菌薬を必要とした下気道合併症を減少（4.9% vs 8.7%, NNT 26）
④悪心・嘔吐のリスクを増加（悪心のNNH 27，嘔吐のNNH 21）

後者は入院や合併症においてもメリットがあり，使用に肯定的な結論となっている．

オセルタミビルを使用することで症状緩和までの期間を1日弱短縮する効果はあると考えて間違いないが，合併症や入院率などは確定的とはいえず，今後も検討が重ねられるだろう．実際，前者の自己申告や未検証の肺炎の検討に用いられた8つの研究に，別の1つの研究結果をたして9つで検討したものが後者の下気道合併症の検討であるため, 2つのメタアナリシスが導く結論が異なることはにわかに信じがたい．これは，前者は自己申告などの肺炎を，後者は下気道感染のうち抗菌薬を要したものを検討対象としていること，**つまり検討項目の定義の違いによる**[*1]と考えられる．また，後者の入院に対する相対リスク減少率は63%と高いが，インフルエンザでの入院率自体がそもそも高くないためにNNT 91となり，大きなメリットがあるという印象は受けない．有症状期間の短縮についても，たとえばアセトアミノフェンと比較したとしたら，有益性を証明するのは難しいかもしれない．

オセルタミビルをはじめ抗インフルエンザ薬の使用については，既知のメリットとデメリットを天秤にかけ，目の前の患者に処方すべきかどうかを吟味しなければならない[*2]．

[*1]：定義の違いを確認することは，常に大事ですね！
[*2]：インフルエンザと診断すれば即抗インフルエンザ薬処方，という脊髄反射は△です．WHOは2017年から，オセルタミビルをEssential Medicineのcore listからcomplementary listに移しています．

表1 抗インフルエンザ薬の投与推奨対象患者

1. 入院患者
2. 重症患者
3. インフルエンザ合併症のハイリスク患者
    - 5歳未満の小児（特に2歳未満）
    - 65歳以上の高齢者
    - 慢性疾患を有する者（喘息を含む呼吸器疾患，高血圧単独を除く心疾患，腎疾患，肝疾患，鎌状赤血球症を含む血液疾患，糖尿病を含む代謝性疾患，脳梗塞を含む神経疾患，神経発達障害，筋疾患）
    - 免疫不全状態にある者（ステロイドや免疫抑制薬など薬剤性，HIV感染症を含む）
    - 妊婦および出産2週間以内の産褥婦
    - 19歳未満の長期少量アスピリン療法を受けている者
    - BMI 40を超える肥満者
    - 医療介護関連施設の入所者

誰に抗インフルエンザ薬を処方するのか

　では，誰に抗インフルエンザ薬を処方するべきなのだろうか．有症状期間を短縮するメリットと悪心，嘔吐などのデメリットを天秤にかけて処方の必要性を考慮した投薬対象患者について，米国感染症学会（The Infectious Disease Society of America：IDSA）より疾患重症度および合併症リスクから考えることが提唱されている（**表1**）．

　注意すべきは，これらの抗インフルエンザ薬を投与すべき対象者を診療した場合，インフルエンザと確定した場合だけでなく，**インフルエンザが疑われるならば速やかに抗インフルエンザ薬を投与せよ**と記載されている点である．つまり，「迅速検査でインフルエンザが陰性だったけど，発症して時間がたっていないからまた明日検査しましょう」という対応ではダメなのである．

　インフルエンザ迅速検査は，迅速性や簡便性から広く普及し，現状のインフルエンザ診断はその結果に基づいて行われているといっても過言ではない．しかし，注意しなければならないのは，陽性であればインフルエンザ，陰性であればインフルエンザではないという思考をしてはならないことである．インフルエンザ迅速検査の検査特性については，**感度62.3％，特異度98.2％**と報告されている[3]．簡単にいうと，この検査は偽陰性（本当はインフルエンザなのに検査が陰性となる）が多いことが特徴なのだ．また，発症してから時間がたつほど検査感度が上昇することが報告されており，前述のように陰性であれ

ば時間をあけて再検査を実施するように指示される場合があるが，抗インフルエンザ薬の効果は発症48時間以内に投与しなければ得られず，検査を遅らせると治療タイミングを逃してしまう危険が生じるだろう．また，インフルエンザのようにみえるが，実は別の疾患である可能性も常に考慮しておく必要がある．

インフルエンザ迅速検査が陰性で後日再検査予定としたばかりに診断が遅れ，手遅れになってしまうことがないよう，インフルエンザ迅速検査は見逃しが多いことを自覚し，患者が受診したそのタイミングでインフルエンザかどうかを鑑別する最大限の努力を行いたい．もし再診を指示するならば，インフルエンザ迅速検査をもう一度する目的ではなく，他の疾患の可能性があることを念頭に計画すべきである．

まとめると，流行期にインフルエンザ疑似症の患者が来院したならば，まず抗インフルエンザ薬を処方するか否かリスク要因（表1）を確認することがスタートであり，それに合致するならば検査結果にかかわらず抗インフルエンザ薬を処方すべきである．言い換えれば，流行期における発熱や咳嗽を訴える疑似症患者の約80％はインフルエンザと報告されており，臨床診断で十分な妥当性があることから，インフルエンザ迅速検査を行う意義は乏しくなるのだ．

正しく診断するために押さえておくべきこと

では，いつも前述の対応で大丈夫かというと実はそうではない．先のメタアナリシスの結果で，インフルエンザ感染が明確な集団とインフルエンザ様疾患を含む集団では症状短縮時間に差が生じたということは，インフルエンザ感染がない患者には当然だが効果が乏しくデメリットのほうが大きいということが推測されるだろう．流行期の抗インフルエンザ薬処方は臨床診断から概ね判断できるが，問題となるのは非流行期から流行期に入る前の時期である．この時期には診断により総合的な判断を要するが，実際にインフルエンザかどうかを正しく診断することは非常に困難であるのはご存じのとおりである．

一般的に医療従事者は，通常の感冒よりも上気道症状が弱く，発熱および関節痛や筋肉痛など全身症状が強いものがインフルエンザと認識しているが，JAMAに投稿された研究論文によれば，確かに発熱や悪寒，急性経過はインフルエンザの可能性を高くし，咳嗽や鼻汁，鼻閉もインフルエンザの診断に寄与するものの，逆に筋肉痛や倦怠感は診断にあまり寄与しないという[4]．ほかにも，咳嗽や鼻汁より発熱の訴えが少ないという報告もあり，**実際のインフルエンザ患者は必ずしも発熱，筋肉痛，関節痛を訴えているわ**

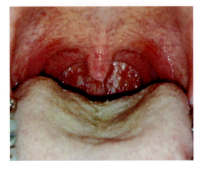

図1 インフルエンザの咽頭所見
〔写真は北和也先生(やわらぎクリニック)のご厚意による〕

けではないことに注意が必要である[*3].

　インフルエンザについて特有の身体所見というものは長らく見つかっていなかった．しかし，咽頭のインフルエンザ濾胞という所見が，季節性インフルエンザにおいて感度95.46%，特異度98.42%と非常に優れた診断能を有することがわが国から報告された[5]．インフルエンザ感染患者には，咽頭後壁に約2 mm大の正円形，半球状で，それぞれが独立した境界明瞭な透明感を有する淡紅色透明なリンパ濾胞が認められ，周囲の咽頭粘膜より明らかに紅色を呈する．その見た目から，俗に"イクラのような濾胞"といわれている(図1)．咽頭のリンパ濾胞自体は，アデノウイルスやエコーウイルスなどの他のウイルス性疾患でも出現するとされているが，Miyamotoらはそれらの非インフルエンザ発熱性疾患の濾胞は多形性で，しばしば癒合傾向を示し周囲粘膜より紅色を呈することは少ないとしている．筆者のような初学者ではリンパ濾胞の形態から見分けることは必ずしも容易ではないが，実際の診療現場での判別は，疾患ごとに臨床症状が異なるため比較的容易である．大切なことは，インフルエンザ迅速検査の陽性や陰性，咽頭のリンパ濾胞の有無という単一のもので病気を判断するわけではなく，周囲の流行状況，経過，臨床症状などと併せて総合的に判断してこそ正診にたどりつけるということだ[*4]．

　インフルエンザの診断において最も重要なこと，それは検査前確率の予測である．検査前確率とは，ある問診や身体診察，検査などを実施する前に，目の前の患者が何%くらいインフルエンザである可能性があるかということだ．つまり，先述の「流行しているかどうか」「発熱や咳嗽などの症状があるのか」などで前後しうる確率である．たとえば，イ

＊3, 4：インフルエンザとかぜを厳密に線引きすることは不可能です．

表2 検査前確率とインフルエンザ迅速検査キット（感度62％, 特異度98％）の関係

検査前確率	偽陽性	偽陰性	全検査に占める陽性の割合
80％	0.08％	60.8％	50％
63.3％	1.84％	40.1％	40％
46.7％	3.55％	25.4％	30％
30％	7％	22.2％	20％
13.3％	17.3％	5.6％	10％
5％	38％	2％	5％
1％	76％	0.39％	2.6％
0.1％	97％	0.039％	2.06％

ンフルエンザ患者が1,000人に1人と仮定した非流行期には，咽頭にリンパ濾胞を認めた人のうち，実に16人に1人程度しかインフルエンザ患者はおらず，ほとんどがインフルエンザ以外の疾患となる．逆に，流行期に発熱や咳嗽の訴えを確認できれば検査前確率は約80％にものぼり，咽頭のリンパ濾胞があれば99.6％でインフルエンザということがわかる．この重要な検査前確率を予測するためには，**厚生労働省や都道府県の発表する流行状況を確認することが重要**[*5]で，**自施設周囲の学校での学級閉鎖など**の地域情報にも注意しておく必要がある．

インフルエンザ迅速検査を実施する状況としては，**流行期と非流行期の狭間でインフルエンザの可能性も考えうるような場合**である．**表2**に示したように，検査前確率が5％を下回るような状況であれば偽陽性が飛躍的に増え，逆に検査前確率が30％以上では偽陰性が無視できない数字となってくる．実際に患者がインフルエンザである可能性を数値化することは難しいが，検査前確率5〜15％程度が最もベネフィットがあると思われる．また**表2**にはおのおのの検査前確率において検査総数に占める陽性率も併せて記載した．厳密に当てはまるわけではないが，これまでの診療のなかで，検査総数の

＊5：編者も確認しています！

半分が陽性であった時期があるならば，陰性者の 60% が本当はインフルエンザであったということになる．これまでの診療の振り返りを行うことで今後の診療に活かしていただきたい．

必要があれば抗インフルエンザ薬，すべての患者にムンテラマイシンを処方する

　ムンテラとは医療現場でよく使用される俗語で，ドイツ語の「mund（口）」と「therapie（治療）」に由来した患者への説明を指す用語である．治療薬を期待してきた患者に，薬を処方しないことは時に不満の原因となることがある．そこで登場するのが「ムンテラマイシン」，つまり説明を処方するのである．病気についての知識や検査法やその結果の解釈，今後予想される経過などの専門知識を医療職でない人でも理解できる用語に変換して説明することは，患者にとって薬ではなしえないような大きな満足・安心と症状の緩和につながることをしばしば実感する．インフルエンザという病気は，その最たる例の 1 つであると思う．

　患者側からすれば，つらい症状と今後どうなるかわからないという不安を抱えて受診し，抗インフルエンザ薬を処方されて帰宅したが内服しても熱が下がらないとなれば，「あの医者はヤブ医者だ」と言いたくもなるだろう（薬に即効性はないのでその経過は当然であるのはさておき）．そこでムンテラマイシンである．患者には重症化する人はどんな人か，抗インフルエンザ薬のメリットとデメリット，自身に必要なのかどうか，検査が陽性なら疾患があり，陰性なら疾患なしということではないという解釈法，あと何日したら楽になるか，いつまで感染性が続くか，家族がうつらない予防法（手洗いやマスクなど）を説明し，アセトアミノフェンのみ処方して帰宅してもらう．後日，元気になった患者が，「先生の言ったとおり 2 日後に熱は下がりました」「おかげで家族の誰にもうつらなかったです」と報告してくれることを経験するとうれしいものである．正しい知識を得ただけでは本来なら症状は変化しないが，今後どうなるかわからないという不安から解放されることで症状が楽になる場合もある．

　しかし，当然ムンテラマイシンには副作用がある．それは患者に対する副作用ではなく，説明のため医療者自身に負担がかかることである．多くの患者が待っている状況で，1 人の患者に多くの時間が割かれれば，ほかの患者から不満が噴出しかねない．そこで筆者は，あらかじめ説明内容を明示した文書やパンフレットを用いるなど[*6]，その副

作用を最小限にできるよう時間短縮の工夫を行っている．

この項に記載した内容を参考に，薬をうまくムンテラマイシンに代えて処方していただけることを期待したい．

忘れてはならない感染防止対策

インフルエンザの代表的な感染経路は飛沫感染，つまり患者の咳やくしゃみに含まれるウイルス粒子を吸引して起こる．また，接触感染する[*7]ことにも注意したい．

インフルエンザはマスクをしておけば大丈夫と誤解している人も多いが，患者がくしゃみをするのに手で口を覆えば，その手のひらにはウイルスが付着することになる．その手でドアノブや手すりを触ればそこにもウイルスは付着し，感染していない人がその手すりなどを触ってウイルスが手に移り，鼻や目など粘膜をこするなどして感染が成立しうるのだ．われわれが気をつける点としては，**マスクに加え，手指衛生と環境整備**である．

「マスクをしておけば大丈夫」ではない理由はほかにもある．インフルエンザ患者の診察にあたれば，くしゃみなどで飛散したウイルス粒子がマスクの表面に付着する可能性が高くなる．熱心に問診や説明を行ううちに，だんだんマスクがずれて鼻が露出したりした経験はないだろうか．そのずれを直すために触れたその手にはウイルスが付着し，目や鼻などをそのままこすれば接触感染が成立する可能性があるのだ．基本を思い出してほしい．個人防護具は患者ごとに交換しなければならない．**インフルエンザないしは疑似症の患者を診察した際には，マスクを含めた個人防護具を交換し，少なくとも手が触れる環境をアルコールなどで消毒し，手指衛生を行って次の診察に移ることが大切である．**

文献

1) Jefferson T, et al：Neuraminidase inhibitors for preventing and treating influenza in healthy adults and children. Cochrane Database Syst Rev Issue 4：CD008965, 2014.〈医療行為の有効性をエビデンスに基づいて評価し情報提供する国際的非営利団体コクラン共同計画による，未公開であったオセルタミビルの臨床試験データに基づくメタアナリシス〉
2) Dobson J, et al：Oseltamivir treatment for influenza in adults：a meta-analysis of randomised controlled trials. Lancet 385(9979)：1729-1737, 2015.〈製造メーカーの未公開個人データを加

---

*6：QR コードなどで資料をダウンロードできるものがあれば最高ですが難しいですよね……．
*7：意外と盲点ですよね．手洗いは常に重要！

え質の高い臨床試験データを抽出して実施したメタアナリシス〉
3) Chartrand C, et al：Accuracy of rapid influenza diagnostic tests:a meta-analysis. Ann Intern Med 156(7)：500-511, 2012.〈インフルエンザ迅速診断キットの検査特性についてのメタアナリシス〉
4) Call SA, et al：Does this patient have influenza? JAMA 293(8)：987-997, 2005.〈インフルエンザの臨床徴候についてのエビデンスのまとめ〉
5) Miyamoto A, et al：Posterior Pharyngeal Wall Follicles as Early Diagnostic Marker for Seasonal and Novel Influenza. General Medicine 12(2)：51-60, 2011.〈インフルエンザ患者の咽頭リンパ濾胞について記述．それまで知られていなかったインフルエンザの臨床徴候に一石を投じた〉

〔佐藤公俊〕

咽頭炎

奥の深い咽頭痛，咽頭炎

抗菌薬を処方する理由は？

> **とりあえずこれだけは！**
>
> - 咽頭痛の鑑別疾患には 6 killer sore throat，伝染性単核球症がある
> - Centor criteria を使いこなそう
> - 溶連菌迅速検査が陰性でも抗菌薬を使用すべきときがある

見逃すと怖い 6 killer sore throat がある

　咽頭痛はコモンな症状であるが，致死的な疾患が隠れてやってくることは肝に命じておきたい．咽頭の診察を行う場合，咽頭痛を起こす致死的な疾患"6 killer sore throat：急性喉頭蓋炎，扁桃周囲膿瘍，咽後膿瘍，レミエール（Lemierre）症候群，口底蜂窩織炎（Ludwig's angina），アナフィラキシー"を常に念頭におく必要がある．

咽頭炎の鑑別疾患

　咽頭炎は感染症と非感染症に分けて考えたほうがいい．しかし，頻度からは圧倒的に感染症が多い．咽頭炎の原因となる病原微生物を**表1**にまとめる[1]．
　筆者は**表1**を参考にして鑑別しながら咽頭炎を診察している．咽頭炎と思った場合は①咽頭炎に似た"6 killer sore throat"をまず除外し，次に②咽頭炎のなかでも感染症か，非感染症か，感染症ならば抗菌薬を必要とする感染症，伝染性単核球症をきた

表1 咽頭炎の原因となる病原微生物

ウイルス	ライノウイルス, コロナウイルス, アデノウイルス, インフルエンザウイルス, コクサッキーウイルス, 単純ヘルペスウイルス, EBウイルス, サイトメガロウイルス, HIV など
細菌	A群β溶連菌, C群溶連菌, G群溶連菌, フゾバクテリウム属, 淋菌, 梅毒 など

〔Wessels MR：Streptococcal Pharyngitis. N Engl J Med 364(7)：648-655, 2011 より一部改変〕

す感染症，特殊なアプローチが必要な感染症，経過観察のみでよい感染症の4つのグループに分けて考えている．では，実際に症例をみていくこととする．

> **Case**
>
> **患者** 37歳男性．
> **主訴** 発熱，咽頭痛．
> **現病歴** 来院2日前より38℃台の発熱があった．市販薬を内服して経過をみていたが咽頭痛が徐々に増悪し，嚥下痛も強くなったため，家族に勧められて内科外来を受診した．咳・痰・鼻水はない[*1]．周囲の流行もない．
> **既往歴** 特になし．内服薬：市販の総合感冒薬．アレルギー歴なし．喫煙は20歳から1日40本．アルコールは機会飲酒．

咽頭の診察できますか？　6 killer sore throat を見逃さないために

　ここで，咽頭の診察について軽くおさらいをしておきたい．咽頭の診察を行う場合は咽頭だけでなく咽頭周辺の臓器も併せて診る．診察内容は視診がメインとなるが診る順番を決めておくとスムーズだろう．筆者は口唇 → 歯 → 頬粘膜 → 軟口蓋 → 口蓋弓と扁桃 → 咽頭と順番を決めて腔内を観察するようにしている[*2]．口蓋弓や扁桃，咽頭はみえない場合も多いが，深呼吸してもらったり，あくびをしてもらったりする[*3]と観察

[*1]：咳・痰・鼻水がなく強い咽頭痛と発熱のみ……．まず「かぜではない！」ですよね．
[*2]：素晴らしいです，勉強になります！
[*3]：まずは舌圧子なしでも観察する，というのも大切ですよね（口の中にものを入れられるのは結構イヤなもの）！

できる場合がある．急性喉頭蓋炎では舌圧子を使うのは危険なので，舌圧子を使用する際は急性喉頭蓋炎を除外する必要がある．

6 killer sore throat の鑑別ポイント

　診察手順としての考え方を示す．まずは致死的な疾患である 6 killer sore throat を迅速に鑑別・除外する．以下に 6 killer sore throat の特徴を示すので参考にしていただきたい．

　急性喉頭蓋炎は流涎が強く，上気道に stridor を聴取する．緊急気道確保が必要になることもあるので，疑った場合は速やかに高次医療機関の受診を検討する．

　扁桃周囲膿瘍は片側性の強い疼痛や口蓋垂の偏位など特徴的な所見を認める．深頸部感染症として咽後膿瘍，レミエール症候群，Ludwig's angina はひとくくりにされることが多い．それぞれ感染している解剖学的スペースが異なるため解剖学的なアプローチで整理すると理解しやすい．

　咽後膿瘍は 5 歳以下の小児に多く，咽頭後壁から頸椎にかけてのスペースの感染症であり発熱や頸部痛が中心となる．

　レミエール症候群は咽頭の側面から頸動脈鞘に感染が波及し菌血症から血栓を形成し，内頸静脈を中心に血管内感染を起こす．内頸静脈に沿うような形で発赤，熱感，腫脹，疼痛などの炎症所見が出ることが多い．

　Ludwig's angina は口底蜂窩織炎とも呼ばれ，下顎全体に感染を起こす．くぐもった声が特徴的で舌や頸部の著明な腫脹をきたし，二重舌および二重顎を認めることも多い．また，頸部に握雪感を伴うこともある[2]．

　アナフィラキシーはアレルギー歴，特に食物アレルギーがないか聴取することが重要である．呼吸苦や皮疹，下痢などの皮膚以外の臓器のアレルギー症状がないかチェックし，治療と並行して迅速に対応しなければならない．

　上記の 6 killer sore throat は頻度こそ低いが致死的な経過をたどるため迅速に対応できるようにシミュレーションしておきたい．治療内容は成書を参照いただきたい．

表2 咽頭炎のアプローチ別グループ分け

❶抗菌薬を必要とする感染症	A群β溶連菌, C群溶連菌, G群溶連菌, フゾバクテリウム属など
❷伝染性単核球症をきたす感染症	EBウイルス, サイトメガロウイルス, HIVなど
❸特殊なアプローチが必要な感染症	淋菌, 梅毒, HIV, 単純ヘルペスウイルスなど
❹経過観察のみでよい感染症	多くのウイルス感染症

その他の鑑別ポイント

　次に 6 killer sore throat を除外後のアプローチについて述べる．具体的な手順として①抗菌薬が必要な感染症，②伝染性単核球症をきたす感染症，③特殊なアプローチが必要な感染症を積極的に診断しにいき，この3つのグループの可能性が低ければ必要最低限の対症療法のみとし，④経過観察とすることが筆者は多い（表2）．

　年齢で修正したセンタークライテリア（Centor criteria，表3）[3]を用いて細菌性咽頭炎の可能性を見積もり，次に全身のリンパ節腫脹や肝脾腫を確認し，必要に応じて口唇や陰部も診察する．伝染性単核球症を疑うような所見が得られた場合は肝機能障害や異型リンパ球がないかチェックしている．必要であればEBウイルスやサイトメガロウイルス抗体価を測定する．また，性活動が活発な場合は淋菌や梅毒，HIVのチェックを検討する．

　本症例では以下のような病歴聴取の結果となった．

陽性：悪寒，咽頭痛，嚥下時痛，関節痛．
陰性：戦慄，頭痛，咳，痰，呼吸苦，鼻水，嘔気，嘔吐，腹痛，下痢，便秘，背部痛，自覚する皮疹，体重減少，流涎，開口障害，頸部痛，尿路症状．
海外渡航歴：なし．
性行為：妻以外はなし．

　38℃以上の発熱があり，咳はない点が重要である．また，妻以外の性行為や海外渡航歴は本症例ではなかった．流涎や呼吸苦，強い頸部痛などもなく，他のアレルギー症状もないため 6 killer sore throat の可能性は下がる．

表3 年齢で修正した Centor criteria

38℃以上の発熱	1点
咳がない	1点
圧痛を伴う前頸部リンパ節腫脹	1点
白苔を伴う扁桃炎	1点
年齢による調整	
3〜14歳	1点
15〜44歳	0点
45歳以上	−1点

〔McLsaac WJ, et al：The validity of a sore throat in family practice. CMAJ 163(7)：811-815, 2000 より一部改変〕

上記の結果をふまえて身体診察を行い，以下の所見が得られた．

> バイタルサイン：血圧 124/76 mmHg，脈拍 90 回/分・整，呼吸数 12 回/分，体温 39.1℃, SpO_2 98%(室内気).
> 全身状態：ややぐったり．意識清明．項部硬直なし．
> 口唇：皮疹なし．
> 口腔内：頬粘膜や軟口蓋に皮疹なし．右扁桃は発赤腫大し白苔付着している．口蓋垂の偏位なし．後鼻漏なし．舌腫脹なし．
> 頸部：圧痛を伴う小豆大の右前頸部リンパ節を数個触知. Stridor なし．
> 甲状腺：腫大・圧痛なし．
> 頸部：腫脹なし．
> 胸部：過剰心音・雑音なし．呼吸音清．
> 腹部：平坦・軟，腸蠕動音亢進減弱なし．圧痛なし．肝脾腫なし．
> 四肢：浮腫なし．紅斑なし．紫斑なし．

身体所見から 6 killer sore throat の可能性は下がる．年齢で修正した Centor criteria は 4 点となる．また，他のリンパ節は触知せず，肝脾腫もないことから伝染性単核球症の可能性は下がる．淋菌や梅毒による咽頭炎は頻度も低く検査前確率は少なく

表4 年齢で修正した Centor criteria と A 群 β 溶連菌感染症の関係

Centor criteria	3〜14歳	15〜44歳	45歳以上
0点	17%	8%	7%
1点	23%	12%	10%
2点	34%	22%	18%
3点	50%	39%	35%
4点	68%	57%	59%

表5 迅速溶連菌検査と咽頭培養の関係

Centor criteria	感度(%)	特異度(%)	陽性的中率(%)	陰性的中率(%)	LR+	LR-
2点	80.0	96.5	87.5	94.0	22.6	0.21
3点	95.3	93.5	91.0	96.6	14.6	0.05
4点	95.1	96.3	97.5	92.9	25.7	0.05
2〜4点	91.4	95.3	92.1	94.9	19.3	0.09

〔Humair JP, et al：Management of acute pharyngitis in adults：reliability of rapid streptococcal tests and clinical findings. Arch Intern Med 166(6)：640-644, 2006 より一部改変〕

見積もれるだろう．この時点で多くの読者が A 群 β 溶連菌による咽頭炎ではないかと考えると思うが，本当にそうなのだろうか．

Centor criteria とその周辺

　年齢で修正した Centor criteria を満たす患者で A 群 β 溶連菌感染症の頻度を調べた研究結果を表4に示す．この結果からは，Centor criteria を満たすからといって必ずしも A 群 β 溶連菌感染症であるとはいえない[4]．

　次に，Centor criteria で 2〜4 点（年齢修正はない）の患者に対して施行した溶連菌迅速検査の特性を調べた研究を表5に示す[5]．

　表5からは Centor criteria が 2〜4 点で A 群 β 溶連菌感染症であれば，溶連菌迅

速検査の結果が咽頭培養の結果に代用できるといえるかもしれない．
　症例に戻ると，溶連菌の迅速検査をすれば陽性か陰性かで抗菌薬の適応かどうか決めることができそうにみえる．……果たして本当にそうだろうか．

抗菌薬適応のある A 群 β 溶連菌以外の細菌性咽頭炎はあるのか

　Centor criteria をつくった Centor 氏も Centor criteria が 3 点または 4 点の患者の 1/4 で C 群や G 群である非 A 群溶連菌感染症を起こす可能性を指摘している[*4]．また，レミエール症候群や扁桃周囲膿瘍の原因となるフゾバクテリウム(*Fusobacterium*)属，特に *Fusobacterium necrophorum* による細菌性咽頭炎も紛れている可能性を指摘しており，抗菌薬治療を行うことで咽頭炎からレミエール症候群などへの進展を防ぐ可能性があるのではないかと主張している[6]．
　まとめると，Centor criteria で 3 点または 4 点の患者は迅速溶連菌検査が陰性であっても抗菌薬の適応がある症例も交じっているということである．

細菌性咽頭炎の治療

　本項では細菌性咽頭炎の治療について絞って述べる．細菌性咽頭炎と診断した場合の治療目的は現在は「リウマチ熱の予防」よりも「化膿性合併症の減少」の意味合いが大きくなっている[7]．その一方で，海外のガイドラインは A 群 β 溶連菌への言及しかなく，他の細菌による咽頭炎を治療すべきかはまだはっきりとした知見は得られていない．
　筆者は Centor criteria が 3 点または 4 点で症状が強い場合は他の鑑別疾患，特に伝染性単核球症の可能性が十分に除外できた場合は抗菌薬を処方することが多い[*5]．また，Centor criteria が 2 点の場合は迅速検査をして陽性であれば抗菌薬の処方を検討し，0 点または 1 点の場合は原則抗菌薬を処方せずに経過観察している．

[*4]：2012 年，ボルチモアの Johns Hopkins 大学で開催された diagnostic error medicine にポスター発表しに行ったとき，Centor 先生ご本人にたまたまお会いしました．咽頭炎のお話を伺い，記念撮影もしてくださいました(感動！)．
[*5]：私もそうしています．

なお，明らかに伝染性単核球症などの他の疾患が疑われる場合は Centor criteria の値にかかわらず他の疾患の治療を行うか，経過観察している．

> A群β溶連菌による咽頭炎と診断した，または細菌性咽頭炎を強く疑う場合
> ・アモキシシリン（サワシリン®）　1回 500 mg　1日2回　朝・夕食後
>
> ペニシリンアレルギーの場合
> ペニシリンによるアナフィラキシーでなければ
> ・セファレキシン（ケフレックス®）　1回 500 mg　1日2回　朝・夕食後
>
> ペニシリンによるアナフィラキシーが疑われる場合
> ・クリンダマイシン（ダラシン®）　1回 300 mg　1日3回　毎食後
> ※ベンジルペニシリン（バイシリン®）は出荷調整のため「リウマチ熱発症予防」以外の適応で処方できないため割愛した．

私の失敗談

インフルエンザの流行期に発熱，咽頭痛で来院した若い男性がいた．周囲にインフルエンザの家族が複数おり，病歴と簡単な診察のみでインフルエンザと診断し経過観察とした．咽頭痛が強く翌日に再度受診され，診察時に扁桃にべったりと白苔が付着しており溶連菌迅速検査陽性であった．抗菌薬を開始するとすぐに解熱した．インフルエンザの流行期こそ慎重に対応するべきだということを学んだ教訓的な事例だった．

文献

1) Wessels MR：Streptococcal Pharyngitis. N Engl J Med 364(7)：648-655, 2011.〈よくまとまったレビュー〉
2) 上蓑義典：頭頸部感染のマネジメント. IDATEN セミナーテキスト編集委員会（編）：市中感染症診療の考え方と進め方　第2集— IDATEN 感染症セミナー実況中継．pp116-128, 医学書院, 2015.〈深頸部感染症を学びたい方にはオススメ〉
3) McLsaac WJ, et al：The validity of a sore throat in family practice. CMAJ 163(7)：811-815, 2000.〈いわゆる modified Centor criteria の文献〉
4) Fine AM, et al：Large-scale validation of the Centor and Mclsaac scores to predict group A streptococcal pharyngitis. Arch Intern Med 172(11)：847-852, 2012.〈年齢で修正した Centor criteria と A 群β溶連菌感染症の関係について報告された文献〉

5) Humair JP, et al：Management of acute pharyngitis in adults：reliability of rapid streptococcal tests and clinical findings. Arch Intern Med 166(6)：640-644, 2006.〈迅速検査と咽頭培養の関係について研究されたもの〉
6) Centor MR, et al：Pharyngitis management：defining the controversy. J Gen Intern Med 22(1)：127-130, 2007.〈Centor先生の咽頭炎への熱い想いが垣間見える論文〉
7) Worrall GJ：Acute sore throat. Can Fam Physician 53(11)：1961-1962, 2007.〈Acute sore throatについて簡潔にまとまっている〉

〔井村春樹〕

副鼻腔炎・中耳炎

似ているようで違う副鼻腔炎と中耳炎

> **とりあえずこれだけは!**
>
> ・副鼻腔炎も中耳炎も抗菌薬を使用しなくても治ることがある
> ・解剖を意識しながら診療する
> ・鼓膜を見なければ中耳炎とは診断できない

　副鼻腔炎や中耳炎は外来でもコモンな疾患である．副鼻腔炎と中耳炎について症例を通じて簡単に概説したい．

Case 1

患者　35歳男性．
主訴　鼻が詰まっている．
現病歴　特に既往のない男性．来院1週間前より鼻炎症状を認めていた．その後いったん軽快したが鼻汁が膿性に変化し，だんだんと右側の頬が痛くなってきた．インターネットで検索したところ副鼻腔炎の症状に合致したため，内科外来を受診した．喫煙歴なし．飲酒歴なし．アレルギー歴なし．

副鼻腔炎の分類

　副鼻腔炎は4週間以内，4週間〜3か月以内，3か月以上のものをそれぞれ急性副

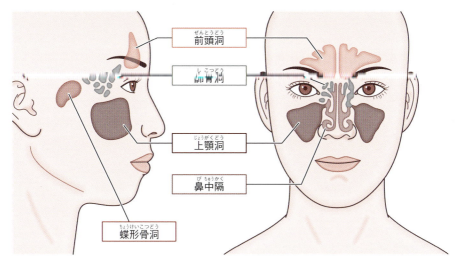

図1 副鼻腔の解剖
〔Hwang PH, et al：Acute sinusitis and rhinosinusitis in adults：Clinical manifestations and diagnosis. UpToDate®, 2018 より一部改変〕

鼻腔炎，亜急性副鼻腔炎，慢性副鼻腔炎と分類する．最もコモンなものは急性副鼻腔炎であり，ウイルス性の急性鼻炎や上気道炎が原因となることが多い．気管支喘息やアレルギー性鼻炎，喫煙などとの関連も示唆されている[1]．

副鼻腔の解剖

　副鼻腔は 図1 のように前頭洞，篩骨洞，蝶形骨洞，上顎洞の4つに分かれ，それぞれが鼻腔内と交通している．急性鼻炎などで鼻腔粘膜に炎症が起こると，鼻腔から副鼻腔に炎症が波及し，副鼻腔粘膜からの分泌物のドレナージが不良になり，副鼻腔内の圧力が強くなり疼痛を生じる．

副鼻腔炎の原因となる病原微生物

　副鼻腔炎は90％以上ウイルスが原因であり，細菌性は0.5〜2％程度である．また，細菌性副鼻腔炎は肺炎球菌，インフルエンザ菌，*Moraxella catarrhalis* が主な起因

菌となる[1]．

副鼻腔炎の病歴・身体所見 double-worsening

副鼻腔炎のキーワードは"double-worsening"（再燃）である．すなわち鼻炎症状が先行し，いったん経過がよくなったのちに鼻炎症状が強くなり，顔の片側が痛くなる……，これが副鼻腔炎の典型的な病歴である．また，10日以上症状が改善しない，または悪化する病歴は細菌性副鼻腔炎を示唆することが知られている[1]．

副鼻腔炎の診断は単独の所見のみでは困難である．上顎歯痛，膿性分泌物，うっ血除去薬[*1]への反応性不良，異常な透光性[*2]，色のついた鼻汁の5つの病歴のうち，4つ以上の所見があれば陽性尤度比6.4（95%信頼区間2.2〜19），1つも所見が得られなければ陰性尤度比0.1（95%信頼区間0.02〜0.4）という研究結果[2]があり，比較的診断に有用ではないかと筆者は考えている．副鼻腔CTは偽陽性も多く，必ずしも診断には必要ないと考え，筆者は副鼻腔CTをオーダーすることは稀である．

副鼻腔炎の治療方法

急性副鼻腔炎はウイルス性がほとんどで抗菌薬の適応例が少ない．細菌性副鼻腔炎でも全例が抗菌薬の適応とはならず，むしろ解剖学的に鼻腔内と副鼻腔とを交通している個所の腫脹を軽減し，ドレナージを促進できるように働きかける治療が有効である．**急性副鼻腔炎の場合は点鼻ステロイド，鼻洗浄が有効であることが多い**[1,3]．鼻洗浄は説明や実施が外来単位では難しいことも多いため，筆者は積極的に説明していない．また，**ルーチンでのうっ血除去薬や抗ヒスタミン薬の使用は推奨されておらず**[3]，筆者

---

*1：筆者はIDSAのガイドラインどおりで，ルーチンでのうっ血除去薬は使用していません．また，うっ血除去薬は小児では推奨されず，成人では点鼻ステロイドがよいと考えているので，うっ血除去薬まで一緒には処方していません．ウイルス性であっても細菌性であっても点鼻ステロイドは効果が期待できるので点鼻ステロイドを使用してます．また，痛みがある場合はアセトアミノフェンを追加して経過をみることが多いです．時間が経過している場合はアモキシシリンで，経過がさらに長ければアモキシシリン・クラブラン酸を足すようにしています．漢方はよくわからないので私は手を出していません．
*2：トランスイルミネーションサインは上顎洞だけでなく前頭洞も実はチェックできます．完全な暗所で赤色LEDで確認（小児の血管確保のときに使うアレでも可！）．完全な暗所がベスト．

も処方は控えている．

急性細菌性副鼻腔炎の主な起因菌は肺炎球菌，インフルエンザ菌，*Moraxella catarrhalis* であり，筆者はアモキシシリンを第一選択，必要に応じてアモキシシリン／クラブラン酸を併用することが多い．治療期間は小児では従来どおり10～14日間の治療が推奨されているが，成人では短期間の治療でも有効性に差がないという研究があり，抗菌薬の適正使用のため筆者は5～7日間の治療期間としている．

急性副鼻腔炎に対して
・フルチカゾンプロピオン酸エステル点鼻薬（フルナーゼ®）　1日2回　各鼻腔に1噴霧

発熱している場合やや痛みが強い場合
・アセトアミノフェン（カロナール®）　1回400～600 mg　1日4回まで（有症状時）

細菌性の関与を疑う場合
・アモキシシリン（サワシリン®）（250 mg）　1回2錠　1日3回　毎食後

必要に応じて以下を追加
・アモキシシリン　1回250 mg　1日3回　毎食後＋アモキシシリン／クラブラン酸（オーグメンチン®）（250 mg）　1回1錠　1日3回　毎食後

本症例にどう対応したか

典型的な"double-worsening"の病歴であった．上顎歯痛と膿性分泌物があり，鼻汁も黄緑色でうっ血除去薬は使用されていなかった．透光性は右側で低下していた．以上より急性細菌性副鼻腔炎を疑い，点鼻ステロイドとアセトアミノフェン，アモキシシリンを処方して3日後フォローとした．

3日後のフォローでは症状は改善しており，計7日間の抗菌薬治療を行った．

Case 2

患者 2歳男児．
主訴 発熱，耳が痛い．
現病歴 生育歴に特に問題はない．保育園に通園している．受診前夜から38℃台の発熱と耳痛を訴え，母親に連れられて診療所の外来を受診した．
周囲の感染なし．定期の予防接種はすべて受けている．

中耳炎で抗菌薬を処方する前に

中耳炎は小児期に多いが，筆者は小児の診療経験は限定的であることを先にお断りしておく．読者に最も伝えたいことは「**中耳に細菌がいる≠抗菌薬が必要**」という重要な事実である．細菌が分離されると抗菌薬を処方したくなる気持ちもわかるが，少し冷静に考える必要がある．

中耳の解剖

中耳炎は解剖が非常に重要となる．中耳は耳管を通じて上咽頭に開口しており，外界と交通している（図2）．また，成人と比べ，小児は耳管が短くかつ水平方向に伸びており，上咽頭の炎症が波及しやすく貯留液のドレナージが難しい．これが小児で急性中耳炎が多くなる理由である[4]．なお，成人で抗菌薬が必要な急性中耳炎は少ないため，以下は小児の急性中耳炎に絞って解説する．

中耳炎の原因となる病原微生物

中耳炎は上咽頭炎の合併症として起こることが多く，上咽頭で問題となる肺炎球菌，インフルエンザ菌，*Moraxella catarrhalis* などの細菌が起因菌にあげられる．しかし，中耳炎はドレナージが重要となるため，急性中耳炎の罹病期間や重症度の判定を確実に行うことが必要である．

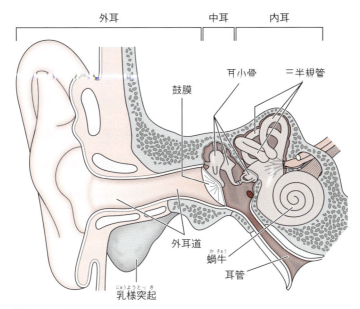

図2 耳の解剖
〔Limb CJ, et al：Acute otitis media in adults(suppurative and serous). UpToDate®, 2018 より一部改変〕

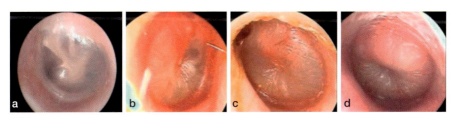

図3 鼓膜所見
〔Lieberthal AS, et al：The diagnosis and management of acute otitis media. Pediatrics 131 (3)：e964-e999, 2013 より転載〕

中耳炎の診断方法　鼓膜を見よう

　抗菌薬が必要な病状を把握することは重要である．中耳炎の診断は鼓膜所見がポイントとなる(図3)．図3aは正常鼓膜所見，図3b〜dは軽度，中等度，重度の膨隆した鼓膜所見である．

表1 小児の急性中耳炎の治療基準

年齢	耳漏を伴う中耳炎	重症の中耳炎※	耳漏のない両側中耳炎	耳漏のない片側中耳炎
6か月〜2歳	抗菌薬治療	抗菌薬治療	抗菌薬治療	抗菌薬または経過観察
2歳以上	抗菌薬治療	抗菌薬治療	抗菌薬または経過観察	抗菌薬または経過観察

※症状が強い小児,48時間以上持続する耳痛,39℃以上の発熱がある,フォローアップが難しいなど.
〔Lieberthal AS, et al：The diagnosis and management of acute otitis media. Pediatrics 131(3)：e964-e999, 2013 より〕

　急性中耳炎のなかで鼓膜所見のみで診断できるのは 図3c, d のみであり，鼓膜が穿孔し，新しい耳漏が外耳道に漏れる場合に急性中耳炎と診断する．
　鼓膜所見が 図3b でも，48時間以内に新規に発症した耳痛もしくは鼓膜の強い発赤がある場合には急性中耳炎と診断する．
　鼓膜を観察し中耳内に滲出液の貯留がない場合は急性中耳炎と診断しない[5]．やや複雑であるが，鼓膜所見とともに把握しておきたい．

急性中耳炎の治療　抗菌薬による治療

　抗菌薬の使用基準について小児では 表1 のようにまとめられている[5]．成人も特に免疫不全が疑われる状況になければ小児と同様の対応でよいだろう．
　経過観察という治療戦略は，48〜72時間以内に外来フォローを行い，症状の増悪や臨床的改善に乏しいと疑われるときに抗菌薬処方を再検討するというものである．この治療戦略はわが国のように医療機関にアクセスがよい社会であれば，積極的に実施可能かもしれない．
　急性中耳炎は全身状態が比較的良好に保たれていることが多く，軽度〜中等度であればアモキシシリンから治療開始することが可能である．重症の中耳炎または過去30日以内に抗菌薬曝露歴がある場合はアモキシシリン／クラブラン酸を選択してもよい．また，「総菌量を減らすこと」が重要であり，中耳内は無菌ではないため細菌をすべて殺さなくてもよいことにも留意が必要である．
　抗菌薬を処方して経過観察する戦略をとった際，次の受診時に改善していない場合

はどうすればよいだろうか．「抗菌薬を投与しても中耳炎の症状が改善しない≠広域抗菌薬に変更[*3]」である．もし，急性中耳炎が増悪した場合は再度アセスメントを行ったほうがよい．特に小児では薬のアドヒアランスの確認が必要である．また，**適切な抗菌薬を使用していてもドレナージ不良であれば急性中耳炎の悪化の可能性がある**ことは注意しておきたい．鼓膜所見をとり，鼓膜切開が必要な所見がないか，場合によっては耳管開口部周辺にアデノイドなどの物理的な障害物がないか，耳鼻科にコンサルトして確認することも時に必要だろう．

再アセスメントしても異常所見がないにもかかわらず，悪化する場合に，初めてペニシリン系以外の広域抗菌薬の出番となる．しかも，そのような場合は経口抗菌薬ではなく，経静脈的に抗菌薬の投与が必要な病態である可能性が高いと筆者は考えている．

次に，治療期間は以下のように考えるとよいとされている[4]．

・2歳未満または重症の急性中耳炎：10日間
・2～5歳で軽度～中等度の急性中耳炎：7日間
・6歳以上の軽度～中等度の急性中耳炎：5～7日間

軽度～中等度では短期間の治療も検討できるが，6か月～2歳未満では抗菌薬治療による短期治療のメリットは確認できなかったという報告もあるため，2歳未満では従来どおり10日間程度の治療が推奨されている[6]．

また，急性中耳炎は耳痛を生じるので，適切に疼痛コントロールを行う．

> **処方例**
>
> 軽度～中等度の中耳炎
> ・アモキシシリン（ワイドシリン®）　80～90 mg/kg/日　1日2～3回
> 　2歳以下は10日間，2～5歳は7日間，6歳以上は5～7日間
>
> 重度の中耳炎／30日以内に抗菌薬投与がある場合
> ・アモキシシリン／クラブラン酸（クラバモックス®）
> 　96.4 mg/kg/日　1日2回　年齢にかかわらず10日間
>
> 耳痛に対して（頓用）
> ・アセトアミノフェン（カロナール®やアンヒバ®坐薬）

[*3]：耳鼻科で経口カルバペネムにスイッチされているケースを散見します……．

> 10 mg/kg/回　1日3〜4回まで

　急性中耳炎の予防にはワクチンが有効とされており，肺炎球菌ワクチン導入後，急性中耳炎の罹患リスクが低下したという報告がわが国および海外から複数報告されている．肺炎球菌ワクチンであるPCV13（プレベナー13®）が定期接種に組み込まれていることは非常に重要であり，急性中耳炎を診る機会が多い読者は，小児を診察する機会があれば肺炎球菌ワクチンを接種しているか確認いただきたい[*4]．

本症例にどう対応したか

　来院時は38℃台の発熱があったが全身状態は良好で機嫌はよかった．診察では両側の鼓膜は中等度膨隆していたが，耳漏はなかった．抗菌薬曝露歴はなく急性中耳炎としてアモキシシリン，アセトアミノフェン坐薬を処方し，外来フォローとした．
　3日後の受診時は解熱し，耳痛，鼓膜所見も改善していた．抗菌薬は効果があったと考え，さらにアモキシシリンを4日分処方し，経過観察とした．

私の失敗談

血液培養で肺炎球菌が分離された成人患者を担当していた．耳痛があったがフォーカス不明の菌血症として治療を行った．その後，耳痛が増悪し外耳道に耳漏が出たと言われ，鼓膜所見をとったところ鼓膜の穿孔を認めた．肺炎球菌が急性中耳炎の病原微生物であることを想起できず，診断が遅れてしまった……．

文献

1) Rosenfeld RM：Acute Sinusitis in Adults. N Engl J Med 375(10)：962-970, 2016.〈成人の副鼻腔炎についてよくまとまった論文〉
2) Williams JW Jr, et al：Does this patient have sinusitis? Diagnosing acute sinusitis by history and physical examination. JAMA 270(10)：1242-1245, 1993.〈JAMAのRational Clinical Examinationシリーズの副鼻腔炎バージョン〉
3) Chow AW：IDSA Clinical practice guideline for acute bacterial rhinosinusitis in children and adults. Clin Infect Dis 54(8)：e72-e112, 2012.〈急性"細菌性"副鼻腔炎のガイドラインです〉
4) 永田理希：あなたも名医！Phaseで見極める！小児と成人の上気道感染症—ほとんどの上気道感染

[*4]：定期のワクチン接種がスケジュールどおり行われているかチェックする絶好の機会ですね．

症で抗菌薬はいらない?!．日本医事新報社，2017．〈イラストも豊富で非常にわかりやすい．プライマリケアの現場に立つ医師には必読の 1 冊〉
5) Lieberthal AS, et al：The diagnosis and management of acute otitis media. Pediatrics 131(3)：e964-e999, 2013．〈小児の中耳炎を診察する医師には必読文献！〉
6) Hoberman A, et al：Shortened Antimicrobial Treatment for Acute Otitis Media in Young Children. N Engl J Med 375(25)：2446-2456, 2016．〈6～23 か月の乳児に対して抗菌薬の投与期間を短縮してもメリットは確認できなかったという論文〉

（井村春樹）

COLUMN 2

経口カルバペネム

　筆者は 1 回もこの経口カルバペネム系抗菌薬を使用したことがない．経口カルバペネム系抗菌薬を使わなければならない臨床現場に遭遇したことがないからである．経口カルバペネム系抗菌薬は肺炎や中耳炎，副鼻腔炎の外来治療に使用されることが多いそうだ．しかし，小児の肺炎で経口カルバペネムが必要な病状ならば入院加療が望ましいのではないか．また，そもそも経口カルバペネム系抗菌薬が必要な難治性の中耳炎や副鼻腔炎であるならば，外科的なドレナージが必要な病状ではないだろうか．
　経口カルバペネム系抗菌薬は第 3 世代セフェム系抗菌薬と同様にピボキシル基がついており，小児（特に乳幼児）では低カルニチン血症による低血糖が起こる可能性があり注意が必要である．なお，適応菌種は黄色ブドウ球菌，連鎖球菌属，肺炎球菌，*Moraxella catarrhalis*，インフルエンザ菌のみで，緑膿菌などには適応がないことも処方しない理由の 1 つである．
　最後に，経口ペネム系抗菌薬と経口カルバペネム系抗菌薬を混同している間違いが散見されるが両者は異なるものなのでご注意いただきたい[*5]．

（井村春樹）

＊5：オラペネム® はカルバペネム系，ファロム® はペネム系ですね．

気管支炎・肺炎

両者の線引き，意外と難しいんです

とりあえずこれだけは！

- 急性気管支炎では抗菌薬は不要である
- 肺炎か気管支炎かは，まずは臨床徴候で判断
- マイコプラズマ肺炎は多彩な臨床症状を呈する
- 百日咳も気管支炎の原因になる

　感染症診療では，どのような「背景」をもつ患者の，どの「臓器」に，どの「微生物」が感染しているかを考えることが原則である．細菌が原因の感染症では抗菌薬が投与される場面が多いが，細菌が原因であっても抗菌薬なしで改善する感染症も存在する（軽症の中耳炎や初期の副鼻腔炎など）．一方で，細菌が原因でない感染症には抗菌薬は無効であるだけでなく，副作用のリスクだけを患者に負わせることにもなる．つまり，「感染症＝抗菌薬投与」と機械的に反応するのではなく抗菌薬の適応についてはしっかりと吟味すべきである．本項では主に「咳」を主症状とする気管支炎・肺炎における診療について考えてみたい．

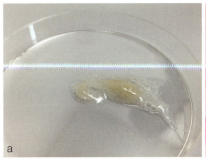
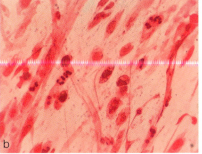

図1 Case の喀痰肉眼所見とグラム染色所見
a：喀痰の肉眼所見．いかにも細菌がいそうな黄色膿性痰である．
b：しかし，喀痰グラム染色所見．多数の白血球を認めるが，菌体はみられない．

Case

患者 33歳男性．
現病歴 昨日からの 37.4℃ の発熱，咳，黄色膿性痰 図1a を主訴に来院した．鼻汁や咽頭痛，呼吸困難はなかった．発熱以外のバイタルサインには異常はなく，喀痰グラム染色 図1b では多数の白血球を認めたが菌体は認めなかった．急性気管支炎の診断で抗菌薬なしで経過観察したところ，3日後には自覚症状がほぼ改善した．

急性気管支炎では抗菌薬は不要

　上記症例の患者は，筆者自身である．「咳・喉・鼻」の症状が同時期に同程度起こってくるのが「かぜ」なので，この症状ならかぜではないなと考えつつ喀痰のグラム染色を施行した．結果，多数の白血球を認めるものの細菌がみられなかったことから，少なくとも抗菌薬は不要だろうと考えて経過観察したところ自然に軽快した．もちろん胸部X線は撮影していない．このように，「咳」症状が特に目立つ場合には下気道感染，すなわち気管支炎か肺炎を考える必要があるが，今回は幸いにも気管支炎の診断で抗菌薬を投与することなく軽快した．一方，肺炎では抗菌薬が必要になることが多いため，その鑑別は重要である．

急性気管支炎の診断・治療　抗菌薬が必要なときは？

　急性気管支炎は，6週間まで継続する，咳を伴う，自然治癒する気管支の炎症と定義される．痰を伴う場合もあり，しばしば軽度の全身症状を伴う．かぜっぽいな，と思ったときに咳症状が目立つようであれば急性気管支炎を想起する．基礎疾患（慢性肺疾患，悪性腫瘍，免疫抑制状態など）のない急性気管支炎の原因微生物は90％以上がウイルスであり，抗菌薬は不要である．残りの5～10％程度で百日咳菌・マイコプラズマ・クラミドフィラなどの細菌が関与するとされているが，肺炎の原因菌としてよく知られている肺炎球菌，インフルエンザ桿菌，*Moraxella catarrhalis* などが成人の気管支炎の原因になるという根拠はない．にもかかわらず，急性気管支炎は他の急性気道感染症よりも不適切に抗菌薬を処方される機会が多いとされている[1]．一方で，「急性気管支炎＝抗菌薬不要」があらゆる場面で成り立つわけではない．慢性閉塞性肺疾患（chronic obstructive pulmonary disease：COPD）の患者では急性増悪の際に抗菌薬投与によって治療失敗が減ることが示されており，患者背景にCOPDなど肺構造の破綻した慢性肺疾患を基礎にもつ患者群では抗菌薬投与が考慮される．ただし，全体の死亡率低下には寄与せず，抗菌薬関連の副作用が有意に増加することが示されているため[2]，入院を要するほどの急性増悪に限り使用するというプラクティスが現実的ではないかと考えられる．どうしても外来で投与する場合は，アモキシシリン（サワシリン®）1回500 mg 1日3回内服で数日間様子をみる．

外来での肺炎の鑑別　肺炎らしさと時間軸で判断する

　では，気管支炎と肺炎はどのように区別するのだろうか．「咳や痰＋胸部X線で浸潤影」ならば肺炎だろうか？　反対に胸部X線で異常が指摘できなければ気管支炎でよいのだろうか？　そもそも，気道症状を呈するすべての患者で胸部X線を撮影すべきなのだろうか？

　胸部X線を撮影せずに肺炎を診断する予測基準としては，古くはDiehrらの基準（表1）[3]があるが，この基準のみで完全に予測できるものではない．ただし，この基準で注目すべきは「鼻汁がある」「咽頭痛がある」という陽性所見が「肺炎の可能性を下げる」，ということである．通常，抗菌薬が必要となるほどの細菌性肺炎は臓器特異症状としての咳・痰・呼吸困難などを呈するが，鼻汁や咽頭痛などの上気道症状を呈するこ

表1 Diehrの肺炎予測基準

項目	点数	合計点数	肺炎の可能性（%）
鼻汁	−2	−3	0
咽頭痛	−1	−2	0.7
寝汗	1	−1	1.6
筋肉痛	1	0	2.2
1日中出る痰	1	1	8.8
呼吸数>25回/分	2	2	10.3
体温>37.8℃	2	3	25.0

〔Diehr P, et al：Prediction of pneumonia in outpatients with acute cough —A statistical approach. J Chest Dis 37(3)：215-225, 1984 より一部改変〕

とは少ないことを示唆している．

　2016年の米国内科学会の指針[1]では，基礎疾患のない70歳未満の成人では，頻脈(>100回/分)，頻呼吸(>24回/分)，発熱(口腔温>38℃)，聴診での呼吸音の異常のすべてがなければ肺炎の可能性は低いとしている．実際はこれに加えて，胸痛[*1]やSpO₂低下，悪寒戦慄などがないことも確認したほうがよいが，初診の時点でこれらの所見が出ていなくても，あとになってそろってくることはよくあるため，患者には今後症状が増悪する可能性と，症状が増悪した場合の早めの再受診の必要性を説明しておくほうがよい．どの症状にもいえることだが「現時点では○○」というふうに，時間軸を意識して説明することが重要である．なお，肺炎を起こしやすいのは高齢者であるが，高齢者は発熱しにくく，潜在的な心機能低下から頻脈にもなりにくいため，参考とすべき上記の指標が当てにならない場合も多い．肺炎なのにまったく気道症状を呈さず，主訴が歩行困難や食欲不振のこともあるため，高齢者の場合は病歴と身体診察のみで判別することにこだわりすぎず，臨床医の勘を信じて胸部X線検査を施行する閾値を低くしてもよいかもしれない．ただし，脱水などがある場合たとえ肺炎を起こしていても胸部X線で

---

*1：気道症状や発熱に胸痛がある場合は，深吸気による胸痛増悪(胸膜痛)をチェックします．これがあれば気管支炎ではなく肺炎です．ただし，気胸縦隔気腫や肋骨骨折はピットフォールなのでご注意を！

異常陰影が出にくくなるため,「肺に異常陰影がない＝肺炎を起こしていない」とは言い切れず,最も重視すべきはやはりバイタルサインをはじめとした臨床徴候であるということは強調しておきたい[*2].

肺炎の原因微生物はなんなのか？
われわれは何を治療しているのか？

　さまざまな微生物が肺炎を起こしうるが,頻度も重症度も高いのが肺炎球菌による肺炎であり,細菌性肺炎と診断した場合には肺炎球菌のカバーは絶対に外せない．幸い肺炎球菌による肺炎はほぼペニシリンで治療可能なため,抗菌薬選択に難渋することはほとんどない．その他,インフルエンザ桿菌,*Moraxella catarrhalis* も原因菌となるが,これらはペニシリンに耐性のことが多いため,βラクタマーゼ阻害薬配合ペニシリンであるアモキシシリン／クラブラン酸（オーグメンチン®）や,1日1回点滴で治療可能なセフトリアキソン（ロセフィン®）などを選択する．この2菌種と肺炎球菌との鑑別には喀痰のグラム染色が有効であり,良質な喀痰が得られればその場で診断がつき,治療方針まで決まることが多い．院内発症や人工呼吸器関連では緑膿菌や黄色ブドウ球菌も考慮する必要があるが,介護施設入所中の患者における肺炎でも,やはり頻度が高く必ずカバーすべき細菌は肺炎球菌である．

　このように,細菌性肺炎に対する治療戦略が概ね確立されてきた一方で,実際には肺炎の原因微生物が特定できないことは多い．そんな肺炎患者の原因微生物を徹底的に調べるため,画像検査で肺炎と診断された入院を要する[*3] 2,320人の患者（年齢中央値57歳）に対し,血液培養・尿中抗原検査・喀痰のPCR検査のすべてを施行した研究結果が2015年に発表された[4]．その結果,原因微生物が判明したのは全体の38％のみで,最も多い微生物はライノウイルスやインフルエンザウイルスをはじめとするウイルスであり,細菌が原因だったのは11％（肺炎球菌が最多）に過ぎなかった．米国で行われた研究であり,結果をそのままわが国に当てはめられるかどうかは議論の余地があ

[*2]：高齢者ではバイタルサインの変化（特に発熱や頻脈）がわかりにくく,見落としがちな呼吸数や意識の変化（家族からみたいつもと違う,なども）,general appearance が大事ですね！　日頃のバイタルとの比較も忘れずに！

[*3]：入院を要する肺炎なので,軽症のインフルエンザ桿菌・*Moraxella catarrhalis* は少なめでした.

るが，この研究に沿えば肺炎と診断しても必ずしも抗菌薬が必要とは限らず，むしろ不要な場合のほうが多いということになる．「肺炎＝抗菌薬」と一律に考えがちなわれわれの日常診療に一石を投じており，今後新たな知見が集積されていくことによって現在われわれが「常識」と思っていることも「非常識」に変わるかもしれない，ということを実によく示唆している重要な研究である．

注意すべき咳

マイコプラズマ肺炎・気管支炎の多彩な臨床症状を知る

　マイコプラズマ感染症では肺炎・気管支炎のいずれの表現型も呈しうるが，マイコプラズマ感染症の診療で最も重要なことは，まず初めに周囲の流行状況を把握することである．主な病型は急性気管支炎で乾性咳嗽を主症状とし，肺炎まで進展するといわゆる非定型肺炎と呼ばれるようになる．また，咽頭痛や頭痛といった症状で始まることも多く，かぜを引いたという主訴で患者が医療機関を訪れることも少なくない．さらに，マイコプラズマ感染症は発熱・咳・痰といった典型的な肺炎の下気道症状を呈さずに中枢神経症状や皮膚症状をはじめとした，実に多彩な臨床徴候を呈しうることを知っておく必要がある 表2[5]．マイコプラズマ感染症（主に肺炎）は，急性期のマイコプラズマ特異抗体陽性や2週間後のペア血清で4倍以上の抗体価上昇，または喀痰・咽頭ぬぐい液からの遺伝子検査（主にLAMP法）にて診断する．LAMP法は特異度が非常に高く，抗体検査よりも早期に結果が得られる利点があるが，外注検査となることが多く臨床の現場で即座に結果が得られるものでもないため，実際は臨床判断に頼る部分が大きい．近年，マクロライド系抗菌薬の過剰使用によりアジア各国において薬剤耐性化が進行しており，特にわが国と中国では概ね80〜90％のマイコプラズマはマクロライド耐性と報告されている[6]．マクロライド耐性マイコプラズマ肺炎であっても，マクロライドで治療して臨床症状が改善する例があるが，これはもともとマイコプラズマ肺炎が自然軽快する病気であること，マクロライドの抗炎症作用がそれを後押ししていることなどが理由として考えられている．実際，日本小児科学会はマイコプラズマ肺炎の第一選択薬にマクロライドを推奨しており〔クラリスロマイシン（クラリス®）10〜15 mg/kg/日を2, 3回に分けて10日間内服またはアジスロマイシン（ジスロマック®）10 mg/kg/日を1日1回3日間内服〕，マクロライド投与開始から48〜72時間までに解熱しない場合に，代替薬としてテトラサイクリンやフルオロキノロンの使用を推奨している[7]．主に成人を診療している筆者

表2 マイコプラズマ肺炎の下気道以外の症状

肺外臓器	臨床症状の特徴
咽頭	咽頭炎による咽頭痛
耳	耳漏のない耳痛，一過性難聴 細菌性中耳炎よりも症状が軽い
頭部	副鼻腔炎による前頭部痛
リンパ節	リンパ節腫脹
心臓	動悸，心筋炎による胸痛（通常致死的ではない）
四肢	かゆみを伴う紅斑，結節性紅斑，スティーブンズ・ジョンソン症候群／中毒性表皮壊死症（SJS/TEN） 寒冷凝集素形成によるレイノー現象，ギラン・バレー症候群など（関節痛や筋肉痛は稀）
中枢神経	脳炎・髄膜炎による頭痛，意識障害，項部硬直 横断性脊髄炎による背部痛，麻痺など

〔Kishaba T：Community-Acquired Pneumonia Caused bt Mycoplasma pneumoniae：How Physical and Radiological Examination Contribute to Successful Diagnosis. Front Med（Lausanne）3：28, 2016 より一部改変〕

はアジスロマイシン（ジスロマック®）を使用することが多く，中等症〜重症の場合はテトラサイクリンを使用している．

クラミドフィラ肺炎について知る

　クラミドフィラ肺炎は主に *Chlamydophila pneumoniae* によって引き起こされる肺炎を指すことが多く，市中肺炎の原因菌のうち概ね6〜22％程度を占めるとされているが，実際の頻度は患者集団の背景によってさまざまである．なお，以前はクラミジア（*Chlamidia*）と総称されていたが，現在は遺伝子解析が進み，*Chlamydophila* 属と *Chlamidia* 属に大きく分類され，肺炎を起こす *C. pneumoniae* と *Chlamydophila psittaci* は *Chlamydophila* 属に，主に成人の結膜炎や尿道炎，新生児・乳児の肺炎を起こす *Chlamydia trachomatis* は *Chlamydia* 属に分類されている[8]．*C. pneumoniae* 肺炎の臨床症状はマイコプラズマ肺炎に似るが（表3）[9]，*C. pneumoniae* による呼吸器感染症のほとんどが無症候〜軽症であり，大部分が診断されていないものと考えられる．*C. psittaci* による感染症（いわゆるオウム病）も *C. pneumoniae* による感染症と同様に重症度に幅があるが，肺炎まで進展した場合は *C. pneumoniae* 肺炎よりも重症

表3 クラミドフィラによる肺炎,マイコプラズマによる肺炎の臨床所見の比較

臨床所見	クラミドフィラによる肺炎	マイコプラズマによる肺炎
年齢中央値(歳)	57.7	47.3
咳(%)	100	100
痰(%)	67.5	66.7
咽頭痛(%)	20.0	28.6
胸痛(%)	15.0	16.7
呼吸困難(%)	22.5	26.2
頭痛(%)	17.5	16.7
嘔気・嘔吐(%)	7.5	4.8
白血球数中央値(/μL)	8,800	8,500
CRP中央値(mg/dL)	10.7	9.2
AST中央値(IU/L)	29.7	31.0
ALT中央値(IU/L)	37.0	31.0

〔Okada F, et al:Chlamydia pneumoniae pneumonia and Mycoplasma pneumoniae pneumonia:comparison of clinical findings and CT findings. J Comput Assist Tomogr 29(5):626-632, 2005 より一部改変〕

になる場合が多く,鳥との接触歴がある肺炎では積極的に疑うべきである.なお,「オウム病」という呼称が定着しているが原因鳥類はオウムだけではなく,インコやハトなどの場合も多い[8].

　細菌性肺炎の原因菌の多くはペニシリンやセフェムといったβラクタム系抗菌薬で治療可能だが,マイコプラズマ肺炎やクラミドフィラ肺炎ではペニシリンは無効でマクロライド系抗菌薬やテトラサイクリン系抗菌薬が必要となるため,それぞれの鑑別は重要である.初期診療の現場では喀痰のグラム染色が最も有用と考えられるが,日本呼吸器学会が提唱している非定型肺炎との鑑別法も判断の一助となる(**表4**)[10].しかし臨床所見のみで完全に鑑別することは困難であり,診断のためには各種検査が必要である.非定型肺炎の診断における喀痰培養検査は感度が低く(クラミドフィラはそもそも培養困難),抗体検査は簡便で抗菌薬投与後でも評価可能という利点があるが,ペア血清の採取など手間がかかることと結局事後診断となることが欠点である.遺伝子検査は比較的迅速性に優れ,感度・特異度も高く非常に有用だが高価であり,すべての手法が

表4 非定型肺炎の鑑別方法

	非定型肺炎疑い	感度(%)	特異度(%)	陽性尤度比	陰性尤度比
1〜5項目を使用	3項目以上陽性	83.9	87.0	6.5	0.19
1〜6項目を使用	4項目以上陽性	77.9	93.0	11.1	0.24

非定型肺炎の鑑別項目
①60歳未満．②基礎疾患がない，あるいは軽度．③発作性の咳．④胸部聴診所見が乏しい[*4]．⑤痰がない，または迅速診断テストで原因微生物が特定できない．⑥白血球数が 10,000/mm^3 未満．
〔Miyashita N, et al：The JRS guidelines for the management of community-acquired pneumonia in adults：an update and new recommendations. Intern Med 45(7)：419-428, 2006 より一部改変〕

表5 クラミドフィラ肺炎とマイコプラズマ肺炎の診断方法

診断方法		クラミドフィラ肺炎	マイコプラズマ肺炎
喀痰培養		培養困難	特異度100%，感度は低い
血清抗体価		抗菌薬開始後でも評価できるが，感度・特異度ともに低い ペア血清の採取を必要とするため，事後診断となる	
	シングル血清	IgG index ≧ 3.00 または IgA index ≧ 3.00	① PA法（主にIgMを検出） →シングル血清で320倍以上 またはペア血清で4倍以上上昇 ② CF法（主にIgGを検出） →シングル血清で64倍以上 またはペア血清で4倍以上上昇
	ペア血清	ELISA法のペア血清で IgG index ≧ 1.35 上昇 または IgA index ≧ 1.00 上昇	
遺伝子検査		感度は不明だが特異度は95%以上 （保険適用外）	結果が迅速に得られ， 特異度も高い LAMP法は保険適用

マイコプラズマ肺炎もクラミドフィラ肺炎も一生の間に何度も感染しうる．特に成人のクラミドフィラ肺炎ではIgM indexはあまり当てにならない可能性があるため，基本的にはIgG indexとIgA indexを測定している．また，マイコプラズマ肺炎においてPA法で抗体価は上昇せずCF法のみで上昇する場合もある．

保険適用になっているわけではない 表5．クラミドフィラ肺炎の治療はマイコプラズマ肺炎と同様の治療内容であるため，結局はマイコプラズマ肺炎を疑って治療された際に一

[*4]：初診時に聴取できないけれど3日後の受診時に初めて聴こえることもあります．それも深吸気時に late inspiratory crackles がかすかに聴こえるのみ，ということがしばしば．

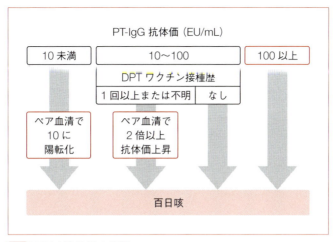

図2 百日咳抗体価の解釈

緒に治療されてしまっていることが多い．

百日咳について知っておきたいこと

　成人の百日咳も気管支炎を呈し，長引く咳を主訴に来院することが多い．小児と成人で若干症状に差はあるが，いずれも発作性の咳（1発作につき5〜10回の咳）が特徴的である．しかし，感染初期（カタル期）にはウイルス性上気道炎と同じ症状である鼻汁や咽頭痛しか認めないため，周囲で流行しているという事前情報がない限りその時点での診断は困難である．しかもカタル期を過ぎて咳嗽中心の発作期に入る時期にはすでに抗菌薬の効果は期待できず，典型的な百日咳の臨床症状を呈する頃に診断しても対症療法が主となる．ただし，カタル期を含めた発症3週間以内であれば，抗菌薬を投与することで症状の改善と周囲への百日咳菌伝播を防ぐ効果もあると考えられている．治療はマクロライド系抗菌薬が選択されるが，上述した理由により実際に抗菌薬が有効な時期に投与されることは少ない[11]．

　診断には百日咳抗体の測定が有用だが，東浜株・山口株は特異性が低いため現在は使用されておらず，ELISA法の抗百日咳毒素IgGが使用されている．また，その解釈はワクチン接種歴があるかどうかで変わってくるため，詳細な病歴聴取が必要である（図2）．わが国では現在，百日咳ワクチンを含む4種混合ワクチンが定期接種化されており乳幼児の発症は稀だが，百日咳抗体価は10年程度で低下してくるため，成人や

高齢者が百日咳に罹患し，4種混合ワクチン接種前の児に感染させることで無呼吸発作など重篤な症状を呈した報告は散見されている．わが国でも2018年からDPT3種混合ワクチンの販売が再開され，成人にも接種可能となっているため，妊娠希望の人や新生児や乳児と接する可能性がある人には積極的に接種を推奨したい．

急性気管支炎，肺炎はともに咳・痰で受診することが多いが，その鑑別は多岐にわたる．特に外来診療のセッティングでは肺炎よりも気管支炎の頻度が高いため，抗菌薬を必要とする状況は少ないと考えられる．安易に抗菌薬を投与することなく，診断を詰める努力を怠らずに想起される診断に応じた対処を心がけたい．

文献

1) Harris AM, et al：Appropriate Antibiotic Use for Acute Respiratory Tract Infection in Adults：Advice for High-Value Care From the American College of Physicians and the Centers for Disease Control and Prevention. Ann Intern Med 164(6)：425-434, 2016.〈急性気管支炎について詳しく書かれている〉
2) Vollenweider DJ, et al：Antibiotics for exacerbations of chronic obstructive pulmonary disease. Cochrane Database Syst Rev 12：CD010257, 2012.〈COPD急性増悪に対する抗菌投薬与についてのまとめ〉
3) Diehr P, et al：Prediction of pneumonia in outpatients with acute cough—A statistical approach. J Chest Dis 37(3)：215-225, 1984.〈肺炎の診断について胸部X線を用いない場合の予測ルール〉
4) Jain S, et al：Community-Acquired Pneumonia Requiring Hospitalization among U.S. Adults. N Engl J Med 373(5)：415-427, 2015.〈肺炎の原因微生物のうち，細菌はわずか11%だったという報告〉
5) Kishaba T：Community-Acquired Pneumonia Caused bt Mycoplasma pneumoniae：How Physical and Radiological Examination Contribute to Successful Diagnosis. Front Med(Lausanne) 3：28, 2016.〈マイコプラズマ肺炎の肺外症状についてよくまとめられている〉
6) Pereyre S, et al：Mycoplasma pneumoniae：Current Knowledge on Macrolide Resistance and Treatment. Front Microbiol 7：974, 2016.〈アジアでのマクロライド耐性マイコプラズマについてまとめられている〉
7) 日本小児科学会ホームページ．小児肺炎マイコプラズマ肺炎の診断と治療に関する考え方 https://www.jpeds.or.jp/modules/guidelines/index.php?content_id=36.（最終アクセス2017年3月）〈日本小児科学会の見解〉
8) 岸本寿男，他：I. 日常診療においてよく見られる肺炎 3. クラミジア肺炎．日内会誌 94(11)：2267-2274, 2005.〈クラミジア属についてまとめられている〉
9) Okada F, et al：Chlamydia pneumoniae pneumonia and Mycoplasma pneumoniae pneumonia：comparison of clinical findings and CT findings. J Comput Assist Tomogr 29(5)：626-632, 2005.〈マイコプラズマ肺炎の臨床所見を比較した研究〉
10) Miyashita N, et al：The JRS guidelines for the management of community-acquired pneumonia

in adults:an update and new recommendations. Intern Med 45(7):419-428, 2006.〈よく知られた細菌性肺炎と非定型肺炎の鑑別方法〉
11) Kilgore PE, et al:Pertussis:microbiology, Disease, Treatment, and Prevention. Clin Microbiol Rev 29(3):449-486, 2016.〈よくまとまった百日咳のレビュー〉

（谷崎隆太郎）

COLUMN 3

肺炎球菌ワクチン 最近のトピック

　肺炎球菌ワクチンはニューモバックス®(Pneumococcal PolySaccharide Vaccine：PPSV23)とプレベナー®(Pneumococcal Conjugate Vaccine：PCV13)が接種可能で，2014年10月から65歳以上の高齢者に対して5歳刻みの年齢でニューモバックス®の定期接種が開始された．2015年1月に日本呼吸器学会と日本感染症学会の合同委員会から両方のワクチンを接種する場合の考え方が発表された[1]が，PCV13はわが国では任意接種ワクチンであり，連続接種による臨床経過のエビデンスは国内外を通じて示されていないため，定期接種対象年齢であればPPSV接種を優先する流れになっている．わが国では肺炎球菌ワクチン接種率がまだまだ低いため，より広く啓発していく必要がある．

文献
1) 日本感染症学会/日本呼吸器学会合同委員会：65歳以上の成人に対する肺炎球菌ワクチン接種に関する考え方（アップデート版2015-9-5）．
http://www.kansensho.or.jp/guidelines/pdf/o65haienV_150905.pdf（最終アクセス2017年3月）

（谷崎隆太郎）

尿路感染症

膿尿があれば
診断確定？

> **とりあえずこれだけは！**

- 外来で診るのは，膀胱炎と腎盂腎炎がほとんど
- 患者は若い女性と65歳以上の高齢者が多い
- 高齢者の発熱は常に鑑別にあげる
- 上気道症状がない発熱をみたら尿路感染症を考えて尿検査を

"2つの軸"とは？　漠然と「尿路感染症」ととらえない！

　尿路感染症を考えるとき，診断の軸は2つある．1つは「単純性か複雑性か」，もう1つは「下部尿路感染症（主に膀胱炎）か上部尿路感染症（主に腎盂腎炎）か」だ．ここでいう「単純性」とは健康，閉経前，妊娠していない，かつ尿路異常がない女性のことで，それ以外の状況はすべて「複雑性」と分類する[1]．これに加えて糖尿病がない，を含める場合もある[2]．したがって，男性や解剖・機能異常がある，閉塞機転がある，糖尿病などの併存疾患がある場合，複雑性と分類される[3]．これらを組み合わせることにより，尿路感染症は**単純性膀胱炎**，**複雑性膀胱炎**，**単純性腎盂腎炎**，**複雑性腎盂腎炎**の4つに分類されることになる．

　ちょっと乱暴ないい方になるかもしれないが，究極的には抗菌薬なしで軽快することもある膀胱炎は割愛し[*1]，ここでは入院？　それとも外来？　と時に悩む腎盂腎炎を外来でどう診るか，について考えてみたい．

> **Case**
>
> **患者** 37歳女性．
> **主訴** 発熱・悪寒．
> **現病歴** 来院2日前からの発熱・悪寒・戦慄を主訴に外来受診となった．排尿時痛，悪心を伴っており，飲水・食事がとれていない．このような症状は経験したことがないという．性交渉[*2]のパートナーは配偶者のみであり帯下増加はない．鼻汁，咽頭痛，咳，下痢なし．肉眼的な血尿なし．既往歴，内服歴，喫煙歴，飲酒歴，アレルギー歴に特記事項なし．
> **身体所見** 血圧110/60 mmHg，脈拍110回/分・整，呼吸数24回/分，体温38.8℃，SpO_2 96%（室内気）．全身状態ややぐったり．意識清明．項部硬直なし．咽頭発赤なし．胸部呼吸音：清．心音：S1 → S2 → S3(−) → S4(−)．心雑音なし．腹部平坦・軟で圧痛なし．肝叩打痛なし．Murphy徴候なし．脊柱叩打痛なし，右肋骨脊椎角叩打痛あり．四肢の浮腫なし．
> **検査所見** 尿検査：白血球反応 3+，血尿 1+．尿沈渣：WBC 50〜99個/HPF，RBC 10個/HPF．尿グラム染色で白血球に貪食されている大型のグラム陰性桿菌を認めた．
>
> 若い女性の2日前からの排尿時痛などの症状であり，尿検査・尿グラム染色より急性腎盂腎炎と診断した．食事がとれておらず全身状態も悪いため，血液培養採取のうえ入院を勧めたが，「子どもの世話があるので点滴をしてなんとか家に帰りたい……」となかなか入院の閾値は高そうな様子．

症状・身体所見にCVA叩打痛は必須？

腎盂腎炎を疑う臨床所見は38℃以上の発熱，悪寒戦慄，季肋部痛，肋骨脊椎角（costovertebral-angle：CVA）叩打痛，悪心，嘔吐であり，**頻尿や排尿時痛などの膀胱炎の症状はあってもなくても変わらない**．本症例の場合，今あげた所見のすべてがみられる

[*1]：排尿する=ドレナージ，なので勝手に治っちゃうんですね．
[*2]：若年女性の繰り返す尿路感染症では清潔でない性交渉歴を確認します．また，日本特有の文化として温水洗浄便座が普及していますが，膀胱炎のリスクになるのではと思っています〔膀胱炎や痔疾は増やさなかったという研究（PMID：29560836）はありますが……〕．

ので，当然腎盂腎炎を疑う．

　CVA叩打痛は腎盂腎炎で有名な身体所見であるが，痛みの原因は腎臓とは限らない．腎臓，およびその周囲に炎症があるときに陽性となる所見なので，例えば尿路結石などでも陽性になる．拳の小指側で直接叩くと感度は上がるが特異度は下がるため，CVA叩打痛を確認する場合は弱い力で始めて陽性となるまで少しずつ力を加えていくようにする．具体的には，①指で圧迫，②指で打診，③一方の手を肋骨脊椎角に当てて拳でその上から叩く，ということになる．また，痛みを正確に訴えることが難しい患者では，表情を観察しつつ痛がるかどうかの反応を診ることで所見の感度を上げることができる．

　このように，CVA叩打痛は腎盂腎炎を疑う際の重要な身体所見であるが，残念ながら尤度比（likelihood ratio）は陽性尤度比1.7，陰性尤度比0.9でありそこまで有用とはいいがたい[4]．つまり，CVA叩打痛がない＝腎盂腎炎ではないとはいえず，所見がはっきりしないことも多く，high yieldな病歴・所見もない．発熱や頻尿，残尿感といった症状や検査所見（尿中の白血球数上昇など）の積み重ねで総合的に診断する姿勢が求められる．

　ちなみに本項では割愛したが，膀胱炎経験者の若い女性の「私，膀胱炎だと思うんです」といった自己診断は膀胱炎を示唆する所見である（陽性尤度比4.0，陰性尤度比0.0）[4]．

検査所見を画像診断「のみ」，膿尿「のみ」で決めつけることなかれ！

　まず急性腎盂腎炎の診断は，**画像診断ではなく「臨床所見，検査所見」**でなされるべきであるということを強調しておく[5]．時々，腎周囲の毛羽立ち（perinephric stranding）のみで腎盂腎炎と診断される場合があるが，この腎周囲の毛羽立ちは急性腎盂腎炎の所見の1つであることは間違いないものの，以前の感染，外傷との関連でも所見を呈する．そのため「腎臓周囲の毛羽立ちだけで急性腎盂腎炎と診断するのは，急性の症状を呈しているときでも注意を要する」とされている[6]*3．この毛羽立ちに注目した日本

＊3：放射線科医によるCT所見「腎盂腎炎疑い」を目にした途端に，鑑別診断をやめて早期閉鎖してしまうのはダメ，絶対！

表1 尿路感染症の検査特性

テスト	所見	感度（%）	特異度（%）
尿検査	>10 WBC/HPF	58〜82	65〜86
白血球エラスターゼ	陽性	74〜96	94〜98
亜硝酸塩	陽性	35〜85	92〜100
白血球エラスターゼ＋亜硝酸塩	両方陽性	75〜84	82〜98
Dipstickでの血尿	陽性	44	88
グラム染色	1細菌以上/HPF	93	95

〔Grigoryan L, et al：Diagnosis and management of urinary tract infections in the outpatient setting：a review. JAMA 312(16)：1677-1684, 2014 より一部改変〕

の研究では，感度72%，特異度58%であり，急性腎盂腎炎の診断特性は高いとはいえない点に注意が必要である[7]．

尿路感染症の主な検査を表1にあげる[8]．前述の尿路感染症を示唆する病歴に加え，筆者が重視するのは，尿沈渣での白血球数で膿尿を確認すること（>10/HPF）と，最も感度・特異度が高い尿グラム染色の所見である．

「見た目で尿が濁っている（透明度）」は感度13.3%，特異度96.5%であり，ルールアウトする場合は尿検査をする．またベテランナースの「この異臭，尿路感染症に違いない！」という発言は重みがあるが，異臭の原因は通常，水分補給状態や尿中の尿酸濃度によるもので，カテーテル挿入患者では信頼できる指標ではない[9]．反対に透明だから尿路感染ではないともいえないので，やはり尿検査できちんと確認するべきである．**高齢者は無症候性細菌尿も多く，膿尿，尿培養陽性であっても発熱の原因はほかにある場合もあるため，腎盂腎炎を疑う症例では尿培養，血液培養を必ず採取する**．繰り返しになるが，膿尿の検査結果だけをみて尿路感染症と決めつけてはいけない[9]．あとで局所所見の出にくいほかの疾患だったという場合がある（鑑別診断の項を参照）[*4]．

グラム染色ができない場合，尿定性検査では，白血球エラスターゼ（尿中白血球を間接

＊4：腎盂腎炎はこれといった特異所見が少ないにもかかわらず，前述の"毛羽立ち"やら"膿尿"やら，早期閉鎖につながりがちなトラップがあるので要注意！

的に証明）と亜硝酸塩（尿中細菌を間接的に証明）がある．それぞれ感度の問題はあるものの特異度は高いという特性をもっているが，ここでも膿尿・細菌尿＝尿路感染症ではない．病歴などをふまえた検査前確率は重要であり，腎盂腎炎という診断がほかの疾患の除外診断となることもある．

> **クリニックではどうする？**
>
> 　尿沈渣やグラム染色ができない状況では，白血球エラスターゼと亜硝酸塩の定性検査ができる尿試験紙が有用である（やや高価だが）．それぞれ感度の問題はあるものの，特異度は高い．腸内細菌科は基本的に亜硝酸塩を産生するが，*S. saprophyticus* や緑膿菌，腸球菌は亜硝酸塩を産生しないことに注意が必要である[10]．やはり起炎菌の大まかな把握には，尿試験紙よりもグラム染色が勝るので，診療所であっても積極的にチャレンジすることをお勧めしたい．そして，ここでも膿尿・細菌尿＝尿路感染症ではないことに注意が必要である．病歴などをもとに検査前確率を割り出したうえで検査を解釈することが大切である．

原因微生物

　大腸菌が原因微生物の 75〜95％ 前後を占めるが，そのほかクレブシエラ，プロテウスなどのグラム陰性桿菌も原因となる．複雑性の場合では上記に加え，緑膿菌や腸球菌，ESBL（基質特異性拡張型βラクタマーゼ）産生腸内細菌なども加わる．基本的には大腸菌などのグラム陰性桿菌となるが，問題は ESBL 産生の有無についてである．基本的には医療曝露のない人に ESBL 産生菌は疑わない．

鑑別診断

　前述のとおり CVA 叩打痛は腎盂腎炎だけでなくその周囲に問題があれば陽性となる．すなわち鑑別疾患は尿路結石，腎梗塞，腎周囲膿瘍，急性虫垂炎，急性憩室炎，急性胆嚢炎，急性胆管炎，肝膿瘍，腸腰筋膿瘍，化膿性椎体炎，急性膵炎などである．

治療

　急性腎盂腎炎の場合，最も頻度の高い原因微生物である大腸菌に対する感受性の

高い抗菌薬を用いるのが原則（80～85%以上の感受性）となる．施設での大腸菌に対する感受性が良好であれば，empiric therapyの選択肢としてセフトリアキソンに加え，セフォチアム，セファゾリンも第一選択薬となりうる．

　教科書やガイドラインなどでキノロン系抗菌薬が第一選択となっている場合があるが，筆者は控える[*5]．理由としては，まずキノロンは一般的に大腸菌に対する感受性が低いことがあげられる〔2016年厚生労働省院内感染対策サーベイランス（JANIS）のデータでは感受性ありは59.0%〕．また，広域抗菌薬であるキノロンを使用することで，副作用としてのクロストリジウム・ディフィシル感染症，耐性菌の増加，環境に対する悪影響の問題があるため，キノロンでなければ治療できない緑膿菌感染症などに備えて使用は控えている．

　基本的には10～14日間の治療となるが，軽～中等症では耐性率が10%未満の場合，キノロン使用も許容され，キノロン内服の場合，経過がよければ5～7日に短縮可能である[*6]．一般に耐性率が10%以上である場合，セフトリアキソンやアミノグリコシド系抗菌薬の点滴で治療を開始する．感受性がわかっている症例については，ST合剤14日間投与による治療が可能である．βラクタム薬はセフトリアキソン単回投与後や点滴加療後の内服へのスイッチとして用いられる[11]．筆者は感受性判明後のde-escalationとして，可能であれば経口第1世代セフェム系抗菌薬などの（吸収率がよい）βラクタム薬を使用することがほとんどである．

　単純性腎盂腎炎で入院適応だが諸事情で外来治療を継続したい場合，外来での点滴治療となるが，セフトリアキソン単回投与後に内服で経過をみる方法がある．小規模のRCTだが，セフトリアキソン1g単回投与後セフィキシム400mg1日2回の群と，点滴を続けた群とで治療成績に差がなかったという研究がある[12]．筆者は急性腎盂腎炎で外来フォローする場合，セフトリアキソン2gを単回点滴後，院内のアンチバイオグラムを参考に大腸菌に対して感受性のよい内服薬を使用している．

　妊婦の場合，一般的にはβラクタム薬を用いる（胎児への影響が懸念されるためキノロンやST合剤は禁忌!）[*7]．ホスホマイシンはESBL産生腸内細菌科細菌にも感受性がある貴重な抗菌薬のため，筆者は温存している．仮にESBL産生腸内細菌が検出された場

[*5]：まず使わないですね～．
[*6]：あくまで経過がよいときです．無理に短縮は危ないので注意！
[*7]：妊娠可能性がある女性にも処方しないようにしています．

合でも，ほかの感受性のある抗菌薬でほとんど対応可能なため，年に2～3例使うかどうかである[*8].

Empiric IVの場合：下記のいずれか
- セフトリアキソン（ロセフィン®）　1～2 g　24時間ごと静注
- ゲンタマイシン（ゲンタシン®）　5～7 mg/kg　24時間ごと静注

Empiricな内服治療の場合：下記のいずれか
- シプロフロキサシン（シプロキサン®）（200 mg）　1回400～500 mg　1日2回　7日間
- レボフロキサシン（クラビット®）（500 mg）　1回500～750 mg　1日1回　5日間
- スルファメトキサゾール／トリメトプリム（バクタ®）　1回2錠　1日2回　14日間

単回点滴後外来フォローの場合，培養結果判明まで：下記のいずれか
- スルファメトキサゾール／トリメトプリム（バクタ®）　1回2錠　1日2回　14日間
- セファレキシン（ケフレックス®）　1回2錠　1日3～4回　14日間
- アモキシシリン／クラブラン酸（オーグメンチン®）＋アモキシシリン（サワシリン®）　各1回1錠（合計2錠）　1日3回　14日間
※アモキシシリン／クラブラン酸は*Bacteroides*属を含む嫌気性菌を「無駄に」カバーしてしまうため，筆者は好まない．アンチバイオグラムで上記2剤の感受性が著しく悪い場合などに考慮する．

ESBL産生腸内細菌科細菌を強く疑う場合：下記のいずれか
- セフメタゾール（セフメタゾン®）　1 g　6時間ごと静注
- ゲンタマイシン（ゲンタシン®）　5～7 mg/kg　24時間ごと静注

[*8]：急性下痢になんとなくホスホマイシンはダメ，絶対！

入院か？　外来か？

　ここまで外来での診療について解説してきたのに元も子もないと思われるかもしれないが，**外来で腎盂腎炎を診た場合，原則入院治療を勧める**．特に収縮期血圧が脈拍数を下回っているなどバイタルが不安定，歩けない，意識が朦朧としているなど全身状態が悪い，経口摂取が難しい，合併症がある（糖尿病，妊婦，尿路結石による水腎症など），後日血液培養陽性と判明，コンプライアンスが悪いことが予想されるといったケースでは，入院加療を考慮し後方支援病院へ依頼する．

　ただ，今回紹介した症例のように，外来治療が可能なケースもある．具体的には，**全身状態がよい，内服可能，患者自身が状態を理解しておりコンプライアンスがよい，状態悪化の際にはすぐ病院に戻ることが可能**（本人の理解と家族などの周囲のサポートがある）などがあげられる．家庭の事情など，諸事情により入院できない場合はこれらの要素を確認したうえで外来でのフォローを検討してもよい．

本症例にどう対応したか

　本症例では入院も考慮したが，患者本人が何かあった場合にはすぐ病院に戻ってくることを約束し，補液を 1,000 mL 行いつつ，腹部エコーで水腎症がないことを確認し，血液培養，尿培養を採取のうえ，セフトリアキソンを投与し外来フォローとした．翌日の外来受診時には発熱は 37.8℃ とやや高かったものの，バイタルや全身状態は改善しつつあったためセフトリアキソン点滴を継続し，大腸菌が原因微生物と判明後内服（セファレキシン）へスイッチした．

私の失敗談

膿尿・細菌尿 ≠ 尿路感染症

　外来に車いすで受診した寝たきりの高齢者．本人から病歴聴取は難しく家族の話では昨日から発熱しているとのこと．発熱，膿尿，細菌尿．診察上はっきりした所見もなく暫定的に急性腎盂腎炎として入院となった．ところが入院後，臀部に蜂窩織炎があることが判明．寝たきりの方で車いすに座ってきたので臀部の診察をさぼってしまったのであった！　血液培養は腎盂腎炎では珍しい（そして蜂窩織炎ではコモンな！）G 群連鎖球菌，尿培養は大腸菌だった[*9]．忙しい外来でも，病歴がとれない高齢者は改めて全身をくまなく診察することが重要である．

CVA叩打痛陽性 ≠ 尿路感染症

ERを受診した高齢女性が尿路感染症の疑いで近医から搬送されてきた．確かに膿尿，CVA叩打痛陽性だが，採血結果では不可解なLDH上昇がみられ，指摘されていなかったが脈は不整で心房細動のようであった．造影CTで腎梗塞と判明した．

尿路感染症だけでよいか？　経過を追おう

尿培養・血液培養から，同じ感受性の大腸菌の急性腎盂腎炎として治療中の患者．全身状態は安定してきたが背部痛がとれず，むしろ痛みが目立つようになってきている気も．よくよく診察すると椎体に一致した圧痛があり，椎体MRIを撮影したところ化膿性椎体炎も合併していた．このような症例を2例経験したことがある．医師は一度診断してしまうとアンカリングされて，そのほかの疾患を疑わなくなってしまいがちであるが，経過がしっくりこないときは頭を真っ白にして改めて病歴・身体診察を取り直す，あるいはほかの医師に診察してもらうことが大事なのかもしれない．

文献

1) Hooton TM：Clinical practice. Uncomplicated urinary tract infection. N Engl J Med 366(11)：1028-1037, 2012.〈最近のreview article〉
2) Grigoryan L, et al：Diagnosis and management of urinary tract infections in the outpatient setting：a review. JAMA 312(16)：1677-1684, 2014.〈最近のreview article〉
3) Drekonja DM, et al：Urinary tract infections. Prim Care 35(2)：345-367, 2008.〈同じくreview article．図表がわかりやすい〉
4) Bent S, et al：Does this woman have an acute uncomplicated urinary tract infection? JAMA 287(20)：2701-2710, 2002.〈身体所見についておなじみのJAMAシリーズ〉
5) Hammond NA, et al：Infectious and inflammatory diseases of the kidney. Radiol Clin North Am 50(2)：259-270, 2012.〈腎臓の感染・炎症疾患についてのreview article〉
6) Stunell H, et al：Imaging of acute pyelonephritis in the adult. Eur Radiol 17(7)：1820-1828, 2007.〈腎臓周囲の毛羽立ちに対する注意点を言及している〉
7) Fukami H, et al：Perirenal fat stranding is not a powerful diagnostic tool for acute pyelonephritis. Int J Gen Med 10(5)：137-144, 2017.〈CT所見での毛羽立ちの感度72%，特異度58%であり毛羽立ちは急性腎盂腎炎の診断に有用ではないと結論付けている〉
8) Ramakrishnan K, et al：Diagnosis and management of acute pyelonephritis in adults. Am Fam Physician 71(5)：933-942, 2005.〈検査特性の表がわかりやすい〉
9) Schulz L, et al：Top Ten Myths Regarding the Diagnosis and Treatment of Urinary Tract Infections. J Emerg Med 51(1)：25-30, 2016.〈尿路感染症にまつわる「神話」をエビデンスに基づき紹介〉
10) Wilson ML, et al：Laboratory diagnosis of urinary tract infections in adult patients. Clin Infect Dis 38(8)：1150-1158, 2004.

＊9：腎盂腎炎で血液を必ず採取する最大の理由，それは腎盂腎炎じゃない菌血症に備えるため，と研修医には伝えています．

11) Gupta K, et al：International clinical practice guidelines for the treatment of acute uncomplicated cystitis and pyelonephritis in women：A 2010 update by the Infectious Diseases Society of America and the European Society for Microbiology and Infectious Diseases. Clin Infect Dis 52(5)：e103-e120, 2011.〈米国感染症学会のガイドライン〉

12) Sanchez M, et al：Short-term effectiveness of ceftriaxone single dose in the initial treatment of acute uncomplicated pyelonephritis in women. A randomised controlled trial. Emerg Med J 19 (1)：19-22, 2002.〈単純性腎盂腎炎においてセフトリアキソン単回投与＋内服の治療方法は，セフトリアキソン点滴治療に劣らなかったという研究〉

(羽田野義郎)

COLUMN 4

膀胱炎の第一選択薬は難しい

　膀胱炎はコモンで抗菌薬消費につながる疾患であるため，その薬剤選択は重要であり，米国FDAがキノロンの使用制限を勧告したのも記憶に新しい．

　キノロン耐性やESBL産生をはじめ，大腸菌の薬剤耐性が増加する一方で，膀胱炎そのものは自然治癒したり，尿中の高い抗菌薬濃度により *in vitro* で耐性でも臨床的に有効であったりするだけに，むしろ悩ましい．

　米国感染症学会があげるレジメン[1]は，①ST合剤，②Nitrofurantoin，③Fosfomycin trometamol，④ピブメシナムの推奨薬と⑤キノロン，⑥βラクタムの代替薬で，推奨薬は国内にはST合剤しかない（③と異なり国内のホスミシン®はカルシウム塩で吸収率が低く，④は2013年に販売中止となった）．ST合剤が使いにくい場合，キノロンは広域かつ大腸菌の耐性率の高さから避け，地域の薬剤感受性率をみてβラクタムを上手に使うのがコツだ．吸収率の低い経口第3世代セフェムは避け，セファレキシンやアモキシシリン（±クラブラン酸）を使う．コクランレビュー[2]はβラクタムの細菌学的効果はキノロンに劣るが，臨床的な問題にはならないだろうとしている．

文献
1) Gupta K, et al：International clinical practice guidelines for the treatment of acute uncomplicated cystitis and pyelonephritis in women：A 2010 update by the Infectious Diseases Society of America and the European Society for Microbiology and Infectious Diseases. Clin Infect Dis 52(5)：e103-e120, 2011.
2) Zalmanovici Trestioreanu A, et al：Antimicrobial agents for treating uncomplicated urinary tract infection in women. Cochrane Database Syst Rev 10：CD007182, 2010.

〈鈴木　純〉

下痢症

感染性腸炎は non-invasive type あるいは invasive type かの判断が大切

とりあえずこれだけは！

- 下痢の原因は腸管内か腸管外かに思いをはせる
- 下痢患者はまず簡易 tilt test で脱水の評価
- 下痢患者は，発熱，頭痛，筋肉痛，血便の有無で invasive type を判断
- 腸炎の入院適応は，悪心・嘔吐で飲水不可・肉眼的血便を認める場合・腹痛が高度な場合・虫垂炎が否定できない場合
- 抗菌薬が必要な感染性腸炎患者は少ない

下痢症とは？

『セシル内科学』[1]によると下痢の定義は，「通常の便の回数は 3 回/週から 3 回/日まで幅広いが，下痢は便の形が緩くなることで回数が増えることである．便の重さは小児成人双方とも 200 g/日以下だが，下痢はそれ以上多くなる．ただ，これでは 20% 程度下痢を見逃してしまう」と記載されている．「蓄便」という指示をしたことのある医師は今ではほとんどいないと思うが，便の重さでの定義はなんだか現実的ではない．筆者は

「普段と違う便の回数・軟らかさ」をたずねることが大切と考えている[*1]. また, 慢性, 急性の分類は下痢持続期間による. 2週間以内なら急性, 2〜4週間なら持続性, 4週間を超える場合は慢性と定義されている[2]).

その下痢の理由は腸管内か腸管外か？

下痢の患者を診たときに必ず考えなければならないことは, その下痢は**腸管外が原因か, 腸管内が原因か**ということである. つまり, 感染性腸炎などによる一次的な下痢か, 腸管外疾患に付随した二次的な下痢か, について見極めることである.

二次的な下痢の自験例としては, 救急で急性胃腸炎と診断され翌日の消化器内科外来に送り込まれてきたコアグラーゼ陰性ブドウ球菌（MRCNS）による感染性心内膜炎,「急性胃腸炎によるショックで多臓器不全だからよろしく」と救急医に申し送られ, 診察したら眼瞼結膜充血と体幹の皮疹を認めすぐに診断がついた毒素性ショック症候群（toxic shock syndrome：TSS）, 半年前に海外渡航歴のある下痢と発熱が主訴の3日熱マラリア, 動脈瘤切迫破裂, 脾摘後侵襲性肺炎球菌感染症などがあげられる.

二次的に下痢を起こす疾患として比較的頻度が高いのは, アナフィラキシー, TSS, 甲状腺クリーゼ, 副腎不全, 腸管に接した膿瘍（渋り腹として）である. **表1**は嘔吐・下痢を呈する腸管外疾患の一覧である. 急性胃腸炎に飛びつく前にこれらの疾患ではないことをよく吟味しておきたい[*2].

下痢患者を診たらまず体液量の評価！

体液量評価は起立性低血圧を見つけるのが肝要である[3)]. 筆者は簡易tilt testを用いて評価している. 検査方法は「臥位で脈拍・血圧を測定したのち, 足をベッドから垂らすようにして座位をとってもらい, 眼前暗黒感などの症状聴取・脈拍・血圧測定」を行う. ポイントは,「足をベッドから垂らして座る」「"ふらつき症状"聴取 → 脈拍測定 → 血圧測定, という順番を守る」ことである.「症状あり・収縮期血圧が20 mmHg低下・

[*1]：私も同様に考えています. 3回は1つの目安にはなりますね.
[*2]：急性胃腸炎はゴミ箱診断というのは有名な話ですよね. 本当にそうかよく考える必要があります.

表1 急性下痢・嘔吐をきたす腸管外疾患

感染性	非感染性
・(骨盤内・後腹膜)骨盤炎症性疾患,PID/骨盤内膿瘍,腸腰筋膿瘍,穿孔した虫垂炎 ・(胆道系疾患)胆管炎,胆嚢炎 ・(肺炎)特に非定型肺炎 ・(敗血症)感染性心内膜炎,髄膜炎,黄色ブドウ球菌・連鎖球菌菌血症,TSSなど ・(その他)小児中耳炎	・(血管系)心筋梗塞,肺塞栓,解離性動脈瘤,腸間膜動静脈血栓症,くも膜下出血 ・(悪性腫瘍)膵がん,肺がんリンパ肝転移 ・(消化器系疾患)膵炎,腎梗塞,炎症性腸疾患(潰瘍性大腸炎,クローン病),虚血性腸炎,消化管出血,過敏性腸症候群 ・(内分泌・代謝)糖尿病性腎不全,尿毒症,副腎不全,甲状腺クリーゼ,ホルモン分泌腫瘍 ・(その他)妊娠,緑内障,アナフィラキシー,薬剤性(テオフィリン,下剤,メトフォルミンなど)

〔藤田芳郎:胃腸炎は難しい.medicina 42(6):102,2005より一部改変〕

脈拍30回/分上昇」が陽性であり,早期の対応が必要となる.

下痢をどう診るか

　下痢診療において生ものを含めたリスクの高い食物の摂取歴を聞くことはもちろん重要であるが,それに加えてその食事摂取の状況,具体的には,料亭での食事か,川沿いのバーベキューか? トングを適切に使用したか?[*3] 焼き鳥の串は竹か鉄か? ジビエ料理か?[*4] 肉・魚は一度冷凍されたものか? つくねや肉団子の中心はレアだったか? などをたずねることで,下痢診療における感染性腸炎診断および起因菌想定の向上につながると考える.そして何よりもそのような細かいことにこだわることで下痢診療が楽しくなる(気がする)[*5].また,集団性や海外渡航歴を聴取することも忘れてはならない.

　ただ,いくら病歴聴取をがんばっても,原因となる食歴が判然としないことも多い.1970年代から沖縄県立中部病院と市立舞鶴市民病院で計9年間にわたって日本の医師教育にあたられた"大リーガー医"ウィリス先生も以下のようにおっしゃっている.

[*3]:通称「トングサイン」.トング:生肉をつかむための道具です.そうです,それ.
[*4]:E型肝炎,腸管出血性大腸菌などのリスクです.
[*5]:間違いなく楽しいです!

"It may not always be clear what food or drink was responsible for the diarrhea; it is then impossible to be certain of the incubation period. In this event the duration of symptoms must be relied upon in making a retrospective diagnosis"（訳：一般に下痢患者において，原因となる食べ物や飲み物が必ずしもはっきりしないことが多い．そのために発症時点では，潜伏期の長さについてもはっきり断定することは不可能である．下痢の診断はしばしば患者の症状が治まったあとで，その症状の持続時間を参考にあとからつけることになる）[4]

急性下痢における鑑別の仕方

一般的に急性下痢は小腸型下痢，大腸型下痢とに分類されていることが多いが，ウィリス先生によると"Several of acute diarrheas involve both the small and the large bowel; the distinction is less helpful than it is in the diagnosis of chronic problems."（訳：急性下痢では大腸と小腸両方が侵されるケースが多く，大腸下痢と小腸下痢を鑑別することは慢性下痢ほど診断的意味をもたない）であり，考えるための指標の1つとしてはよいが，急性下痢を診断するときに小腸か大腸かで考えるとなんだかすっきりしないことがある．

そこで，侵襲性症状の有無での分類を用いるのが実践的と考える．侵襲性（invasive type）とは発熱，頭痛，筋肉痛，血便を認める急性下痢，非侵襲性（＝毒素原性）は上記症状を伴わない下痢のことである．筆者は急性下痢診察時，ウィリス先生のフローチャートを用いている（図1）．

Case

患者 56歳女性．
現病歴 来院2日前（2月のある日），1週間前に買った牛タンを自分で塩もみした．来院前日，前の日に下ごしらえした牛タン塩を焼いて食べた[*6]．
来院当日10時　悪心と食思不振が出現．腹部全体がしくしく痛く，「お腹の調子が悪いな」と思っていた．ロールパンにジャムを塗って食べた．12時，黄色軟便が普通量出た．

---

*6：この時点ではフツーに美味そうなのですが……．

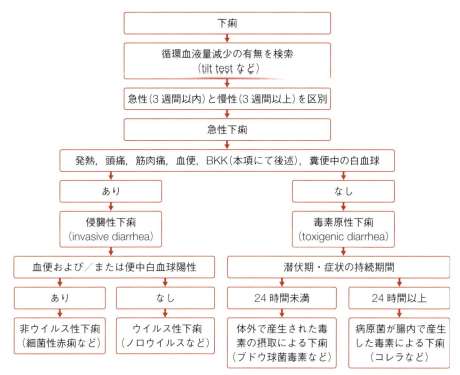

図1 急性下痢診断フローチャート
〔Willis GC（執筆），松村理司（監訳）：Dr. ウィリス ベッドサイド診断—病歴と身体診察でここまでわかる！ 医学書院，2008 より一部改変〕

すっきりした．その後，腹部全体がぎゅーっと痛くなり，間欠痛となる．便意をもよおすがトイレに行っても出ない．18 時，血便を認める．排便回数が 5 回/時と増加．腹部は渋り腹．あまり便自体は出ないが，血がぽたぽたという感じだった．トイレから出てもすぐに便意をもよおすためにしょっちゅうトイレにこもっているが排便自体はない．腹痛が徐々に増悪．腹部を押すと痛いために丸まることもできず，臥位をとっていた．歩行や咳で腹痛増悪し，腹部全体が痛いが，最強点は右下腹部であった．独歩で救急を受診した．

便は血便（図2）．経過中，発熱・頭痛・筋肉痛は認めず．集団性なし．海外渡航歴なし．

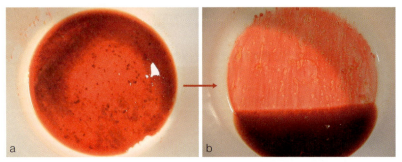

図2 血便
a：傾けていない状態．b：傾けた状態．傾けると壁面に膿が付着＝BKK 陽性．

血便観察の方法

　血便に対する病歴聴取としては，「便と血が混ざって排便されるのか，便が出たあとに血がぽたぽた落ちるのか」を聞くとよい．便と血が混ざって出てくるのがいわゆる血便である．また，タール便を下痢と表現する患者もいるので注意が必要だ．

　血便をより深く観察する方法がある．溜まっている便を少し傾けてみよう（図2）．すると，容器の底にゼリーのようなものが付着していることがわかる．膿である．この所見があると，より一層侵襲性下痢（invasive diarrhea）の診断が確からしくなる．そして筆者は「絶食入院が必要な腸かもしれない」と感じる．この観察方法を便傾け観察法（Ben Katamuke Kansatsu method＝BKK method）と呼んでいる[*7]．

　本症例は，2週間以内の下痢であるため急性下痢症と診断．腹痛・血便・BKK 陽性で侵襲性下痢，特に細菌性腸炎と判断した．鑑別としては腸管出血性大腸菌（enterohemorrhagic *E. coli*：EHEC），*Campylobacter*, *Salmonella*, *Shigella*, *Vibrio*, *Yersinia*, venereal proctitis，虚血性腸炎などがあげられる．ちなみに，便に血液や白血球を認めない invasive diarrhea の代表はロタウイルス，ノロウイルスである．この症例では発熱を認めない "all blood, no stool"（便成分の混入をほとんど認めず，一見すると血液のような便）であることから，O157：H7 を代表とする EHEC を最も疑った[*8]．

[*7]：BKK，勉強になります！　マヒドン大学にいた編者は Bangkok method と思ってしまいます．

髄液検査をされる下痢

　侵襲性下痢は時折，頭痛の訴えが前面に出ることがあるので注意が必要である．特に Campylobacter は下痢などの消化器症状が出現する 12〜24 時間前に発熱・頭痛・筋肉痛・倦怠感などの症状が先行することがあるため[5]，下痢を認めない時期での診断は非常に難しい．

　頭痛が比較的強く，それ以外に発熱のフォーカスが絞れないため，髄膜炎疑いとして髄液検査が施行されることもある[*9]．

　「頭痛発熱で救急外来受診．髄液検査で髄膜炎は否定されたが採血結果で炎症反応が高く，経過観察目的で緊急入院となった．入院して数時間後に下痢が出現した」という経過を聞くと，まず Campylobacter 腸炎が鑑別の上位となる[*10]．その下痢便をグラム染色すべく検査室に向かう研修医に，「カモメが見えるはずだ」（図3）と予言すると，もれなくドヤ顔ができるのでお勧めである．ちなみに Campylobacter 腸炎における便のグラム染色の感度は 50〜70% だが，特異度は 95%[6] であり，カモメを見つけることができればほぼ診断確定となる[*11,12]．

EHEC による腸炎

　EHEC による腸炎は，血液が混入しない下痢が 1〜3 日ほど先行したのちに血便を

---

* [*8]：熱が出ない血便なので，下部消化管内視鏡検査が予約されるケースをよく見ます……．あと，熱が出ることもなきにしもあらずなので，発熱があるからといって安易に EHEC を除外してはいけません！
* [*9]：私も経験あります．入院後下痢が目立って診断．Campylobacter は難しい．
* [*10]："下痢症状などの消化器症状の半日前に，気道症状のないインフルエンザ様症状（flu like symptom）" が Campylobacter 腸炎の典型的な illness script です．気道症状のない flu like symptom できた患者さんに 3 日前に焼き鳥，鳥刺し，焼肉，BBQ を食べたかを聞いて，下痢をする前に診断しましょう！
* [*11]：Campylobacter は，グラム染色でカモメ様の "3" にみえ，潜伏期も "3" 日（2〜5 日）なので覚えやすいでしょう！
* [*12]：Campylobacter 腸炎の患者さんには，数週間後にギラン・バレー症候群を引き起こす可能性について説明しています．「1,000 人に 1 人くらいしか発症しない（PMID：9665983）のでまず大丈夫なのですが，急に現れたしびれや筋力低下が，今回の腸炎と関係している可能性があるということを知っておくと，万が一のときに診断が遅れずにすみます．症状が出たらその時点で当院もしくは○○病院などに連絡のうえで受診してくださいね」などと．

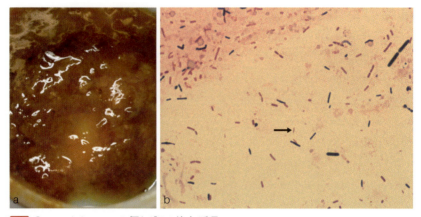

図3 *Campylobacter* の便とグラム染色所見
a：*Campylobacter coli* による下痢便．b：a の便グラム染色．グラム陰性らせん桿菌であり，カモメのように見える（矢印）．"gull wing"と呼ばれる．

認めることが多い．また血便は患者の 90％ に認めるが全例ではないことにも注意が必要である[7]．

また溶血性尿毒症症候群（hemolytic uremic syndrome：HUS）を認める時期は下痢発症後 7 日目ぐらいからである．すべての EHEC 患者が HUS を合併するわけではないが，若年者（特に 5 歳以下）と 60 歳以上は注意が必要である[8]．

画像診断も EHEC の診断に役に立つことがある．特に CT で上行結腸の壁肥厚がきわめて高度の場合は EHEC を鑑別にあげる[9]．

図4 は本症例の CT 画像である．実はこの症例，他院から上行結腸癌とそれに伴う腹膜炎との診断で外科に転院してきた患者だった．本人からうかがった経過と身体所見，それに加えての画像所見から EHEC を疑い，緊急手術中止を指示し，便培養および大腸内視鏡検査を行ったところ，内視鏡所見は感染性腸炎として矛盾なく（図5），便培養からは EHEC（O157：H7）が検出された．

腸炎の診断には経過や身体所見，便検査はいつでも大切である．

確定診断は便培養から EHEC を検出することではあるが，症状出現から 6 日以内に便培養を提出しないと感度が下がることには注意が必要である[10]＊13．

＊13：ベロトキシンの提出も忘れずに！

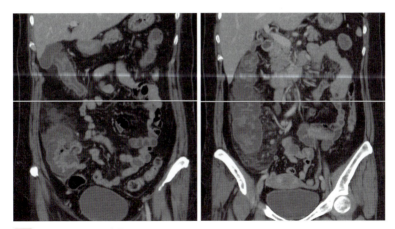

図4 EHEC の CT 所見
上行結腸に著しい全周性の壁肥厚を認める.

便培養をいつ出すか

　米国感染症学会(IDSA)ガイドラインでは,便培養は陽性になる頻度が低く,コストがかさむためにルーチンには推奨されていない[11].

　筆者も便培養をルーチンでは行っていないが,侵襲性の腸炎(invasive colitis)のとき,水様性下痢でも腹部症状が強く下痢が高頻度の場合,下痢症状が長く続いている場合(寄生虫検査を含め),海外渡航帰り(寄生虫検査を含め),アウトブレイクを疑う状況では積極的に便培養を提出している.また,*Salmonella* や *Campylobacter* を疑うときは血液培養も提出する.

　各菌体における腸炎の特徴については,紙面の関係上割愛するが,IDSA ガイドライン[11]や米国疾病管理予防センター(CDC)の感染症情報[12]に詳しい.

感染性腸炎の治療

　背景疾患に重篤なものがなければ,ほとんどの場合抗菌薬は必要ない[*14].飲水を促

＊14：厚生労働省の"手引き"にも同様の記載がありますね.

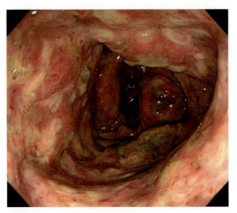

図5 EHECの内視鏡所見
上行結腸（奥に向かって左に見えるのがバウヒン弁）．

し，自宅療養を指示するのが妥当である．

　また，入院治療を検討する下痢は，①嘔気嘔吐で飲水不可，②肉眼的血便を認める場合，③腹痛が高度な場合，④虫垂炎が否定できない場合，である．

　外来で治療する場合は積極的な飲水を促すことが重要であるが，「どの程度，飲水すればよいか」と患者から質問されることがある．その場合，筆者は「尿が濃くならないように注意しましょう．水みたいに薄い尿がたくさん頻繁に出るぐらいまで水分を摂取してください．飲むものは少し味のついたもの，具体的にはスポーツ飲料やおすまし，味噌汁の上澄みなどにしてください」と説明している[*15]．

　また，「血便・右下腹部痛が出現した（虫垂炎が否定できない）場合，腹痛が強くなった場合，悪心・嘔吐で飲水不可となった場合は早期に再診するように」と伝えている．

　抗菌薬を検討する場合は，*Campylobacter*, *Salmonella*，旅行者下痢症（enterotoxigenic *E. coli*）または，新生児，高齢者，免疫抑制者，症状が高度な場合などである．ただし，*Campylobacter*, *Salmonella*, Enterotoxigenic *E. coli* であったとしても，症状が軽く背景疾患に免疫抑制などなければ抗菌薬の投与は必ずしも必要ない．ま

＊15：5歳以下の小児の軽度の脱水のある軽症胃腸炎では，無理に経口電解質液を勧めなくても，薄めたリンゴジュースでもOKです！〔入院率，下痢，嘔吐頻度に差なしというRCTあり（PMID：27131100）〕

た，O157：H7 に対する抗菌薬投与は症状の改善に寄与することなく，HUS への進展リスクを上昇させるため世界的には推奨されていない[13]．ホスホマイシンなどの抗菌薬早期投与が HUS 発症リスクを下げるというわが国からの報告がある[14]が，これ以外は O157：H7 に対する抗菌薬投与について否定的な報告が多い．

少なくとも「腸炎＝いつでもキノロンあるいはホスミシン® 処方」という行動に必然性はなく，ホスホマイシンは日本感染症学会／化学療法学会のガイドラインでも推奨されていない．

処方例

注）記載されている投与量・適応はわが国の添付文書どおりではない〔熱病 sanford guide と Johns Hopkins ABX Guide を参照（2019 年 1 月 26 日最終アクセス）〕

Empirical therapy として
- シプロフロキサシン（シプロキサン®）　1 回 500 mg　1 日 2 回　朝・夕食後　内服（添付文書では「1 回 100〜200 mg を 1 日 2〜3 回，感染症の種類および症状に応じて適宜増減する」と記載）
- セフトリアキソン（ロセフィン®）　1 回 2 g　1 日 1 回　24 時間ごと
- アジスロマイシン（ジスロマック®）　1 回 500 mg　1 日 1 回　朝食後　内服

Shigella に対して
- スルファメトキサゾール／トリメトプリム（バクタ®）　1 回 2 錠　1 日 2 回　朝・夕食後　5 日間
- シプロフロキサシン（シプロキサン®）　1 回 500 mg　1 日 2 回　3 日間
- アジスロマイシン（ジスロマック®）　1 回 500 mg　1 日 1 回　朝食後　3 日間

Non-typhoidal *salmonella* に対して
ルーチンには使用しないが，「年齢が 6 か月以下あるいは 50 歳以上」「体内に人工物挿入」「心臓弁膜疾患」「高度の動脈硬化性病変」「担癌患者」「尿毒症患者」には使用を考慮．
- スルファメトキサゾール／トリメトプリム（バクタ®）　1 回 2 錠　1 日 2 回　朝・夕食後　10〜14 日間

- シプロフロキサシン（シプロキサン®）　1回500 mg　1日2回　朝・夕食後 7～10日間
- セフトリアキソン（ロセフィン®）　1回2 g　1日1回　24時間ごと　7日間
- アジスロマイシン（ジスロマック®）　1回500 mg　1日1回　朝食後　7日間

Campylobacter に対して

- エリスロマイシン（エリスロシン®）　1回250～500 mg　1日4回　朝・昼・夕食後眠前　5～7日間
- アジスロマイシン（ジスロマック®）　1回500 mg　1日1回　朝食後　3日間
- クラリスロマイシン（クラリス®）　1回500 mg　1日2回　朝・夕食後　3日間

旅行者下痢症 に対して

- シプロフロキサシン（シプロキサン®）　1回500 mg　1日2回　3日間
- スルファメトキサゾール／トリメトプリム（バクタ®）　1回2錠　1日2回　3日間

本症例にどう対応したか

　初診時からO157：H7を疑っていたために，絶食補液のみで抗菌薬は投与せずに経過観察とした（ちなみに，絶食時も飴・ガムは摂取可としている）．

　来院4日後に下血はほぼ認めなくなり，腹痛も改善傾向を示した．6日目には，腹痛がほとんど消失し，7日目には空腹感を感じ，「おでんの夢を見るようになった」[*16] と訴えたため食事開始．腹痛の増悪しないことを確認のうえ，退院となった．感染性腸炎における食事開始のタイミングに決まりはないが，筆者は「本人が，食べたくなったら，開始どき」と考えている．

＊16：嬉しいサインですね！

私の失敗談

いつでも感染症か？

既往歴のない17歳男性が3月のある日，13日続く腹痛下痢で緊急入院となった．便はall blood, no stoolでDKK陽性．

入院時の採血で血小板数が4.6万であり，便培養は陰性だが提出のタイミングが遅いことによる偽陰性と判断し，O157：H7などを原因菌とする細菌性腸炎に合併したHUSと診断した．輸液のみで経過観察していたが，入院後に両側肺動脈血栓，右総腸骨・左外腸骨静脈血栓，門脈左枝血栓，静脈洞血栓とそれに伴う脳出血が出現．血便・腹痛の改善にも乏しく，下部消化管内視鏡検査を施行したところ，急性劇症型潰瘍性大腸炎（全大腸炎）であった．

年齢や下痢の経過，便の所見に重きを置きすぎて，最終診断までに時間を要してしまった症例である．腸炎における内視鏡検査を行うタイミングは難しい．

文献

1) Goldman L, et al：Goldman-Cecil Medicine, 25th ed. p140, pp918-935, ELSEVIER, 2016.〈内科の教科書といえばパート①〉
2) Kasper D, et al：Harrison's Principles of Internal Medicine, 19th ed. McGraw-Hill, 2015.〈内科の教科書といえばパート②〉
3) McGee S, et al：The rational clinical examination. Is this patient hypovolemic? JAMA 281(11)：1022-1029, 1999.〈脱水の評価についてのいいレビュー〉
4) Willis GC：Bedside diagnosis in internal medicine.／松村理司（監訳）：Dr. ウィリス ベッドサイド診断―病歴と身体診察でここまでわかる！医学書院, 2008.〈研修医時代に内科の基本を教えてくれた医師がウィリス先生の弟子を公言する先生だったので，この本の内容が自分の基本となっています〉
5) Blaser MJ, et al：Campylobacter enteritis：clinical and epidemiologic features. Ann Intern Med 91(2)：179-185, 1979.〈*Campylobacter* 腸炎のレビューと検査について〉
6) Sazie ES, et al：Rapid diagnosis of campylobacter enteritis. Ann Intern Med 96(1)：62-63, 1982.〈Campylobacter 腸炎のレビューと検査について〉
7) Tarr PI, et al：Shiga-toxin-producing Escherichia coli and haemolytic uraemic syndrome. Lancet 365(9464)：1073-1086, 2005.〈EHEC O157：H7 と HUS について〉
8) Gould LH, et al：Hemolytic uremic syndrome and death in persons with Escherichia coli O157：H7 infection, foodborne diseases active surveillance network sites, 2000-2006. Clin Infect Dis 49(10)：1480-1485, 2009.〈O157：H7 と HUS について〉
9) 堀木紀行, 他：感染性腸炎のCT検査所見．日消誌 99(8)：925-934, 2002.〈O157：H7 と CT 所見について〉
10) Tarr PI, et al：Escherichia coli O157：H7 and the hemolytic uremic syndrome：importance of early cultures in establishing the etiology. J Infect Dis 162(2)：553-556, 1990.〈O157：H7 の便培養は遅くなると陰性になる〉
11) Guerrant RL, et al：Practice guidelines for the management of infectious diarrhea. Clin Infect Dis 32(3)：331-351, 2001.〈感染性腸炎診療の基本である IDSA ガイドライン〉
12) CDC：MMWR Recommendations and Reports. January 26, 50(RR-2)：1-70, 2001.〈腸炎における各菌体の特徴がまとまっている〉
13) Boyce TG, et al：Escherichia coli O157：H7 and the hemolytic-uremic syndrome. N Engl J Med

333(6): 364-368, 1995.〈O157：H7 に対する抗菌薬投与と HUS の関連について〉
14) Ikeda K, et al：Effect of early fosfomycin treatment on prevention of hemolytic uremic syndrome accompanying Escherichia coli O157：H7 infection. Clin Nephrol 52(6)：357-362, 1999.〈わが国の報告で O157：H7 に対する早期のホスホマイシン投与について〉

(松尾裕央)

COLUMN 5

ホスホマイシン

　ホスホマイシンは *Streptomyces fradiae* などが産生するホスホエノールピルビン酸塩類似体として 1969 年スペインで初めて発見された．米国 MSD（Merck Sharp and Dohme 社）とスペイン CEPA 社で共同開発されたが，当初米国では実用化されず，欧州とわが国で実用化された[1]．

　抗菌活性機序はペプチドグリカンの合成阻害である．カバー範囲は，*S. aureus*, *Enterococcus* から *P. aeruginosa*, *K. pneumoniae* まで幅広いが，*A. baumannii* や *Bacteroides fragilis* は耐性をもつ[2]．現在，米国では尿路感染症のみ認可されている．わが国では主に感染性腸炎に使用され，O157：H7 でも安全性が報告されている[3]が，執筆時点では世界的に支持された意見ではない．今後，多剤耐性菌に対する治療のオプションともなりうる薬剤であり[4]，安易な使用は慎むべきである．

文献
1) Popovic M, et al：Fosfomycin：an old, new friend?. Eur J Clin Microbiol Infect Dis 29(2)：127-142, 2010.
2) Falagas ME, et al：Fosfomycin：use beyond urinary tract and gastrointestinal infections. Clin Infect Dis 46(7)：1069-1077, 2008.
3) Ikeda K, et al：Effect of early fosfomycin treatment on prevention of hemolytic uremic syndrome accompanying Escherichia coli O157：H7 infection. Clin Nephrol 52(6)：357-362, 1999.
4) Falagas ME, et al：Fosfomycin for the treatment of multidrug-resistant, including extended-spectrum β-lactamase producing, Enterobacteriaceae infections：a systematic review. Lancet Infect Dis 10：43-50, 2010.

(松尾裕央)

皮膚軟部組織感染症

皮膚所見の違い，見分けられますか？

とりあえずこれだけは！

- 皮膚所見"だけ"では，鑑別できない
- 壊死性筋膜炎を見逃さない

Case

患者 高血圧で通院中の80歳男性．
現病歴 2～3日前からの右下腿の発赤・熱感・腫脹・疼痛を主訴に外来を受診した．
身体所見 来院時，血圧140/80 mmHg，脈拍80回/分・整，呼吸数20回/分，体温37.5℃，SpO_2 96%（室内気）．右下腿～膝下まで圧痛を伴う浮腫と発赤が及び圧痛を伴っている．右趾間に亀裂あり．

丹毒（erysipelas）と蜂窩織炎（cellulitis）について

　外来で出会うコモンな皮膚軟部組織感染症としては丹毒と蜂窩織炎がある．これらはともに皮膚のバリアが破綻して細菌が侵入することによって発症する．丹毒という用語は"顔の蜂窩織炎"もしくは蜂窩織炎と同義で使われることもあるが，一般的には，「表在性のリンパ管を含む真皮上層の感染症」を指す．一方で蜂窩織炎は「真皮深層・皮下脂肪組織の感染症」を意味する[1]*1．ともに皮膚の感染症ではあるが，感染症を起

表1 丹毒と蜂窩織炎の違い

	丹毒	蜂窩織炎
原因微生物	β溶血性連鎖球菌	β溶血性連鎖球菌 黄色ブドウ球菌
解剖	真皮上層	真皮深層・皮下脂肪組織
好発部位	下肢・顔面	下肢
好発年齢	幼児, 高齢者	中年, 高齢者
境界	周囲との境界が明瞭	周囲との境界が不明瞭
進行	急性（数時間の単位）	急性（数日の単位）
膿形成	なし	伴うこともある

こしている皮膚の深さが異なる．一般的に丹毒はβ溶血性連鎖球菌[2]，蜂窩織炎はβ溶血性連鎖球菌と黄色ブドウ球菌が原因であることが多い[3]．

ここでは，市中病院の一般外来でよく見かける丹毒と蜂窩織炎の診断とマネジメント，またそれらと鑑別を要する疾患との鑑別ポイントについて述べる．

本症例をどう考えるか

本症例は，"日"の単位で広がる境界不明瞭な右下腿の発赤を認め，蜂窩織炎が疑われる．また，右趾間に亀裂があり，ここからの菌の侵入が示唆される．

診断のポイント

臨床症状・身体所見

蜂窩織炎と丹毒の鑑別について**表1**にまとめる．蜂窩織炎は，本症例のように，局所の症状が**数日の単位**で悪化するが，発熱・悪寒といった全身症状が目立たないことがある（23〜77%）．一方，丹毒は蜂窩織炎よりも急性の経過（**数時間の単位**）で進行し，全身

＊1：耳介には真皮組織がないので，耳介を含んで炎症所見がみられたら，蜂窩織炎ではなく丹毒です．この耳のサインを Miliam's ear sign といいます（有名ですね）．

症状を伴いやすい[1,3,4]．皮膚所見に関しては，より深い部位に炎症の局在のある蜂窩織炎では**境界**が**不明瞭**であるが，浅い部位の丹毒では，病変部位が盛り上がり**境界**が**はっきりしている**[3,4]．

リスク因子：侵入門戸となる部位がないかを診察する

Raffらの報告では蜂窩織炎患者の77%に菌の侵入門戸があったとされており，そのうち50%が表在性の真菌症で，足白癬・爪白癬が多くみられる[3]．ほかにも外傷・潰瘍などがリスクとなる．目を引く発赤部位だけではなく，**侵入門戸となる部位が隠れていないかをくまなく診察する**ことが重要である．

検査：ルーチンでの血液培養，針吸引，パンチ生検は不要

2014年の米国感染症学会の皮膚軟部組織感染症のガイドラインでは，ルーチンでの血液培養，針吸引，パンチ生検は不要とされている．これは，各種培養の陽性率が低いためであるが（血液培養≤5%，針吸引≤5～約40%，パンチ生検20～30%）[1]，高熱や低血圧といった重篤な全身症状がある場合や，特殊な状況（浸水損傷，動物咬傷，好中球減少，細胞性免疫不全など）の場合には血液培養を行うべきで，その他の培養も考慮する．なお，皮膚スワブの培養は皮膚の常在菌を検出するだけなので行わない．ただし，膿の培養*2 は参考にすべきである[1,3]．

下肢の超音波検査：下肢の膿瘍検出に有用

下肢の超音波検査は，**外観ではっきりしない膿瘍を検出するのに有用**である*3．理学所見での膿瘍の感度は75～90%，特異度は55～83%，超音波検査の感度は89～98%，特異度は64～88%である[5]．膿瘍があれば，抗菌薬治療だけでなくドレナージが必要になるため，蜂窩織炎患者の診療では積極的に超音波検査を活用すべきである．

また，蜂窩織炎患者において深部静脈血栓症（DVT）の除外のための超音波検査が行われることがある．しかし，DVTの発生率は3.1%と低く，また同側の急性のDVT

---

*2：なぜか皮膚科医がよくスワブを提出するので自施設での共有が大切であるように思います．
*3：黄色ブドウ球菌は膿瘍を形成しやすく（purulent），β連鎖球菌は非膿性（non-purulent）のことが多いです．グラム染色・培養で確認してみましょう！

表2 蜂窩織炎と鑑別を要する疾患

重篤な感染症	その他の感染症	非感染症
壊死性筋膜炎，毒素性ショック症候群，ガス壊疽	皮膚潰瘍，遊走性紅斑（ライム病），帯状疱疹，化膿性関節炎，感染性滑液包炎，骨髄炎	接触性皮膚炎，痛風発作，薬疹，血管炎，虫刺され，深部静脈血栓症，壊疽性膿皮症，急性熱性好中球性皮膚症〔スウィート(Sweet)症候群〕，川崎病，好酸球性蜂窩織炎〔ウェルズ(Wells)症候群〕，がん性類丹毒症

〔Swartz MN：Clinical practice. Cellulitis. N Engl J Med 350(9)：904-912, 2004 より一部改変〕

の発生率は 0.75% で，反対側の DVT と発生率が同じであったと報告されている[6]．そのため，ルーチンでの超音波検査は不要であるが，臨床的に疑いが強い場合や**蜂窩織炎との鑑別に迷う症例**では考慮すべきであろう．

鑑別診断：壊死性筋膜炎を見逃さない

蜂窩織炎に似た皮膚所見を呈する疾患は多く（表2），原則，**皮膚所見"だけ"では蜂窩織炎と診断することはできない**．鑑別を要する疾患のなかでも**壊死性筋膜炎**は致死率が高い（最大約 80%）[7]．早期に発見し治療することが重要であるが，発症早期には蜂窩織炎と皮膚所見が似るため皮膚所見のみでは鑑別困難である．

深部組織に炎症が及んでいることを示す所見としては[1]，①所見に合致しない重度の痛み[*4]，②初期の抗菌薬治療に反応しない，③皮膚病変を越えて皮下組織を硬い木のように触知する，④意識変容を伴う発熱・血圧低下，⑤皮膚の紅斑所見を越えた浮腫や圧痛所見，⑥捻髪音，組織にガスを含む所見，⑦皮膚壊死，出血斑があげられる．上記所見を1つでも認め，臨床的に疑った時点で速やかに経験のある外科医もしくは感染症内科医に相談する．

---

*4：壊死性筋膜炎のほうが重傷だから皮膚所見も派手，というわけではありません！　むしろ外見がおとなしいのに，痛みやバイタルが派手な場合に注意！

治療のポイント

外来か入院か

　米国感染症学会のガイドラインでは，①全身性炎症反応症候群（systemic inflammatory response syndrome：SIRS）ではない，②意識障害がない，③血行動態が安定している場合に，外来治療が推奨される．一方で，①SIRS（2項目以上），②深部・壊死性の感染，③患者のアドヒアランスが不良，④免疫不全患者，⑤外来治療が失敗した場合のいずれかであれば，入院加療を勧めている[1]．ただし，無理に型にはめず，その場の状況に応じて外来か入院かを決めるのがよい．

抗菌薬治療

　基本的にはβ溶血性連鎖球菌および黄色ブドウ球菌をカバーする抗菌薬を選択する．臨床症状の改善が認められていれば，基本的に局所所見が完全によくなっていなくとも5日間の投与で終了してよい[1]．なお，治療開始初期に細菌の毒素や細菌の融解によって症状が悪化することがあるが，全身状態が改善していれば慎重に経過観察とする．

　適切な治療を行っても48〜72時間で反応しない場合には，治療失敗を考慮し，現在の抗菌薬で微生物がカバーできているか，診断が間違っていないかを再考すべきである[3]．

経口抗菌薬への変更

　経口摂取ができる状況で，体温が48時間以上37.8℃未満となり，局所の皮膚所見が改善していれば静注抗菌薬を経口抗菌薬に変更することができる[3]．

患部の挙上・原因の治療・マーキング

　ポイントは以下のとおりである．
- 患肢挙上と安静
- 白癬，外傷，リンパ浮腫などの原因となった病態の治療[*5]

---

*5：元を正さないと解決しないですよね．抗菌薬治療して「はい，終わり！」としないのが大切！

- 初診時の発赤部位のマーキング

入院患者の場合
- セファゾリン（セファメジン®α）　1回2g　8時間ごと[*6]

外来患者・内服治療の場合
- セファレキシン（ケフレックス®）　1回500 mg　1日4回[*7]

本症例にどう対応したか

　本症例では，SIRS にはあたらないものの，独居で生活のサポートがなく，痛みによる ADL の低下が危惧されたため，入院で治療する方針とした．入院時に右下肢の超音波検査を行い同部の膿瘍の存在を否定した．右下肢の発赤部位を油性ペンでマーキングしたのち，右下肢挙上と安静を行った．セファゾリンで治療を開始後，局所所見は改善し，発熱もないため，第4病日にセファレキシンの内服に変更し，計5日間の治療で退院の方針とした．本症例では，足白癬が侵入門戸と考えられたため，同部の治療も同時に行った．

文献

1) Stevens DL, et al：Practice guidelines for the diagnosis and management of skin and soft tissue infections：2014 update by the infectious diseases society of America. Clin Infect Dis 59(2)：147-159, 2014.〈2014年の米国感染症学会の皮膚軟部組織感染症のガイドライン〉
2) Eriksson B, et al：Erysipelas：clinical and bacteriologic spectrum and serological aspects. Clin Infect Dis 23(5)：1091-1098, 1996.〈丹毒の発生の疫学〉
3) Raff AB, et al：Cellulitis：A Review. JAMA 316(3)：325-337, 2016.〈蜂窩織炎のレビュー〉
4) Swartz MN：Clinical practice. Cellulitis. N Engl J Med 350(9)：904-912, 2004.〈蜂窩織炎のレビュー〉
5) Alsaawi A, et al：Ultrasonography for the diagnosis of patients with clinically suspected skin and soft tissue infections：a systematic review of the literature. Eur J Emerg Med 24(3)：162-169, 2017.〈蜂窩織炎患者の膿瘍検出のための超音波検査のシステマティックレビュー〉

[*6]：外来での点滴だと1日1回のセフトリアキソン（1〜2g）になりますね．
[*7]：L-ケフレックス®　1回1,000 mg　1日2回を使ってアドヒアランス不良を補うという手もあります．ヒト・ネコ・イヌなどの動物咬傷による蜂窩織炎は AMPC/CVA ですね．

6) Gunderson CG, et al：Overuse of compression ultrasound for patients with lower extremity cellulitis. Thromb Res 134(4)：846-850, 2014.〈蜂窩織炎患者のDVTの合併率〉
7) Wong CH, et al：The diagnosis of necrotizing fasciitis. Curr Opin Infect Dis 18(2)：101-106, 2005.〈壊死性筋膜炎のレビュー〉

〔伊東直哉〕

性感染症

内科外来にはどんな症状で来るのか？

> **とりあえずこれだけは！**
>
> - さまざまな症状を呈する性感染症を見落とさない
> - その他の性感染症のチェックも適宜行う
> - パートナーの感染チェックや今後の性行動についても相談を
> - プライバシーへの配慮を忘れずに

性感染症は局所症状，だけではない

　内科外来では「陰部から膿が出てくる」「陰部に潰瘍／硬結ができた」という誰でも性感染症を疑う症例より，全身症状のある内科疾患としての性感染症を診察することが多いだろう．本項で最も伝えたいメッセージは，**性感染症とはあくまで感染経路であって，局所症状を意味するものでない**[*1] ということである．

Case 1

患者　30代男性．
主訴　発熱，心窩部痛．
既往歴　なし．

---

*1：発熱＋皮疹の鑑別によくあがります．症例でも登場します．

現病歴　1週間前より心窩部痛，発熱をきたし，3か所の医療機関を受診して各種抗菌薬〔レボフロキサシン（クラビット®），セフカペンピボキシル（フロモックス®）〕など処方されたが軽快せず，感染症外来を緊急受診．
身体所見　腹部圧痛なし．肝叩打痛なし．
血液検査　ALP 591 IU/L, T-bil 1.4 mg/dL, CRP 35.9 mg/dL, WBC 18,900/μL.

Case 2

患者　20代男性．
主訴　発熱，皮疹．
既往歴　6年前に痔核．
現病歴　1週間前より発熱．加えて全身に紅斑，また手掌，足底にまで皮疹が出現したため，感染症外来を紹介受診．
血液検査　WBC 3,000/μL.

一般内科疾患のなかで鑑別をあげる

　提示した2つの症例はどちらも筆者自身の感染症外来に来院した性感染症症例である．もちろん，このプレゼンテーションだけでは性感染症か否かは不明であり，むしろ患者本人ですら心当たりがないかもしれない．今日の内科外来では渡航歴聴取を外さないのに加え，性交渉歴も適宜聴取していきたい．

　しかし重要な患者背景とはいえ，性交渉歴はなかなか聞きづらい．筆者はオープンでないスペースで，男性患者であれば女性スタッフに席を外してもらって（女性患者であれば女性スタッフに同席を頼んで）「病気に関連するかもしれないので全員にお聞きしているのですが…」という前置きのもとに，無表情で少し目を逸らしてごく当たり前のことを聞くかのように質問している[*2]．またご家族が来られている場合には「身体診察を行いますので」と，自然に席を外してもらってから聴取する．あくまで筆者のやり方なので，身近でうまく聴取できている医師に学んでほしい．さらにパートナーの性別，コンドーム使用

＊2：恥ずかしがって聞くのはよくないですね．患者さんのプライバシーに配慮しつつも，プロフェッショナルとして聞くべきことは聞く．

の有無，不特定多数との性交渉がないか，どのような行為（オーラルセックス・アナルセックスなど）を行ったかも状況に応じて聴取している．HIV 感染症のリスクを考えると MSM（men who have sex with men, 男性間性交渉者）についての問診は特に重要である．過去のアンケート調査でも 100 人に 1～3 人は男性間の性交渉歴があるという結果[*3]がある[1]．

内科外来に潜んでくる性感染症とは？

現在，最も報告数の多い性感染症はクラミジア感染症であるものの，淋菌やクラミジア感染症は減少傾向にある[2]．両者とも性器外の疾患を引き起こすことはあるものの（例：播種性淋菌感染症やクラミジア性腹膜炎），前者は稀であり後者は女性の腹膜炎という症状で想起できる．A, B, C 型肝炎[*4]も肝炎があればチェックするだろう．以上のことを考えると，内科診療のなかで特に重要な性感染症は **HIV 感染症**，**梅毒**，**赤痢アメーバ**だと筆者は考えている．それは患者自身が自分の症状を性交渉に由来すると思わずに内科外来に来ることもあるからである．

梅毒は 2016 年の第 1～47 週までで 4,077 例の報告があり，男性は 40 代前半，女性は 20 代前半にピークがあるが，10 代でも報告がある[3]．女性でも増加傾向にあり，異性間性的接触のほうが同性間性的接触よりも多い．赤痢アメーバも性感染症として国内感染例が増加している[4]．なお，HIV 感染症の新規報告例は少なくとも全国統計上はプラトーに達しているようだが，地方ではまだ増加傾向のところがある[5]．そして性感染症症例の発症年齢にも注目したい．梅毒は前述したとおりだが，九州地方の比較的都心から離れた地域ですら 70 代女性，10 代男性などの HIV 新規症例の報告もある．性的活動性が高いと決め込んでしまいがちな「都市部，男性，20～50 歳」というキーワードで限定することなく，幅広い視野で内科診療を行いたい．

性感染症検査でよく聞かれること

性感染症診断の検査項目などは日本性感染症学会の「性感染症 診断・治療ガイ

[*3]：身近に遭遇しそうな頻度ですよね．
[*4]：（性感染症ではありませんが）E 型肝炎もあります．

ライン 2016」に詳しく記載されている．しかし，普段提出することが少ない検査の解釈や診断に困ることもあると考えられる．以下に特によく質問を受けた，また筆者が疑問に思って調べた代表的なものを列記する．

Chlamydia trachomatis 抗体検査を使用するのか？

Chlamydia trachomatis の病型として，尿道炎，精巣上体炎，子宮頸管炎などがある．これらについては分泌物，初尿，擦過検体を用いた核酸検出法（Transcription-mediated Amplification Assay, Strand Displacement Amplification Assay, TaqManPCR, Real-time PCR）を用い，検体の違いにもよるものの感度は約 8〜9 割という報告がある[6,7]．逆に，血清抗体検査（IgG, IgA）は使用する機会が少ない．血清抗体は長期間残ることが知られており，判断には注意を要するからである[8]．しかし，女性の骨盤内炎症性疾患については腹腔内感染があっても頸管の検査で検出できない可能性もあり，血清抗体検査も併せて行い複合的に判断することがある[9]．

淋菌は塗抹・培養陰性で否定できる？

淋菌検査は尿道炎・頸管炎での分泌物や初尿のグラム染色でグラム陰性双球菌を見つけるところからスタートするが，それぞれ塗抹検査の感度は異なる．また染色もすべての施設で実施できることではないだろう[*5]．男性の有症状者では尿道分泌物での感度 95％，特異度 99％とされているものの，女性頸管分泌物では感度約 71.1％，特異度 41.6％とされている[10]．前述の *Chlamydia trachomatis* と同様に核酸検出法がよく用いられ，感度も優れている[6,7]．

HIV の抗原抗体検査の現在の window period は？

HIV-1 抗原（p24）と HIV-1/HIV-2 抗体の同時測定系（第 4 世代試薬）では 2 週間前後で検出可能となっており，HIV-RNA 量測定を用いる場合と window period（ウイルス感染してから検査で検出できるまでの期間）はほとんど変わらない[11]．ただし約 0.1〜0.3％で偽陽性が起こりうるため，ウェスタンブロット法での抗体検査や HIV-RNA 測定による確認が必要となる場合がある[11]．

＊5：診療所でもグラム染色を！（312 ページ）

A型肝炎の急性期診断におけるIgMは信頼できる？

A型肝炎の急性期診断に用いるマーカーはHAV-IgMである．発症早期から上昇するとされるが，約10%が早期には陰性，のちに陽転化したという報告[*6]がある[12]．筆者は経験がないが，国内学会でもあとから陽転化したという症例報告を散見する[*7]．

赤痢アメーバの検査感度は？

赤痢アメーバの検査として便や膿瘍の生スメア，腸管粘膜病理組織，血清抗体がある．便スメアや肝膿瘍穿刺液で稀にアメーバ原虫が動いているのを見ることも可能であるが，感度はそれぞれ10〜40%，20%以下である[13]．抗体価はキットや研究による差はあるものの，感度70〜100%，特異度90〜99%であり，診断に有用である[14]．抗体陽性反応は現在の感染と既感染を区別することはできないことと，急性期の偽陰性の可能性もあることは覚えておく[15]．

※なお，2018年7月の段階で，アメーバ抗体検査は検査会社の受託中止となっている．そのため，先日，国立感染症研究所寄生動物部に検査してもらった．

梅毒検査における自動化法と倍数希釈法の解釈は？

古典的な梅毒検査の解釈についてはすでに有名であるので成書・ガイドラインを参考にされたい．また岩田健太郎先生のブログ内，梅毒症例の考え方はとても参考になるのでぜひ読んでもらいたい[16]．現在広く用いられている自動化法ではTP（*Treponema pallidum*）抗体検査のほうがSTS（serologic test for syphilis）よりも早く陽性になりうる[*8]．また，活動性の判断として重要なSTS法は，これも過去の研究のクライテリア内でRPR（rapid plasma reagin）倍数希釈法で8倍以上だったり，保健所への届出基準では16倍以上という数字が用いられたりしてきた．倍数希釈法の16倍が現在の自動化法16.0（単位：R.U.，U，SU/mL）に80〜90%一致するとされ[17]，自動化法であっても治療判定は従来どおりの方法（治療開始時との比が25%以下に低下）で可能であるという報告がある[18]．

＊6：大学院在籍中に経験しましたが，論文もあるんですね．勉強になります！
＊7：HAV-IgM抗体は発症後1か月ほどは陽性のようなので（PMID：6262342），疑えば再度チェックするのが大切！
＊8：このあたりの認識は変わってきています．ガイドラインをチェックしましょう．

神経梅毒の診断は？

　神経梅毒は感染初期を含めてどの時期であっても発症しうる．診断は単一な検査ではなく複合的な判断によることが多い．そのなかでも，髄液 TPHA（*Treponema pallidum* Hemagglutination Test）や髄液 FTA-ABS（fluorescent treponemal antibody-absorption）は感度が高く，ある程度ルールアウトに使用可能である．また細胞数 5 以上，蛋白 45 以上は神経梅毒に矛盾しない．また HIV 感染合併例では血清 RPR 倍数希釈法で 32 以上の場合は髄液穿刺が強く推奨される[19]．

> **クリニックではどうする？**
>
> 　感度の問題を考えれば，抗体検査や遺伝子検査が塗沫・培養検査より優れた部分も多い．上述してきたような検査はクリニックでも外注検査項目として提出可能であるし，多くは外来診療で治療可能な疾患である．

本症例にどう対応したか

Case 1：その後

　胆嚢炎や腹腔内膿瘍を考え腹部 CT を撮影し，肝右葉に 10 cm 大の膿瘍を認めた．破裂の恐れもあったため，入院当日に肝膿瘍穿刺を施行したところ，アンチョビ様の穿刺液を認めた[*9]．穿刺液の肉眼所見は赤痢アメーバ性であり，グラム染色でも菌体は認めなかった．メトロニダゾール（フラジール®）1 回 750 mg，1 日 3 回内服に，細菌性肝膿瘍も考えてスルバクタム／アンピシリン（ユナシン®）1 回 3 g，1 日 4 回点滴の投与を開始．のちに赤痢アメーバ抗体陽性（1,600 倍）と判明し，アメーバ肝膿瘍と診断しえた．膿瘍の細菌培養結果は陰性であった．メトロニダゾールを 10 日間内服し，スルバクタム／アンピシリンは中止したところ，軽快したため退院となった．腸管腔にいるアメーバ原虫を狙ってのパロモマイシンの後療法は外来で開始とした．リスクとしては頻繁な風俗店使用があったが，その他の性感染症スクリーニングテストは陰性であった．

＊9：赤痢アメーバを疑うときは穿刺しない．破裂の危険性があるとき，細菌との合併感染を疑うときは穿刺することもあります．

内服可能な場合
- メトロニダゾール（フラジール®）　1回 500〜750 mg　1日3回　10日間

内服できない場合
- メトロニダゾール（アネメトロ®）　1回 500 mg　8時間ごと　7日間

※なお保険適用はないが，チニダゾール内服も有効とされる（筆者は使用経験がない）．

後療法として
- パロモマイシン（アメパロモ®）　1回 500 mg　1日3回　10日間

Case 2：その後

　手掌の皮疹，また MSM であったことから梅毒を疑い検査したところ，RPR 256（倍数希釈法），TPHA 10,240 であったため第2期梅毒と診断．また症状，髄液穿刺所見（TPHA 陰性，細胞数・蛋白正常），画像所見からは神経梅毒は可能性が低いと考えた．アモキシシリン 1回 1,000 mg を1日3回内服とプロベネシド 250 mg 1回1錠，1日3回で治療．他疾患のワークアップを行ったところ，HIV 抗原抗体反応陽性であった（のちに CD4 160 cells/μL，HIV ウイルス量 150,000 copies/mL と判明）．梅毒の治療は完遂し初診から約2か月後に HIV 治療を開始した．今後の safer sex（性感染症や HIV への感染を防ぐように，感染リスクの高い性行為を避けること）について指導し，またパートナーの検査も行うように勧めた．

第1期・2期梅毒に対して
- アモキシシリン（サワシリン®）（250 mg）　1回4錠　1日3回
  +プロベネシド（ベネシッド®）（250 mg）　1回1錠　1日3回
  14日間[20]
- （代替薬）ドキシサイクリン（ビブラマイシン®）　1回 100 mg　1日2回　14日間

※なお，潜伏期梅毒（梅毒血清反応陽性だが症状がないもの．第1期と2期の間や第2期の症状改善後の状態）については上記レジメ

ンで 28 日間．

神経梅毒に対して
- ベンジルペニシリンカリウム（ペニシリンG） 1回 300〜400万単位　4時間ごと静注　14日間
- （代替薬）セフトリアキソン（ロセフィン®）　1回2g　1日1回 24時間ごと　14日間

私の失敗談

「なんらかのウイルス感染症」で片づけない

30代男性がニューモシスチス肺炎の診断からHIV感染症が基礎疾患として判明した．しかし数年前にも当院受診歴があり，EBウイルス，サイトメガロウイルス陰性の伝染性単核球症の症状（リンパ節腫脹，白血球減少，血小板減少）を呈していた．推測するに，急性HIV感染症（acute retroviral syndrome）だったのだと考えられる．急性HIV感染症は非特異的な症状であり，感染した50〜90％程度で症状が認められる[21]．過去の受診時に受診動機や性交渉歴を聞いておけば，発見が早まったかもしれない．

プライバシーへの配慮

男性のHIV症例でご家族（HIVについては告知済み，MSMについては未告知）も一緒に来られて，不覚にもカルテを見られてしまった．カルテにsexual activityについて事細かに記載してあったことが災いした．しっかりとプライバシーが保たれる場所に記載するべきであった[*10]．

おわりに

今回は生殖器にとどまらない性感染症の代表として2つの疾患をあげたが，ほかにも多岐にわたる性感染症が存在する．感染症を標榜していないと性感染症の患者が内科を受診することは少ないかもしれないが，性器外の症状を呈している場合に受診することもあり，鑑別疾患から漏れないように心がけてほしい．

＊10：同様のことを経験したことあります．医療スタッフはカルテを自由に閲覧できますから，患者さんの立場に立ちつつカルテ記載をしましょう（例えばプライバシーに関わることは英語表記にしたり，パッと見えないフォルダに入れたりなど）．同時に医療スタッフのモラル，プロフェッショナリズム教育も非常に大切ですね．

文献

国内での疫学

1) 男性同性間のHIV感染対策とその評価に関する研究．日本成人男性におけるMSM人口の推定とHIV/AIDSに関する意識調査．http://www.msm-japan.com/report/?p=510（最終アクセス2017年3月4日）
2) 厚生労働省：性感染症報告数の年次推移．http://www.mhlw.go.jp/topics/2005/04/tp0411-1.html（最終アクセス2017年3月4日）
3) 国立感染症研究所：注目すべき感染症「梅毒」．IDWR 2016年第48号
4) 国立感染症研究所：アメーバ赤痢 2007年第1週〜2016年第43週．IASR 37：239-240, 2016.
5) 厚生労働省エイズ動向委員会：平成27(2015)年エイズ発生動向年報．http://api-net.jfap.or.jp/status/2015/15nenpo/15nenpo_menu.html（最終アクセス2017年3月4日）

性感染症の検査について参考になる論文やガイドラインなど

6) Cook RL, et al：Systematic review：noninvasive testing for *Chlamydia trachomatis* and *Neisseria gonorrhoeae*. Ann Intern Med 142(11)：914-925, 2005.
7) 濱砂良一：Real time PCR法を用いた淋菌，クラミジア診断の有用性の検討．感染症誌 85(1)：1-7, 2011.
8) 菰田照子：長期フォローアップ *Chlamydia trachomatis* 感染患者血清にみる抗体測定法の評価．医学検査 54(3)：209-213, 2005.
9) 日本性感染症学会：性感染症 診断・治療ガイドライン2016（改訂版）．2017. http://jssti.umin.jp/guideline_c.html（最終アクセス2017年3月4日）
10) Stefanski P, et al：Diagnostic utility of the genital Gram stain in ED patients. Am J Em Med 28(1)：13-18, 2010.
11) HIV感染症及びその合併症の課題を克服する研究班：抗HIV治療ガイドライン2016年．http://www.haart-support.jp/guideline.htm（最終アクセス2017年3月4日）
12) Lee HK, et al：Window period of anti-hepatitis A virus immunoglobulin M antibodies in diagnosing acute hepatitis A. Eur J Gastroenterol Hepatol 25(6)：665-668, 2013.
13) Haque R, et al：Amebiasis. N Engl J Med 348(16)：1565-1573, 2003.
14) Tanyuksel M, et al：Laboratory diagnosis of amebiasis. Clin Microbiol Rev 16(4)：713-729, 2003.
15) 柳澤如樹：原虫疾患：赤痢アメーバ症．モダンメディア 58(8)：237-245, 2012.
16) 岩田健太郎：梅毒検査の考え方3．楽園はこちら側 georgebest1969.typepad.jp/blog/2008/07/梅毒検査の考え方3.html（最終アクセス2017年3月4日）
17) 尾上智彦：変遷する梅毒の血清学的検査方法に関して．IASR 36(2)：20, 2015.
18) 井戸田一朗：自動化法によるRPR測定を用いた梅毒患者の治療効果判定について．感染症誌 88：275-281, 2014.
19) Libois A, et al：HIV and Syphilis：When to Perform a Lumbar Puncture. Sex Transm Dis 34(3)：141-144, 2007.

梅毒の治療薬に関する日本発の論文

20) Tanizaki R, et al：High-dose oral amoxicillin plus probenecid is highly effective for syphilis in patients with HIV infection. Clin Infect Dis 61(2)：177-183, 2015.

HIV急性感染症の臨床的な総説

21) Kassutto S, et al：Primary HIV Type 1 Infection. Clin Infect Dis 38(10)：1447-1453, 2004.

〈八板謙一郎〉

COLUMN 6

梅毒感染はコンドームで予防できるか？

　梅毒の予防に有効なものとして不特定多数との性交渉・正常な判断を奪う違法薬物・過度のアルコールを避けること，また，コンドームの使用などがあげられる[1]．しかし，コンドームはどこまで予防に寄与するだろうか？　診察室でもよく聞かれるので，男女症例ともに検討された文献を1つ紹介する．

　Ahmedらはウガンダで15〜59歳のsexually activeな17,264人を30か月追いかけてコンドームの有用性を検証している[2]．この研究では，確実なコンドーム使用群でHIV，淋菌，クラミジアとともに梅毒罹患は減少傾向となっている（調整オッズ比0.71, 0.53〜0.94）．しかし，不確実な使用群では減少していない（調整オッズ比1.06, 0.92〜1.22）．

　ここから得られる知見は，コンドームは重要だが，不確実なコンドーム着用（例：正しいタイミングで適切な装着をしない，オーラルセックスやアナルセックスで使用しないなど）では，梅毒やその他の性感染症のリスクは減らないということである．

文献
1) Mayo Clinic Staff, Syphilis Self-management http://www.mayoclinic.org/diseases-conditions/syphilis/manage/ptc-20234522（最終アクセス2017年3月1日）
2) Ahmed S, et al：HIV incidence and sexually transmitted disease prevalence associated with condom use：A population study in Rakai, Uganda. AIDS 15(16)：2171–2179, 2001.

〈八板謙一郎〉

白癬

白癬に対して非専門医ができること

とりあえずこれだけは！

- 外来診療では足白癬・爪白癬・股部白癬が大多数
- 患者は乳幼児から高齢者まで幅が広い
- 間擦疹などの湿疹と鑑別が難しいため，直接鏡検（KOH）法が最重要
- 一度の鏡検では白癬菌を検出できないこともあるため（特に爪），疑った際は何回か鏡検することも重要[1, 2]

　白癬とは，皮膚糸状菌（白癬菌）が皮膚（主に角層）に寄生して生じるものである．

臨床における真菌症の種類

足白癬
　小水疱鱗屑型（図1a）や趾間型（図1b），角質増殖型がある．趾間型は**第4趾間**に好発する．

---

*1：勉強になります！
*2：そうなんですよね〜明らかに白癬！　なのにKOHで全然いない……．すでに市販の外用薬が塗られて偽陰性ということも……．

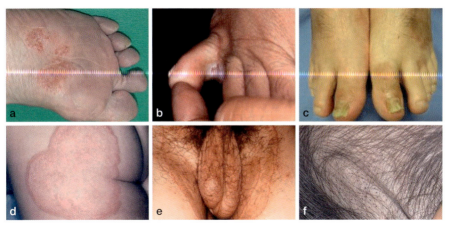

図1 白癬の臨床像

爪白癬*3（図1c）

爪が混濁・肥厚・脆弱となり，表面は凹凸不整になる．爪下角質増殖をきたす．

体部白癬（図1d）

中心治癒傾向があり，全体として環状の病変を形成する．

股部白癬（図1e）

成年男子に好発し，境界明瞭な湿疹様局面で中心治癒傾向を示し色素沈着となる．**陰嚢は侵されにくい！***4

頭部白癬（図1f）

学童期に多い．被髪頭部に境界明瞭な脱毛層を形成する．病毛が切れて，残った病毛が毛孔内に黒い点状に見えるのを black dot ringworm という．柔道やレスリング

---

*3：UpToDate® の"Onychomycosis"には，爪の異常の 50〜60％ が爪真菌症で，鑑別に爪乾癬，外傷，爪甲鉤彎症（onychogryphosis）などがあげられています．非専門医としては爪甲鉤彎症と爪白癬の見分けがつきません……．
*4：そうなんですね〜．むしろ好発部位と思っていました……．

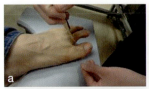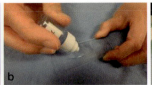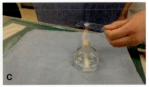
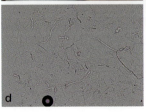

図2 KOH 直接鏡検の方法
a 鱗屑，水疱蓋，爪，毛を採取してスライドガラスに載せる．
b KOH 液を1～2滴垂らし，カバーガラスをかぶせる．
c アルコールランプなどで加熱する．
d 顕微鏡の視野を少し暗くして鏡検し，隔壁をもった分枝する糸状の構造（皮膚糸状菌）[*5]を見つける．

をしている人の間で，*T. tonsurans* による体部白癬と頭部白癬が増えているため，問診で競技歴[*6]を聞くことも重要である．

鏡検の方法

鏡検を行う際は下記のポイントに注意する．また，直接鏡検（KOH）法は図2の手順で行うとよい．
・毛髪は短く切れた患毛を毛抜きで抜き取る[*7]
・爪は爪下の脆い角化物をメスで削り取る
・浸軟部，中心治癒部では検出しにくい

治療　部位により外用・内服を使い分ける

基本的には抗真菌外用薬が有効である．体部・股部白癬では2週間，足白癬では4週間以上の塗布が必要だが，その後も週2回程度，3か月間の塗布の継続を勧める．また，**皮疹よりやや広範囲に塗布するとよい**[*8]．

[*5]：糸状菌のうち，*Trichophyton rubrum* が最も一般的な原因菌です．
[*6]：全く聞いていませんでした！
[*7]：短く切れた患毛がいいのですね，匠の世界．

T. tonsurans 感染症や頭部白癬，爪白癬，角質増殖型の足白癬では内服の抗真菌薬が適応になる．

足白癬・体部白癬・股部白癬
- ケトコナゾール（ニゾラール®）　1日1回　入浴後ないし就寝時

爪白癬・頭部白癬
- テルビナフィン（ラミシール®）（125 mg）　1回1錠　1日1回朝食後（投与前および定期的な血液検査が必要）
- イトラコナゾール（イトリゾール®）（50 mg）　1回4カプセル　1日2回　朝・夕食後　1週内服して3週休薬を3クール（爪白癬のみ）
- ルリコナゾール（ルリコン®）　1日1回　入浴後ないし就寝時
- ※最近，外用薬のみでの爪白癬治療薬も登場しているがKOH鏡検にて白癬菌を同定することが必須である！[*9]
- エフィナコナゾール（クレナフィン®）　1日1回　入浴後ないし就寝時

文献

1) 望月　隆：皮膚糸状菌の診断と治療．Derma 148(1)：12-19, 2009.〈白癬菌の検査と治療について詳しく解説している〉
2) 渡辺晋一：皮膚糸状菌症（白癬）．臨と微生物 43(1)：67-71, 2016.〈最近の爪白癬の外用治療について詳しく解説している〉

（俞　明寿[*10]）

- [*8]：勉強になります！
- [*9]：ほんとそれ！　中等症までの爪白癬の外用薬としては最も効果が高そう（PMID：25257931）だけれど，24〜28週の毎日欠かさずの治療が必要だし，薬価は約1,600円と高価．経口薬に比べて安全だし，効果もありますが，テキトーに漫然処方する薬ではないですよね……．
- [*10]：いつも皮膚診療の相談に乗ってもらっています．この場をお借りしてあらためて感謝です！

COLUMN 7

疥癬のピットフォール

　疥癬はヒゼンダニがヒトの角層に寄生する皮膚感染症で，紅色丘疹や指間などに疥癬トンネルをつくる通常疥癬と，感染力が強く鱗屑が牡蠣殻状に認められる角化型疥癬がある．治療は，イベルメクチンの内服やフェノトリンやクロタミトンの外用を行う．

　高齢者は日頃からかゆみの訴えが多いことから早期発見が意外と難しく，湿疹と誤診されてステロイド外用薬の使用が長期に及ぶことで疥癬を悪化させてしまうことも多い．

　病院や施設などでの感染が多いため，入院・通所歴や，周囲に同症状の人がいなかったかを問診でたずねることが重要であり，少しでも疑わしければ鏡検を行い虫体や虫卵を確認すること．ケアを行う際は室外で手袋やガウンなどを着用し，感染拡大を防ぐ必要がある．特に施設などでは，拡大を防ぐため虫体などが検出されなくても皮疹などから疥癬が強く疑われる場合には内服を考慮する必要がある．

〈兪　明寿〉

帯状疱疹

あなたは皮疹を見る前に診断ができるか？

とりあえずこれだけは！

- 若年男性の帯状疱疹は HIV 感染症も疑え！
- 皮疹がない帯状疱疹もありえるため，皮疹がないからといって帯状疱疹は否定しきらない
- 熱傷や外傷のない皮膚の痛み・感覚異常があれば鑑別にあげる
- 三叉神経第 1 枝での帯状疱疹は眼科も受診を検討
- ワクチン接種をしないと帯状疱疹の発症リスクは 85 歳で 2 人に 1 人

帯状疱疹とは？

　水痘罹患後に数年～数十年神経根に潜伏感染し，休眠状態であった水痘・帯状疱疹ウイルス（VZV）が再活性化することで発症する．患者の多くは高齢者であるが，どの年齢でも生じうる疾患であり，細胞性免疫の低下に関連するため，特に若年男性で帯状疱疹と診断した場合や既往がある場合には，HIV 感染症の有無を調べることをお勧めしたい[*1]．

---

*1：「年齢不相応に繰り返す帯状疱疹」というのは，HIV 検査を勧める 1 つのキーワードですね．

臨床所見は…？

ずばり，皮疹形成と疼痛である．「皮疹を見る前に」という触れこみなのにいささか矛盾するようであるが，この2つに尽きる．なお，皮疹を形成しない疼痛のみの帯状疱疹を zoster sine herpete（無発疹性帯状疱疹）というが，この診断はやはり難しい．

> **Point**
> - 疼痛 → 皮疹形成の順
> - 痛みは神経由来の疼痛であり，灼熱痛だが，最初は単純にピリピリ
> - 正中を越えないデルマトームに沿った痛みがあれば帯状疱疹である可能性は非常に高い

痛みを伴う皮疹は，多くの皮膚疾患のなかでもそう多くはない．圧迫もなく痛みがあるのは外傷を除き，皮膚筋炎，移植片対宿主病（GVHD），帯状疱疹，単純ヘルペス，化膿性皮膚疾患程度である．帯状疱疹は神経節で潜伏感染していたウイルスが，神経を伝わりながら発症していくため，同じ神経支配の領域での痛みとなる「デルマトームに沿った疼痛」であり，通常正中を越えないが，背部の正中線上には皮神経の交叉や吻合があるため，反対側に点々と痛みが生じることもある．頻度の高い領域としては，三叉神経，頸椎，胸椎，腰椎皮膚分節である．なかでも注意が必要なのが三叉神経第1枝（V1）での帯状疱疹であり，この場合は，眼科合併症として角膜炎や虹彩炎，網膜壊死などを引き起こすために，眼科へのコンサルトをためらうべきではない．そのほか，末梢性顔面神経麻痺（Bell 麻痺），耳鳴りなどの聴神経症状を呈するラムゼイ・ハント（Ramsay Hunt）症候群[*2]や進行性炎症性多発神経根炎を呈する場合もあり，発症部位に応じて多彩な病状[*3]を呈する[1]．

患者には単に「痛い」と言われることが多いが，どんな痛みかしつこく聞いていくと，転んで擦りむいたすぐあとの痛みや，熱傷のような痛み，という回答が得られることが多い．知覚異常を伴うため，異常感覚，知覚過敏，異痛症を伴い，電気が走るような痛み，しびれる，などの訴えも時に認める．皮疹が広がったあとでは，広がる前に治療で

[*2]：疑ったときに耳鏡で外耳道を見るのも大事だと思います．
[*3]：感覚障害のみならず運動障害も起こしうるので要注意！ 脳梗塞も起こしえます．

きた患者と比べて帯状疱疹後神経痛のリスクが高くなることが知られているため，皮疹がない，または少ない段階での診断は重要である[2]．

診断の難しい播種性病変

> **Point**
> ・移植患者や血液疾患患者，HIV 感染者では鑑別に！
> ・血液疾患・移植患者では腹痛が決め手！

通常，1 つの神経節から増悪する帯状疱疹であるが，2 デルマトーム以上に広がる播種性疾患を呈することがある．前述のような正中を越えないという議論ができないため，診断が難しくなる．正中を越える疼痛と皮疹を形成するほかに，皮疹を伴わず肺炎・肝炎や脳髄膜炎を呈することもある[3]．造血幹細胞移植患者や血液疾患患者で，発熱や皮疹を伴わず，腹痛や便秘・腸閉塞を呈する内臓播種性 VZV 感染症症例が国内外を問わず複数報告されており[4]，注意を要す（実際に筆者は大阪の大学病院の血液内科で研修中に経験．鑑別に全然あがらず，オピオイドまで使ったが疼痛は改善しなかった）[*4]．また播種性帯状疱疹か，成人水痘かの鑑別において，成人水痘[*5]では通常皮膚病変に疼痛を伴わず，さらに VZV 特異的 IgM 抗体の上昇が認められず，IgG 抗体が高値を示すというところがポイントになる．

"帯状疱疹"ワクチンについて

> **Point**
> ・帯状疱疹後神経痛を軽減することができる
> ・50 歳以上が適応（ステロイド・免疫抑制薬使用患者では禁忌）

ワクチン接種を行わない場合，85 歳での帯状疱疹発症リスクは 50% にも及ぶ[1]．2016 年になり，本邦でも水痘ワクチンは帯状疱疹予防の適応を取得した．そもそも帯

[*4]：播種性でなくても，腹壁神経叢を巻き込み偽性腸閉塞（Ogilvie 症候群）を起こすことがあり，一度経験しました．
[*5]：成人初感染水痘だと IgM 上昇はペア血清で初めて上がる．

状疱疹生ワクチンは，発症リスクを減らし，とりわけ帯状疱疹後神経痛を軽減する目的で使用されるものである[5]．海外では，水痘の予防目的に使用されているワクチンのウイルス力価は低く，帯状疱疹ワクチンと水痘ワクチンは分けて使用されている（米国では帯状疱疹ワクチンを水痘予防には使用しないし，水痘ワクチンの帯状疱疹予防としては承認もされていない）．一方，本邦で使用されている水痘ワクチンは，ウイルス力価が海外の帯状疱疹ワクチンと同等と高いことがわかっており，その予防効果が期待されるところである．

治療の実際[*6]

- バラシクロビル（バルトレックス®）（500 mg） 1回2錠　1日3回　7日間（1錠475.2円）

　皮疹がなく，基礎疾患がない場合の帯状疱疹の診断は難しいが，痛みの性状や患者背景をもとに，帯状疱疹を疑うことが肝要である．一方で，患者が「以前の帯状疱疹のときの痛みと同じ，または同じ部位が痛む」と言う場合や，HIVなどの基礎疾患を有する患者で，1つでも皮疹があり，その部位と，正中を越えない横軸周囲（いわゆる同一デルマトーム上）で痛みも伴っているようであれば，筆者は帯状疱疹と診断して治療を開始するようにしている．ただ，やっか（薬価）が，やっかい（厄介）であるのは処方例のとおりである．

文献

1) Cohen JI：Clinical practice：Herpes zoster. N Engl J Med 369(3)：255-263, 2013.〈帯状疱疹ウイルスのレビュー〉
2) Jung BF, et al：Risk factors for postherpetic neuralgia in patients with herpes zoster. Neurology 62(9)：1545-1551, 2004.〈帯状疱疹後神経痛に関してのリスクファクターを示した論文〉
3) Cvjetković D, et al：Reactivation of herpes zoster infection by varicella-zoster virus. Med Pregl 52(3-5)：125-128, 1999.〈少し古いが広く引用されているレビュー〉
4) de Jong MD, et al：Molecular diagnosis of visceral herpes zoster. Lancet 357(9274)：2101-2102, 2001.〈播種性帯状疱疹での腹痛に関する論文〉
5) Oxman MN, et al：Vaccination against herpes zoster and postherpetic neuralgia. J Infect Dis 197 (suppl 2)：S228-236, 2008.〈帯状疱疹ワクチンとその効果，特に帯状疱疹後神経痛に関しての大規模研究〉

〈小川吉彦〉

[*6]：腎機能に合わせて調整しましょう．ときにアシクロビル脳症を経験します．

第2章

ちゃんと診られる？
診断に注意が必要な
疾患の診療

パルボウイルス B19 感染症

どんなときに疑えばいいの？

> **とりあえずこれだけは！**

- 成人では急性の発熱＋関節痛を生じる疾患を網羅的に鑑別する必要がある
- パルボウイルス B19 感染症は小児と成人で臨床像が異なることを認識する
- パルボウイルス B19 感染症は特に全身性エリテマトーデスと区別が難しいことがある

パルボウイルス B19 とは？

　パルボウイルス B19 は，1975 年に発見された単鎖 DNA ウイルスである．パルボウイルス科の *Erythrovirus* 属に属し，特に赤芽球前駆細胞に感染し増殖する．

　B 型肝炎のスクリーニングを行っている際に発見されたウイルスで，その際にパネル B，ナンバー 19 の検体から検出されたので B19 と命名された[*1]．年齢によって抗体をもつ頻度は高くなり，5 歳未満では 2〜20％ だが，18 歳以上では 40〜80％ の人が抗体をもつとされる[1]．

[*1]：勉強になります！　だからパルボウイルス A15 とか B12 とかは存在しないのですね．

> **Case**
>
> **患者** 34歳女性．
> **主訴** 発熱・関節痛．
> **現病歴** 来院10日前に39℃の発熱・頭痛・悪寒が出現したため近医を受診し，カルボシステイン，トスフロキサシン，アセトアミノフェンが3日分処方され，症状はいったん改善した．しかし，来院3日前に膝痛が出現し，来院2日前には歩行時の足底の痛みもあり，改善しないので来院した．咽頭痛，鼻水はない．筋肉痛はあった．両手と両足に浮腫もあった．過去に同様の症状はない．既往歴，内服歴，アレルギーに特記事項なし．
> **身体所見** 血圧 103/64 mmHg，脈拍 72回/分，呼吸数 12回/分，SpO₂ 97%（室内気），体温 36.8℃．
> 意識清明．咽頭発赤なし．頸部リンパ節腫脹なし．胸部呼吸音：清．心音：S1 → S2 → S3（−）→ S4（−）．心雑音なし．脊柱叩打痛なし．肋骨脊柱角叩打痛なし．両足関節・膝関節に腫脹・熱感・発赤・圧痛なし．両膝外側の腱付着部に圧痛あり．
> **検査所見** 尿検査：異常所見なし．血液検査：白血球 4,100/μL，Hb 9.6 g/dL（MCV 77.3 fL），血小板 25.8万/μL，AST 31 IU/L，ALT 38 IU/L，LDH 256 IU/L，ALP 140 IU/L，γ-GT 12 IU/L，T-Bil 0.5 mg/dL，CK 40 IU/L，BUN 14 mg/dL，Cr 0.58 mg/dL，Na 141 mEq/L，K 4.1 mEq/L，Cl 108 mEq/L，CRP 0.14 mg/dL．

急性の発熱＋多発関節痛へのアプローチ

急性の発熱＋関節痛を生じる疾患は多岐にわたる．特に菌血症を背景にしている場合は重篤になる場合があり血液培養は採取しておきたい．ほかにも，ウイルス性疾患（HIV，B型・C型肝炎ウイルス），薬剤性，内分泌疾患などが鑑別にあげられる（表1）．

急性の発熱＋多発関節痛の鑑別診断

感染症

多くの感染症で関節痛は出現し，特に感染性心内膜炎では2〜3割に認める重要な徴候である[2]．また，他のウイルス性疾患でも急性の多関節痛を生じ，①渡航関連（ライ

表1 急性の発熱＋関節痛の鑑別（感染症から除外していく）

感染症	・菌血症（特に感染性心内膜炎） ・ウイルス感染症 　特にチクングニヤ熱などの渡航関連感染症 　B・C型肝炎やHIV/HTLV-1,EBV/CMVなどの性行為感染症 　パルボウイルスB19感染症，風疹など
薬剤性	・DPP4阻害薬，キノロン系抗菌薬など
内分泌	・甲状腺機能低下症，副腎不全
膠原病	・全身性エリテマトーデス（SLE），成人スティル病（AOSD），反応性関節炎など
悪性腫瘍	・傍腫瘍症候群，血液系悪性腫瘍など

〔Pinals RS：Polyarthritis and fever. N Engl J Med 330(11)：769-774, 1994 より一部改変〕

ム病やジカ熱など），②性行為感染症（HIV，B型・C型肝炎ウイルスなど），③周囲の流行（パルボウイルスB19感染症，風疹など）といった鑑別があがる[3]．

薬剤性

キノロン系抗菌薬[*2]は関節痛や腱炎を生じ，BCGやアロマターゼ阻害薬といった抗がん剤も関節痛の原因となる[4]．また，DPP4阻害薬でも多関節痛が生じ，リウマチ因子が陽性となった症例も報告されている[5]．

内分泌

副腎不全では微熱や倦怠感とともに関節腫脹は伴わない疼痛を認めることがある[6]．甲状腺機能低下症でも，稀だが関節の腫脹と圧痛を認めることがある[7]．

膠原病

さまざまな膠原病が鑑別にあげられる．以下に代表的な疾患について述べる．

---

*2：今回の症例でもキノロンが処方されていましたね．耐性菌も増えているし，アキレス腱障害（PMID：29972705）や大動脈瘤（PMID：29519881）および致死的不整脈や心血管疾患（PMID：29095256）のリスクになりうるし，結核をマスクしてしまうので，可能な限り使いたくないですね．

■ 全身性エリテマトーデス (systemic lupus erythematosus：SLE)

発熱，皮疹，関節痛を呈し，補体低下，抗核抗体陽性になる．SLEは無治療なら自然経過で悪化するため，詳細な病歴聴取，診察，慎重な経過観察が重要となる．

■ 成人スティル病 (adult-onset Still's disease：AOSD)

発熱，皮疹，関節痛を呈する．発熱はspike feverとなり，皮疹が発熱とともにみられることが多い．また，咽頭痛を認めることも多い．血清フェリチン値が診断の助けになる[8]．

■ 関節リウマチ (rheumatoid arthritis：RA)

1週以内の超急性期の発熱+関節痛の鑑別において上位にはあがらないが，週の単位で続く発熱・関節痛の場合は鑑別を要する．

■ 脊椎関節炎 (spondyloarthritis：SpA)

大きく分けて脊椎をメインに侵すaxial SpAと末梢関節を侵すperipheral SpAがあるが，この場合後者のほうが鑑別にあがる．一般的にRAよりも比較的急性の経過で症状を呈しやすく，頻度はRAより低いが，本症例においてはむしろRAより上位の鑑別になるかもしれない．SpAのなかには強直性脊椎炎のほかに炎症性腸疾患関連SpAや乾癬性関節炎，反応性関節炎などがある．特に反応性関節炎は先行する感染があり，その1～3週間後に関節痛や腱付着部炎を生じる．疼痛部位は非対称性であり，指炎などを合併する．先行感染として多いのはカンピロバクター，エルシニア，サルモネラといった消化器症状を呈するものである[3, 9]．

■ その他の膠原病など

多くの鑑別疾患があがるが，膠原病における診断は発熱と関節痛以外の症状・所見を探し総合的に判断することが求められる．たとえば血管炎では呼吸器症状（肺病変）や血尿（腎機能障害），ベーチェット（Behçet's）病なら眼症状や口腔内・陰部潰瘍病変・消化管病変など，SAPHO（髄膜炎"Synovitis"，痤瘡"Acne"，膿胞"Pustulosis"，骨過形成"Hyperostosis"，骨炎"Osteitis"を含む疾患）症候群なら指炎や骨髄炎の所見，サルコイドーシスでは心臓や肺などの臓器病変がないかなど，「発熱+関節痛+α」の情報を探しにいくべきである．

悪性腫瘍

発熱は悪性腫瘍でしばしば認める症状であるが，関節痛はどちらかといえば珍しい．しかしながら，血液疾患，特にリンパ腫では発熱と関節痛が主訴になることもある[10]．ま

表2 パルボウイルスB19感染症—小児と成人の発症様式の違い

	小児	成人
経過	急性	急性〜慢性
前駆症状	認めないこともある	しばしば認める
皮疹	両側頬部の紅斑	レース状皮疹
関節痛	稀	よく認める
合併症	胎児水腫,先天性貧血	一過性骨髄無形性発作

〔Qiu J, et al：Human Parvoviruses. Clin Microbiol Rev 30(1)：43-113, 2017/ Mage V, et al：Different patterns of skin manifestations associated with parvovirus B19 primary infection in adults. J Am Acad Dermatol 71(1)：62-69, 2014より一部改変〕

た,paraneoplastic rheumatic syndromeという概念があり,悪性腫瘍の初期症状として多発関節炎や血管炎,SLE様の症状を呈することがある.膠原病と診断し,ステロイドや免疫抑制薬治療を開始したが反応性が乏しい場合などに疑う[10]*3.

症状と診断

　パルボウイルスB19感染症は,小児と成人で異なる臨床像を呈する(表2).

　小児では伝染性紅斑(いわゆるりんご病)を起こす.両側頬部の紅斑が典型的である.インフルエンザ様の前駆症状が生じることもあるが,前駆症状が目立たず,一見健康な小児に突然皮疹が生じて判明することが多い*4.顔面から始まった皮疹は徐々に体幹,四肢へと進展する.関節痛は小児では珍しい[1].

　成人では関節痛が主な症状となる.典型的な頬部紅斑は小児ほど認めないが,女性では約半数で皮疹を認めたという報告もあり,身体診察で皮疹を探しにいく.顔面に比べて特に下肢,体幹,上肢の頻度が高い[11].皮疹の性状はレース状,網状紅斑が

---

*3：ただし,paraneoplastic rheumatic syndromeではないとしても,それとは別に一般的ながん検診は勧めておくとよいと思います.たとえばステロイド反応良好なPMRやRS3PEで,それとは恐らく無関係の早期癌が見つかり,何とも気まずいケースは少なからず経験するので.
*4：うちの3姉妹が次々とほぼ前駆症状なしに顔や体幹,四肢に淡い紅斑を呈したことがありました.淡すぎてその眼で見ないと見逃してしまいそうです……

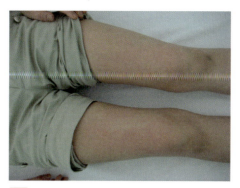

図1 パルボウイルスB19感染症の皮疹

特徴である(図1)[12, 13]．

　感染初期ではウイルス自体の影響で発熱とインフルエンザ様の症状を呈し，いったん改善する．その約5～10日後に皮疹と関節痛が生じ，この時期に抗体価の上昇を認める．皮疹や関節痛といった症状は抗体の反応・沈着によって生じると考えられている．関節痛だけではなく関節炎の所見も生じうる．関節痛を訴えるが，それが滑膜炎であることもある[14, 15]．

　パルボウイルスB19感染症を疑っている場合に，貧血があれば骨髄無形性発作を考える[12]．だが，血液検査所見として特異的なものはない．一方で，膠原病と紛らわしい結果になることがあり，リウマチ因子陽性，抗核抗体陽性，抗ds-DNA抗体陽性，低補体血症などを認める[16]．特にSLEの初期と鑑別がつかないこともありうる[17]．「急性発熱+関節痛」患者において，これらの抗体が陽性でも安易にSLEと診断せず，パルボウイルスB19感染症の除外をしておくことで，不要なステロイド・免疫抑制薬の使用をせずに済むこともある．

　診断はIgMの上昇，DNAの検出などが参考になる(表3)[12]．なお，IgMの測定は妊婦に対してのみ保険収載されているので，妊婦以外の患者に検査をする場合は自費[*5]であることを説明しておいたほうがよいだろう．だが，これらの結果はすぐには判明しないので，結果を待つ間にほかの「発熱+多発関節痛」の鑑別疾患を詰める．

---

*5：2,180円です．

表3 パルボウイルス B19 における診断検査

症状や疾患	IgM	IgG	DNA交雑法※1	DNA増幅※2
伝染性紅斑	+++	++	−	+
関節痛	++	+	−	+
一過性骨髄無形成発作	+/−	+/−	++	++
遷延する貧血	+/−	+/−	++	++
胎児水腫，先天性貧血	+/−	+	+/−	++
過去の感染	−	++	−	+/−

※1 DNA交雑法（DNA-DNA hybridization）：特定の微生物が持つ DNA と患者の DNA 配列間の類似性を評価する分子生物学的手法．陽性結果が出るのは 1 mL あたり約 106 ゲノムコピー以上とされる．

※2 DNA増幅（DNA amplification）：患者の DNA の特定部位をポリメラーゼ連鎖反応（polymerase chain reaction；PCR）を用いて増幅して調べる方法．陽性結果が出るのは 1 mL あたり約 102 ゲノムコピー以上とされる．

〔Young NS, et al：Parvovirus B19. N Engl J Med 350（6）：586-597, 2004 より一部改変〕

治療の基本は対症療法

　多くの症例では特別な治療を必要とせず，対症療法が基本となり自然に改善する．伝染性紅斑は自然に回復し，関節痛も同様に自然に快方に向かうことが多いが，疼痛が強い場合は NSAIDs などの鎮痛薬が必要になる．骨髄無形成発作では輸血や酸素投与が必要になることがある．多くの場合外来での治療が可能であり，その場合，隔離の必要はない[12]．

　注意点として，パルボウイルス B19 感染症発症後に新たに膠原病を獲得する症例も散見され，パルボウイルス B19 感染症と膠原病の発症になんらかの関連性があることが示唆されている[18]．そのため，パルボウイルス B19 感染症診断後も症状の推移をフォローアップすることが望ましい．

本症例にどう対応したか

　追加問診にて海外渡航歴や性交渉歴の確認をしたが，特に問題ある生活歴はなかった．血液培養も陰性だったが，抗核抗体 80 倍（homogeneous pattern；均等型）と補

体低値を認めた(C3c 65 mg/dL, C4 5.7 mg/dL). SLE を疑ったが，さらなる追加問診で発症 1 週間前に子どもも体調不良であったことが判明した．患者と話し合いのうえパルボウイルス B19 IgM(HPV-B19 IgM)を検査するとともに，NSAIDs 投与で経過観察とした．1 週間後の外来では症状は消失しており，HPV-B19 IgM の上昇(抗体価 9.62, 基準値 0.79)を認めたためパルボウイルス B19 感染症の確定診断に至った．

文献

1) Qiu J, et al：Human Parvoviruses. Clin Microbiol Rev 30(1)：43-113, 2017.〈パルボウイルス B19 感染症のレビュー〉
2) Heiro M, et al：Infective endocarditis in a Finnish teaching hospital：a study on 326 episodes treated during 1980-2004. Heart 92(10)：1457-1462, 2006.〈フィンランドにおける 326 名の感染性心内膜炎患者の症候をまとめた報告〉
3) Calabrese LH, et al：Viral arthritis. Infect Dis Clin North Am 19(4)：963-980, 2005.〈ウイルス性関節炎のレビュー〉
4) Mor A, et al：Drug-induced arthritic and connective tissue disorders. Semin Arthritis Rheum 38(3)：249-264, 2008.〈薬剤関連関節症状や薬剤関連膠原病様症状のレビュー〉
5) Yokota K, et al：Sitagliptin (DPP-4 inhibitor)-induced rheumatoid arthritis in type 2 diabetes mellitus：a case report. Intern Med 51(15)：2041-2044, 2012.〈DPP4 阻害薬による多発関節炎の日本からの 1 例報告〉
6) Erichsen MM, et al：Clinical, immunological, and genetic features of autoimmune primary adrenal insufficiency：observations from a Norwegian registry. J Clin Endocrinol Metab 94(12)：4882-4890, 2009.〈ノルウェーの副腎不全患者レジストリ 664 名の症状まとめ〉
7) Bello F, et al：Hypothyroidism in adults：A review and recent advances in management. J Diabetes Endocrinol 3(5)：57-69, 2012.〈甲状腺機能低下症についてのレビュー〉
8) Gerfaud-Valentin M, et al：Adult-onset Still's disease. Autoimmun Rev 13(7)：708-722, 2014.〈成人スチル病のレビュー〉
9) Pinals RS：Polyarthritis and fever. N Engl J Med 330(11)：769-774, 1994.〈New England Journal of Medicine の多発関節炎＋発熱のレビュー〉
10) Azar L, et al：Paraneoplastic rheumatologic syndromes. Curr Opin Rheumatol 25(1)：44-49, 2013.〈リウマチ様症状を呈する傍腫瘍症候群についてのレビュー〉
11) Mage V, et al：Different patterns of skin manifestations associated with parvovirus B19 primary infection in adults. J Am Acad Dermatol 71(1)：62-69, 2014.〈29 名のパルボウイルス B19 感染症患者における皮膚症状のバリエーションについての報告〉
12) Young NS, et al：Parvovirus B19. N Engl J Med 350(6)：586-597, 2004.〈New England Journal of Medicine のパルボウイルス B19 感染症のレビュー〉
13) Heegaard ED, et al：Human parvovirus B19. Clin Microbiol Rev 15(3)：485-505, 2002.〈Clinical Microbiology Reviews のパルボウイルス B19 感染症のレビュー〉
14) Mauermann M, et al：Parvovirus infection in early arthritis. Clin Exp Rheumatol 34(2)：207-213, 2016.〈11 名のパルボウイルス B19 急性感染の患者と 111 名の対照患者の比較対照研究〉
15) Drago F, et al：Remitting seronegative symmetrical synovitis with pitting edema associated with parvovirus B19 infection：two new cases and review of the comorbidities. Int J Dermatol 54

(10)：e389-393, 2015.〈パルボウイルス B19 感染のあとに RS3PE 症候群を発症した 2 例報告〉
16) Page C, et al：Human parvovirus B19 and autoimmune diseases. Review of the literature and pathophysiological hypotheses. J Clin Virol 72：69-74, 2015.〈パルボウイルス B19 感染症と各種自己抗体陽性との関連をまとめたレビュー〉
17) Cooray M, et al：Parvovirus infection mimicking systemic lupus erythematosus. CMAJ 185 (15)：1342-1344, 2013.〈全身性エリテマトーデスと極めてよく似た病状を呈したパルボウイルス B19 感染症の 1 例報告〉
18) Lehmann HW, et al：Parvovirus B19 infection and autoimmune disease. Autoimmun Rev 2(4)：218-223, 2003.〈パルボウイルス B19 感染症が，自己抗体関連疾患発症の引き金になりうることをまとめたレビュー〉

（佐田竜一・小林知志）

伝染性単核球症

若者たちの情熱のあとさき

とりあえずこれだけは！

- 患者はほとんど10～20歳代．若年者の数週間続く発熱では常に鑑別にあげる
- 後頭部リンパ節腫脹にこだわり過ぎない．疑われる場合は血球分画をチェック
- 原則予後良好，ただし気道閉塞と発症4週までの脾破裂には要注意
- 急性HIV感染症もよく似た臨床経過．問診で性交渉歴の確認を

Case

患者 18歳女性．
主訴 遷延する発熱，咽頭痛．
現病歴 来院14日前から発熱を伴った咽頭痛を自覚し10日前にかかりつけ医を受診．急性咽頭炎と診断されセフカペンピボキシル[*1]を処方された．5日前からはレボフロキサシンに変更されるも症状の改善なく，母親に付き添われて，当院を紹介受診．発熱のわりに全身状態は安定，食事も摂取できている．頭痛なし，嗄声なし，嚥下時痛なし，咽頭痛以外の気道症状，消化器症状，下部尿路症状いずれもなし．Sick contactなし．ペット飼育歴なし．既往歴，内服歴は近医から処方されたレボフロキサシンと頓

---

*1：DU薬処方からスタートする発熱のプレゼンテーションってデフォルトなのでしょうか……．今近隣医療機関や休日夜間診療所の抗菌薬ラインナップを頑張って変えようとしているところです！

用のアセトアミノフェン．嗜好歴，アレルギー歴に特記事項なし．
身体所見　血圧 113/75 mmHg，脈拍 78 回/分・整，体温 37.8℃，呼吸数 12 回/分，SpO_2 99%（室内気）．全身状態は発熱のわりには良好．意識清明．眼瞼・眼球結膜に充血なし．口腔内粘膜疹および出血斑なし，咽頭発赤軽度，扁桃は両側とも化膿性滲出物あり．甲状腺は腫大も腫瘤もなし．頸部リンパ節は前頸，後頸，耳介後部リンパ節を触知するも圧痛は軽度．腋窩リンパ節も両側触知するが，鼠径および滑車上リンパ節は触知しない．心雑音なし，胸部呼吸音・清．腹部平坦・軟で圧痛なし，肝脾腫[*2]は触れず．四肢・体幹・顔面・頸部いずれにも皮疹は認めず，浮腫も認めない．
検査所見　白血球 13,000/μL（好中球 28.5%，リンパ球 50.3%，単球 6.7%，好酸球 0.3%，好塩基球 0.2%，異型リンパ球 13.8%），赤血球 460 万/μL，血小板 145,000/μL，AST 85 IU/L，ALT 73 IU/L，ALP 312 IU/L，T-bil 0.8 mg/dL，LDH 320 IU/L，BUN 18.3 mg/dL，Cre 0.92 mg/dL，CRP 10.25 mg/dL．

伝染性単核球症とは？

　伝染性単核球症（infectious mononucleosis：IM）の好発年齢は 10〜20 歳代とされ，IM の 90% はエプスタイン・バーウイルス（Epstein-Barr virus：EBV）による．唾液からの排出による経口感染がほとんど（別名 kissing disease）で，性交渉でも感染しうるが経口感染と比べると頻度は相当低い．世界中の人々の 95% が血性抗体陽性[1]であり，わが国のような先進国では約半数が 1〜5 歳で感染し，次いで 10〜20 歳で感染する頻度が高い．幼児期の感染は非特異的な感染になりやすく，**最も IM 症状が出やすいのは 10〜20 歳代前半での感染**である．ただし，経済の発展とともに経年的に幼少期での感染率が低下してきており，感染しないまま好発年齢に達した人々が増加している．性差や季節性はない．

[*2]：脾臓は打診も有効ですね．特に Castell's sign は脾腫が腫れる前でも検出できる優秀なフィジカルです（感度 82%，特異度 84%，LR＋5.1，LR−0.21）．仰臥位で全力呼気 → 全力吸気してもらい，左前腋窩線と最下位肋間の交わる点（Castell's point）を打診し，resonant（共鳴音）→ dull（濁音）に変われば陽性（PMID：6061941）．食後や肥満では，もともと呼気時に dull になるので注意！

表1 伝染性単核球症の診断における各所見・検査の特性

			感度（%）	特異度（%）	陽性尤度比	陰性尤度比
症状	咽頭痛		81	6〜27	1.0〜1.1	0.51〜0.62
	倦怠感，疲労感		83	8〜23	0.93〜1.2	0.29〜1.8
	筋肉痛，関節痛		28〜32	59	0.79	1.2
徴候	軟口蓋の出血点		25〜27	95	5.3	1.0
	リンパ節腫脹	後頸	64	87	3.1	0.69
		腋窩，鼠径（両方とも含む）	23	82〜91	3.0	0.57〜0.81
		前頸	67	43	1.2	0.78
		いずれか	91	25〜58	1.2〜2.1	0.23〜0.44
	発熱		72	12〜84	0.90〜1.7	0.87〜1.7
	肝腫大		15	73〜99	1.4〜2.9	0.87〜0.98
	脾腫大		26	71〜99	1.9〜6.6	0.65〜0.94
検査所見	異型リンパ球≧10%		66	92	11	0.37
	リンパ球≧50%と異型リンパ球≧10%		43	99	54	0.58
	リンパ球≧4,000/μL		84	94	15	0.17
	リンパ球>50%		55	92	8.5	0.49

〔Ebell MH, et al：Dose this patient have infectious mononucleosis?：The rational clinical examination systematic review. JAMA 315(14)：1502-1509, 2016 より一部改変〕

典型的な症状，身体所見とは？

　リンパ節腫脹，咽頭痛，発熱が古典的な三徴候である．それぞれの感度は91%，81%，72%であるが，特異度は低い[2]．よくいわれる**後頸部リンパ節腫脹の感度は64%，特異度87%，陽性尤度比3.1**とそこまで診断的な所見ではない．軟口蓋の出血点は，感度は25%と低いものの特異度95%，陽性尤度比5.3[2]とされるが，一方で小児の連鎖球菌性の咽頭炎においても特異度95%という報告[3]があり，解釈が難しい．その他の症状に関しては表1を参照してほしいが，症状と身体所見だけではIMと言い切るのは難しい．なお，40歳を超えるとリンパ節腫脹と咽頭痛をきたす頻度が半分以下

と，典型的な臨床像を呈さなくなる[4]．

有用な検査所見とは？

IMの診断において最も有用な所見は採血での血球分画所見である[*3]．リンパ球が≧50%でかつ異型リンパ球が≧10%存在すれば，特異度99%，陽性尤度比54[2]である．そこまで増えずとも，リンパ球が≧4,000/μLであれば陽性尤度比15，異型リンパ球が≧10%だけでも陽性尤度比11である．トランスアミナーゼも上昇するが，高ビリルビン血症はめったに起こらない．

IMの診断確定は？

米国であればヘテロフィル抗体（IgM）の迅速検査（monospot）がスクリーニングとして使用されるが，現時点でわが国では使用できないので，血性抗体検査を提出する．必要な検査はVCA-IgM，VCA-IgG，EBNAの3つである．ただし保険点数上は3項目を測定しても1項目分（グロブリンクラス別ウイルス抗体価：219点）しか算定はされない[*4]．診療報酬の関係で絞る必要があればVCA-IgMだけでもよい．IMの潜伏期間は30～50日と長いため，通常，症状出現時にはVCA-IgMもVCA-IgGのいずれも検出される．VCA-IgMは感染後1～3か月程度で消失するが，VCA-IgGは生涯陽性となる．EBNAが陽性になるには感染後6～12週を要し，一度陽性になると生涯陽性である．つまり，典型的なパターンとしてはVCA-IgM（およびVCA-IgG）陽性，EBNA陰性，これが急性感染のパターンであり，診断感度は97%，特異度94%と精度は高い[5]．それ以外のEBV関連の抗体検査やEBV-DNA定量検査などはIMの診断という意味では必要性は乏しい．

＊3：診療所の迅速血液検査では白血球分画はわからないので，IMを疑う場合は必ず外注で血算を提出しましょう！
＊4：外来でオーダーするときは，オーダー日を（見かけ上）ずらすよう工夫しています．

表2 伝染性単核球症様（mononucleosis-like illness：MLI）の症状を呈する疾患

病原体	MLIを呈する頻度（%）	鑑別点	急性感染の診断検査
EBV	50〜90	圧痛を伴う，鼠径・腋窩・後頸部リンパ節腫脹，軟口蓋の出血点，扁桃腫大，脾腫，血液学的異常，好発年齢は10〜20歳代	VCA-IgM，VCA-IgG陽性
HHV-6	9	両側性の圧痛を伴わない前／後頸部リンパ節腫脹，肝機能障害，脳炎	IgMおよびIgG抗体，PCR
CMV	5〜7	好発年齢は30歳代とやや EBV より高め，咽頭炎所見は軽度か伴わない，リンパ節腫脹も EBV より軽度，発熱期間は長い，肝障害は必発，2歳未満の小児との接触歴	CMV-IgM が診断的だが，陽性になると1年以上持続する点に留意
HSV-1	6	口唇ヘルペス，歯肉口内炎，扁桃滲出物，著明な嚥下時痛	ウイルス培養，特異抗原検査（DFA）
A群連鎖球菌	3〜4	急性の咽頭痛，扁桃の白苔，咽頭発赤，前頸部中心のリンパ節腫脹，肝脾腫は伴わない，リンパ球増加や異型リンパ球も伴わない	迅速抗原検査，咽頭培養
Toxoplasma gondii	≤3	発熱を伴った小さな対称性の圧痛を伴わないリンパ節腫脹，咽頭痛や肝障害は稀，異型リンパ球も伴わない，ネコの排泄物への曝露または生肉摂取の病歴	IgMおよびIgG抗体
HIV（急性HIV感染症）	≤2	性交渉後1〜4週で発症し，通常は2週間以内に症状は消失する．疼痛を伴う口腔内や陰部の粘膜潰瘍および皮疹の頻度が EBV より高い．発熱や咽頭痛に加えて下痢や頭痛を伴うこともある．リンパ節腫脹は圧痛を伴わない	急性期は HIV 抗原抗体検査は陰性のことが多い（window period）ので HIV-1 の PCR 検査が必要
Adenovirus	≤1	非特異的な気道症状，特に咽頭炎で GAS に酷似する．周囲での曝露歴，その他咽頭結膜熱や肺炎	咽頭および結膜の迅速抗原検査，ウイルス培養

その他，筆者の考える IM-mimicker：菊池病，川崎病，サルコイドーシス，SLE，悪性リンパ腫（ホジキンリンパ腫含む），猫ひっかき病，ジフテリア，ウイルス性肝炎，結核／非結核性抗酸菌によるリンパ節炎，風疹，薬剤性リンパ節腫脹（カルバマゼピンやアロプリノールなど）．

〔Hurt C, et al：Diagnostic evaluation of mononucleosis-like illnesses. Am J Med 120(10)：911. e1-8, 2007 より一部改変〕

mononucleosis-like syndrome との鑑別
急性 HIV 感染症が最重要！

主な鑑別疾患と鑑別ポイントを 表2 にまとめる．鑑別が最も難しいのが IM の約 10% を占める EBV 以外で起こる伝染性単核球症様症候群（mononucleosis-like syndrome と呼ばれ，ほとんどがヘテロフィル抗体陰性）であり，代表例は CMV, *Toxoplasma gondii*, HIV, HHV-6/7 による感染が原因にあげられる．妊婦を除けば，このなかで見逃した場合に最も問題になるのは急性 HIV 感染症（acute retroviral syndrome：ARS）である．ARS のほうが IM より粘膜潰瘍や皮疹の頻度が高いとされるが，識別能の高い所見ではない．さらにややこしいのは，急性 HIV 感染症で VCA-IgM あるいは CMV-IgM が陽性になった（いずれも 1/35 例ずつ）とする報告[7]があり，大変悩ましいが，ここは問診である程度区別せざるをえないだろう．具体的には「臨床的には EB ウイルスによる伝染性単核球症を疑う．このような症状の患者全員に伝えているが，HIV 感染症の急性期でも似たような症状が出ることがある．HIV は特にコンドームを使用せずに性交渉した場合に感染のリスクが上がるのですが……」と伝えると，あまり嫌な顔をされることなく性交渉歴を聞き出すことができる．そのうえで「急性 HIV 感染症では HIV 抗原抗体検査は陰性のことがほとんど[*5]なので，自費検査となりますが……」と伝え，HIV-1 RNA 定量検査を行う．

治療および予後

IM はほとんどの場合は数週以内に自然に治癒する．ただし頭痛や倦怠感や筋肉痛は持続しやすいことが知られており，いずれも発症 6 か月の時点でそれぞれ 16%，13%，11% の患者で症状が残存していたとされる[8]．それ以外の合併症としては血液学的異常（溶血性貧血や血小板減少など）が 25〜50%，神経学的異常（ギラン・バレー症候群，顔面神経麻痺など）が 1〜5% で起こるとされているが，ほとんどは自然治癒する．

頻度は低いながらも致死的な合併症は脾破裂と気道閉塞である．**脾破裂は 0.5〜1% の症例で起こり，ほとんどが発症 3〜4 週以内である**（最大で発症後 8 週の報告あり）た

---

*5：第 4 世代抗原抗体検査の window period は 4 週間に対し，ARS 発症までの潜伏期は 1〜4 週間です．

め，少なくともこの期間までは活発な運動は避けるよう伝えたほうがよい．ただし，脾破裂症例の半数以上は運動の誘因なく起こっていることには留意すべきである．また，EBVによる IM 全般の症状改善を目的としたステロイドの使用には十分な根拠はないが，1% の症例で起こりうる気道閉塞やそれ以外の重症の血液学的合併症に対して利用される場合がある．慢性疲労症候群，多発性硬化症や SLE といった自己免疫疾患やホジキン(Hodgkin)リンパ腫との関連，EBV 感染後の血球貪食症候群(1/80 万症例で起こる)，慢性 EBV 感染症に関しては成書を参照してほしい．なお，細菌性咽頭炎などと誤診してアモキシシリンが処方されると，最大で 95% の患者で麻疹様の皮疹が出るとされ(もっと頻度は低いとする研究もあり)，ほかのβラクタム系抗菌薬でも 40〜60% で皮疹が出現する．ただし，アレルギー機序ではないので，IM がいったん治癒したあとの再投与には影響しない．

本症例にどう対応したか

　症状も三徴候すべてそろっており，リンパ球 50.3%，異型リンパ球 13.8% といずれも著明な増加を認めたため IM を疑った．母親が席を外した際に月経歴および性交渉歴も確認したが，性交渉歴はなかったため，ARS の可能性はかなり下がると考え，VCA-IgM，VCA-IgG，EBNA のみ追加で提出した．エコーも実施し脾腫は直径 11 cm 程度であったが，1 か月程度は過度な運動は避けるよう伝え，さらに腹痛が出現した場合はすぐに来院するよう説明した．後日，VCA-IgM，VCA-IgG いずれも陽性，EBNA 陰性で診断は確定し，症状は受診後 1.5 か月程度で消失した．

私の失敗談

　IMで脾臓が骨盤内まで腫大していて，触診で脾腫と気づかなかったケースがある．外来で時間があれば脾腫はエコーで確認したい．また，特に女性において陰部潰瘍〔発見者にちなんでリップシュッツ潰瘍（Lipschütz's ulcer）*6 と呼ばれる〕が初発症状となる例があり，過去に41例の報告がある[9]．

文献

1) Luzuriaga K, et al：Infectious mononucleosis. N Eng J Med 362(21)：1993-2000, 2010.〈IMの記述レビュー．IMの全体像を俯瞰するのならこれがよい．なお，本文中で頻度など数字を記載していながら引用文献の記載がない箇所はすべてこれから引用した〉

2) Ebell MH, et al：Dose this patient have infectious mononucleosis?：The rational clinical examination systematic review. JAMA 315(14)：1502-1509, 2016.〈IMの症状，身体所見，採血検査に関するシステマティックレビュー〉

3) Choby BA：Diagnosis and treatment of streptococcal pharyngitis. Am Fam Physician 79(5)：383-390, 2009.〈小児のA群連鎖球菌性咽頭炎での口蓋の出血点の感度は5%，特異度95%．ただし，陽性尤度比は1.4〉

4) Axelrod P, et al：Infectious mononucleosis in older adults. Am Fam Physician 42(6)：1599-1606, 1990.〈40歳以上で発症したIMの特徴，若年発症との比較〉

5) Bell AT, et al：Clinical inquiries. What test is the best for diagnosing infectious mononucleosis? J Fam Pract 55(9)：799-802, 2006.〈伝染性単核症にどの検査が最も有用かを示してくれる．臨床症状と抗体検査でPCR以上の診断精度を誇る〉

6) Hurt C, et al：Diagnostic evaluation of mononucleosis-like illnesses. Am J Med 120(10)：911. e1-8, 2007.〈IMの鑑別診断の表がわかりやすい〉

7) Post JJ, et al：Positive Epstein-Barr virus and cytomegalovirus IgM assays in primary HIV infection. J Med Virol 83(8)：1406-1409, 2011.〈急性HIV感染症でもEBVやCMVのIgMが1〜20%の頻度で偽陽性となりうる〉

8) Rea TD, et al：Prospective study of the natural history of infectious mononucleosis caused by Epstein-Barr virus. J Am Board Fam Pract 14(4)：234-242, 2001.〈約10〜15%の症例で発症6か月が経過しても全身症状が残りうる〉

9) Bolis V, et al：Atypical manifestations of Epstein-Barr virus in children：a diagnostic challenge. J Pediatr (Rio J) 92(2)：113-121, 2016.〈EBウイルス感染に関連した非典型的な症状や疾患のレビュー〉

　　　　　　　　　　　　　　　　　　　　　　　　　　　　　　　　　　（西村　翔）

---

*6：実際フィジカルのみだと感度40%，特異度88%，LR−0.68と除外に向かないが，フィジカル+POCUS（point-of-care超音波）だと感度100%，特異度74%，LR+3.78，LR−0と除外精度を上げられるという研究があります（PMID：2638310）．組み合わせて診断・除外しましょう！

麻疹と風疹

臨床所見の類似点と相違点

> **とりあえずこれだけは！**
>
> - 最近の麻疹は成人の輸入感染症である
> - 麻疹は空気感染し，感染力はきわめて高い
> - 妊娠中の風疹は先天性風疹症候群の原因となる
> - 風疹を疑うときは修飾麻疹を忘れない

麻疹はもはや「成人の輸入感染症」である

Case 1

患者 23歳男性．

主訴 発熱，関節痛．

現病歴 某年3月中旬よりフィリピンに出張し6日間滞在．現地では生食歴なく，欧米人向けレストランで食事をとっていた．帰国後7日目に軽度の発熱を認め近医にてインフルエンザ迅速検査を施行されたが陰性であり，咽頭発赤があったため抗菌薬を処方された．その夜から40℃の発熱，関節痛，頭痛を認め解熱鎮痛薬を追加された．帰国後13日目にマラリアなどの可能性を考え患者本人が保健所に相談し，奈良県立医科大学感染症センターに受診となった．鼻汁・咽疼痛，咳嗽は軽度あり，下痢なし．肉眼的血尿なし．既往歴・内服歴・アレルギー歴なし．喫煙歴なし．アルコールは機会飲

酒．

身体所見 体温 39.2℃, 脈拍 108/分・整, 血圧 128/68 mmHg, 呼吸数 24/分, 意識清明, SpO$_2$ 97%（室内気）.
全身状態はぐったり．項部硬直なし，咽頭発赤軽度あり，頸部リンパ節腫脹は明らかでない．眼脂を伴う眼球結膜充血を認める．左頬粘膜にコプリック（Koplik）斑あり．呼吸音は清，心音は過剰心音と心雑音を聴取せず．腹部は平坦・軟で自発痛や圧痛・肝脾腫・肝臓叩打痛など異常所見なく，四肢浮腫なし．

検査所見 WBC 2,000/μL（neut 35.5%, Ly 45.0%, Eo 6.0%, Baso 0.5%, Mono 10%, At-Ly 3.0%）, RBC 433万/μL, HGB 13.5 g/dL, HCT 39.1%, PLT 16.0万/μL, CRP 2.0 mg/dL, AST 60 IU/L, ALT 55 IU/L, LDH 411 IU/L, ALP 75 IU/L, T-Bil 0.6 mg/dL, BUN 12 mg/dL, Cre 0.65 mg/dL, Na 141 mEq/L, K 4.6 mEq/L, Cl 108 mEq/L.

症状・身体所見　リスク因子から鑑別疾患を除外していく

　フィリピンからの帰国後であることを考えると，輸入感染症についてまず鑑別をあげる必要があり，特に治療の遅れが予後悪化に直結する熱帯熱マラリアの除外は必須である．蚊への曝露の程度や渡航中の宿泊先，服装などを勘案し，マラリアの可能性が否定できない場合は，高次医療機関へ紹介すべきである．本症例の潜伏期間は 7～13 日であり，デング熱とウイルス性肝炎は除外できる．腸チフスについても潜伏期間が合わず，血液培養の結果を待ってもよいだろう．

　本症例ではコプリック斑や眼脂を伴う結膜充血など麻疹を疑う身体所見があるため，比較的容易に麻疹の検査・診断にたどり着けた[*1]．それ以外にも，疫学的な情報が診断へのヒントになる．本症例は東南アジアで麻疹が流行している時期の症例であり，担当医がその事実を認識していたためコプリック斑を見落とさなかった．また，**近年麻疹は過半数が成人症例であるという事実も重要である**．さらに，2015 年 3 月に日本土着の麻疹ウイルスは国内から排除されたと WHO 西太平洋地域事務局から認定されたと

＊1：発症初期 2～3 日のカタル期にはコプリック斑も皮疹もみられないので注意！

おり，**麻疹が輸入感染症になっているという事実も診断への重要なポイントであった**[*2]．

麻疹は原則として PCR 法での診断を！

　麻疹抗体価の検査は複数あり，ともすれば診断に結びつかない検査項目をオーダーしてしまうことがある．2012 年に国立感染症研究所感染症情報センターから発出された「麻疹の検査診断の考え方」[1)]によると，麻疹 IgM（EIA 法）が最も有用である．IgM 抗体は発疹出現後 72 時間以内で 77％ が陽性になり，11 日目までに 100％ 陽性になると報告されている．また，発疹出現後 28 日目以降は IgM が消失する症例が増加する．ただし，IgM のみで麻疹をほぼ確定診断できるのは，IgM（EIA 法）が 8.0 以上の場合のみであり，それ以下の場合は PCR 法と併用して総合的に診断を行う必要がある．受診時の IgM が陰性であっても PCR 法で陽性であれば麻疹と診断できる．

　また，IgG（EIA 法）を測定することはペア血清で診断をつけられる可能性があるため重要である．したがって，麻疹を疑った場合には IgG（EIA 法）と IgM（EIA 法）の測定を行うのがよい．

　PCR 法については保険適用がなく，商業ベースの検査会社にはオーダーできないため，通常は地方自治体の衛生研究所で行政検査の形で行われる．検査にあたっては仲介となる保健所と連携する必要がある．なお，2010（平成 22）年の厚生労働省結核感染症課長通知により麻疹の診断では可能な限り PCR 法で病原体を直接検出するよう求められている．

感染対策　医療従事者にワクチン，疑い患者は診察まで別室待機を

　麻疹は**空気感染**し，非常に感染力の高い疾患である．1 人麻疹患者がいれば，麻疹に対する免疫をもたない **12～18 人に感染させる**[2)]とされている（インフルエンザは 2～3 人である）．麻疹患者は発熱を主訴として一般の患者に交じって来院する．したがって医療従事者は麻疹に対する免疫を保有していなければならない[*3]．この点については成人に対するワクチン接種についてまとめた別項（324 ページ）を参照されたい．上述のと

[*2]：本人が渡航していなくても，2 次感染の可能性についても（特にアウトブレイク時）注意が必要！ちなみに潜伏期間は 10～12 日である．

おり麻疹は輸入感染症としての側面が強く，院内感染を防ぐため**発熱があると判明した段階で海外渡航歴を聴取し，渡航歴があれば別室待機を指示すべき**であろう．また，麻疹の流行状況は常にアップデートし，アウトブレイク時には感染対策の閾値を下げる必要がある．また空気感染する疾患とはいえ，麻疹を疑う患者に対してサージカルマスク装着を指示することは多少の効果を発揮する[2]．

治療　治療法はなく予防が大切

麻疹に対する特異的な治療法はなく，リバビリンやビタミンAの使用が有効との報告もあるが，一般的には行われていない．ワクチン接種による予防が大切な疾患である．

入院か外来か，あるいは高次医療機関に紹介か

麻疹は成人症例も小児同様の臨床症状を呈することが多く，診断については小児と大きく変わらない．しかし成人麻疹の特徴として肺炎や髄膜脳炎など重篤な合併症の頻度が小児症例と比較して高くなる傾向にある．また，妊婦の麻疹症例では流・早産の頻度が高くなる．成人麻疹であるから自動的に入院というわけではないが，入院の閾値は大幅に低くすべきであろう．

本症例にどう対応したか

患者本人はマラリアなど熱帯感染症を疑って受診しており，入院での精査を希望された．麻疹の疑いがあるため，空気予防策が可能な個室に入院となった．マラリアやデング熱，A型肝炎などの輸入感染症を疑い各種検査を施行したが，最終的に陰性であった．入院翌日に体幹部より皮疹の出現を認め，口腔粘膜のコプリック斑と併せ麻疹が強く疑われた．麻疹の抗体価を測定しIgM抗体陽性（5.50），PCRにて麻疹ウイルス

＊3：診療所スタッフの個々の名札の裏には，麻疹，風疹，水痘，ムンプスの抗体価（入職時にチェック）を記載し，安全に対応できるスタッフかどうかいつでも確認できるようにしている．ちなみに当クリニックでは本人〜2親等までワクチンの仕入れ値のみで接種できるよう配慮しています（良心的！）．

の同定に至った．遺伝子型はD4型であった．

「風疹」は国内外を問わず成人男性に多い

> **Case 2**
>
> **症例** 32歳男性．
> **主訴** 鼻汁・咽頭痛．
> **現病歴** 某年10月上旬〜11月初旬までラオスに業務のため滞在しており，帰国当日夜から鼻汁・咽頭痛・咳・微熱(37℃台)などの症状があり，翌日近医を受診した．咽頭扁桃の発赤を認め，後頸部リンパ節腫脹を伴っていたため急性上気道炎として抗菌薬ならびに解熱鎮痛薬を処方された．その後の症状の改善が乏しく，2日後に頸部〜上肢にかけての皮疹が出現したため，当科を受診した．
> **身体所見** 体温37.4℃，脈拍88/分・整，血圧112/56 mmHg，呼吸数18/分，意識清明，SpO_2 97%(室内気)．
> 項部硬直なし，咽頭発赤軽度あり，後頸部リンパ節で弾性・軟の腫脹を認め直径は10 mm程度であった．眼脂を伴わない両側結膜充血あり．リンパ節腫脹は軽度の圧痛を伴う．口腔内に明らかな粘膜疹や口内炎はない．呼吸音は清，心音は過剰心音と心雑音を聴取せず．腹部は平坦・軟で自発痛や圧痛・肝脾腫・肝臓叩打痛など異常所見なく，四肢浮腫なし．
> **検査所見** WBC 3,900/μL (neut 42.0%, Ly 43.0%, Eo 3.0%, Baso 0.5%, Mono 11.5%), RBC 460万/μL, HGB 15.1 g/dL, HCT 42.5%, PLT 14.8万/μL, CRP 1.0 mg/dL, AST 27 IU/L, ALT 21 IU/L, LDH 277 IU/L, ALP 66 IU/L, T-Bil 0.5 mg/dL, BUN 15 mg/dL, Cre 0.69 mg/dL, Na 142 mEq/L, K 4.7 mEq/L, Cl 107 mEq/L.

身体所見　後頸部リンパ節腫脹と眼脂のない結膜充血

　身体所見で重要なのはリンパ節腫脹であり，教科書的には耳介後リンパ節の腫脹が有名であるが，実際は後頸部リンパ節が多いという報告がある[3]．したがって，リンパ節腫脹の場所にこだわる必要はない[*4]．結膜充血は麻疹の症例でも認めたが，**麻疹が眼**

脂を伴うことが多いのに対して，風疹は眼脂を伴わないことが特徴である．発熱の持続期間は麻疹が 1 週間程度であるのに比較し，風疹は 4 日間程度と短く，これが「三日ばしか」といわれたゆえんである．さらに，麻疹・風疹ともに発熱を認めるが，**麻疹が 39℃ 程度の高熱を呈するのに対し風疹は 38℃ 程度までの微熱を呈することが多い**．また，麻疹では約 80% でコプリック斑を認めるが，風疹ではみられない．したがって，両疾患の鑑別には口腔内の観察が欠かせない．成人においては非特異的な皮疹[*5]の出現が多く，皮膚所見で両者を区別するのは困難であるとされている[3]．

本症例はラオスからの帰国当日に発熱を認めており，Case 1 と同様デング熱やマラリアなども鑑別にあげる必要があり，各種検査を行って否定している．

検査所見　抗体検査は HI 法が最も無難

風疹の血液検査所見では，白血球減少，軽度の血小板減少，トランスアミナーゼや LDH の上昇を認めることが多いが，この特徴はウイルス性感染症ではよくみられる所見であり，風疹を他の疾患から鑑別するのにはあまり有効でない．ただし，風疹には小児例を中心に血小板減少性紫斑病の合併が認められるとされており，極端な血小板減少を認めるときは注意が必要である．

風疹の診断において IgM 抗体の測定は重要であるが，偽陽性もあるため，弱陽性の場合必ずしも風疹と確定診断はできない．**急性期と回復期のペア血清を用いて抗体価で診断をするには，HI 法で 4 倍以上の上昇か IgG の有意な上昇を証明する必要がある**．なお，IgM 抗体は発疹が出現して 3 日以内には陰性になることもあるため，陰性であるから風疹を否定できるわけではない[4]．

感染対策　飛沫予防策を徹底する

麻疹同様，医療従事者が院内感染の原因にならないよう，ワクチン接種により十分

---

*4：他のウイルス感染症同様，前頸部ではなく後頸部に多いのですが，耳介後部や後頸部のリンパ節腫脹は本疾患特異的な所見ですね！
*5：皮疹は顔面 → 体幹 → 四肢（近位 → 遠位）と進展し，またこの順に消退します．典型的には癒合しない斑状の紅斑であるが，成人例では癒合し紫斑となることもある．

な免疫を獲得しておく必要がある．風疹は飛沫予防策で感染対策が可能であるため，患者間の感染対策については風疹疑い患者に対してサージカルマスクの装着と別室待機を指示することで可能であろう．

合併症　先天性風疹症候群に注意する

　成人が風疹に罹患した場合，稀に急性脳炎を起こすことがある．免疫のない妊娠初期の女性が風疹に感染した場合，児に，難聴・白内障・心疾患などを合併する先天性風疹症候群が生じる危険性がある．したがって，**妊娠中の女性が風疹に罹患している可能性がある場合は，速やかにかかりつけの産婦人科医と連携をとることが重要**である．『産婦人科診療ガイドライン―産科編 2017』[5]では妊娠初期において風疹 HI 抗体価の測定を行うことが推奨されており，ほとんどの産婦人科医では風疹の抗体価を測定しているため，その値が 8 倍以上であれば風疹である可能性は低くなる．産婦人科医と同時に保健所と連携し，確定診断のためのウイルス PCR 検査の手配を行うべきである．

修飾麻疹と風疹の鑑別は難しい

　かつて麻疹ワクチンを接種し抗体陽性となったが，長期間ののちにワクチンによる免疫が減衰してきた場合，再度麻疹に罹患することがある (secondary vaccine failure)．しかし T 細胞は抗原に対してある程度の反応を示すため，このような症例は軽症の麻疹の症状を呈し，風疹との鑑別が難しいことがある．これを修飾麻疹という．修飾麻疹では発熱も軽度であり，期間も 2〜3 日と短いことが多いとされ，コプリック斑も認めない症例が多い．修飾麻疹の患者は風疹や薬疹などと誤診されたり，症状が軽度であるため医療機関に受診せず市販薬で経過観察していたりすることから，感染源として非常に重要である．なかには麻疹ウイルス IgM が陽性にならない症例もあり，ここまでくると診断をスムーズにつけるのはきわめて難しいが，**風疹を鑑別にあげる症例には自動的に修飾麻疹も念頭に置くことが必要**である．

本症例にどう対応したか

　発熱は初診の翌日には解熱し，皮疹も 2 日間で消失した．抗デング熱 IgM 迅速検査，デングウイルス NS-1 抗原迅速検査ではともに陰性であり，血液塗抹標本のギムザ染色でもマラリア原虫は認めなかった．臨床症状から麻疹や風疹を疑われ，地域の衛生研究所で麻疹ウイルスならびに風疹ウイルスの PCR 法によるウイルス遺伝子検査を行ったところ，風疹が陽性となったため確定診断となった．後日返却された風疹ウイルス IgM（EIA 法）は 2.21 と陽性であり，一方，風疹抗体（HI 法）は初診時 4 倍から 4 週間後には 256 倍に上昇していた．

文献

1) 国立感染症研究所感染症情報センター麻しん対策技術支援チーム：麻疹の検査診断の考え方．2012.〈麻疹を疑ったときの検査について〉
2) 国立感染症研究所：医療機関における風しん対策ガイドライン．2014.〈風疹の感染対策まとめ〉
3) 加藤博史，他：成人における風しんの臨床像についての検討．感染症学雑誌 87(5)：603-607, 2013.〈2013 年にわが国で発生したアウトブレイク時の臨床像のまとめ〉
4) 国立感染症研究所：風疹とは（2013 年 5 月 7 日改訂）．2013.〈風疹という疾患のまとめ〉
5) 日本産科婦人科学会，他（編）：産婦人科診療ガイドライン―産科編 2017．日本産科婦人科学会，2017.〈妊娠中の感染症に対する対応のまとめなど〉

〈小川　拓〉

手足口病

手足口病は手と足と口だけ？

> **とりあえずこれだけは！**

- 手足口病は主に夏期（5〜9月頃）に流行するウイルス感染症である
- 多くは軽症であるが，急性髄膜炎や急性脳炎，心筋炎の合併が時にみられ，新生児では重症化することがある
- 近年大流行がみられ，発疹の出現部位が手足口だけでなく，全身に広がる症状もみられる

Case

患者 3歳4か月女児．

現病歴 3日前から38℃台の発熱，口腔・手掌・足底に発疹が出現し近医で手足口病と診断された．発熱が持続し，徐々に経口摂取不良と活気不良をきたしたため，当院外来を受診した．保育園で手足口病が流行中．予防接種歴：定期接種はすべて済み．鼻汁・咳嗽なし，嘔吐あり，下痢なし，痙攣なし．

身体所見 意識清明だが全身状態はぐったりしている．体温39.2℃，脈拍136回/分，呼吸数28回/分．項部硬直あり，口腔粘膜乾燥あり，呼吸音は清，心雑音なし，ツルゴール低下あり．

検査所見 髄液検査：多核球5/μL，単核球450/μL，蛋白136 mg/dL，糖38 mg/dL（血清：86 mg/dL）．髄液グラム染色：陰性．血液・髄液培養：陰性．

診断のポイント

手足口病は小児の病気？
　5歳以下が90%を占め，1〜3歳にピークがある．近年，成人発症例が散見されており，成人においても重篤な中枢神経合併症の報告がある．

感染経路
　ウイルスは咽頭や皮膚の水疱内容に存在するほか，糞便にも排泄される．そのため，感染経路は飛沫感染，水疱内容からの接触感染，経口感染（糞口感染）があり，経口感染が最も多い．

症状・身体所見

　3〜6日間の潜伏期間後，口腔，皮膚に水疱性発疹を生じる．一般的に全身症状は軽度である．

皮膚・粘膜症状
　手・足・口に小水疱性，または膿疱性発疹がみられる（図1a〜c）．通常，手と足の水疱の大きさは3〜7 mmであり，触ると痛む．また，口腔粘膜や舌に痛みの強い小水疱，小潰瘍を形成し，経口摂取が困難になる場合がある．経過は数日〜1週間ほどであり，瘢痕を残さず治癒するのが典型例である．
　一方，2011, 2013年に流行したコクサッキーA(CV-A) 6型による手足口病では，皮疹が手足口にとどまらず臀部や体幹にも広範に生じることが特徴である．そのため，手・足・口だけでなく臀部・体幹まで視診することが重要である．広範な水疱は，手足口病とはいいがたい臨床像を呈し（図1d），水痘やカポジ(Kaposi)水痘様発疹との鑑別が必要となる場合がある．

全身症状
　約30%程度に38℃台の発熱が1〜3日みられる．全身倦怠感，感冒様症状のほか，食欲不振，下痢，嘔吐など消化器症状を呈することもある．稀に髄膜炎や脳炎，心筋炎を合併することがあり，特に新生児では重症化することがある．

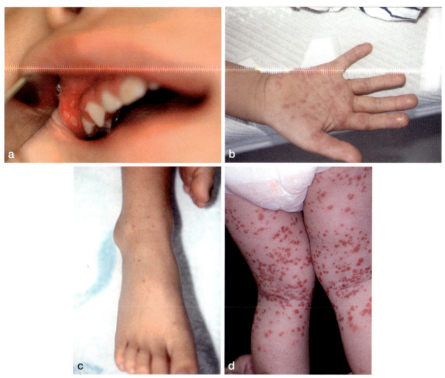

図1 手足口病の症状
a〜c：これまで例年みられた典型的な発疹，d：CV-A6 による広範な発疹
〔写真は国保中央病院小児科・阪井利幸先生(b, c)，加藤小児科医院・加藤彰一先生(a, d)（http://www.nsknet.or.jp/katoh/hfm.html）のご厚意による〕

検査・診断

　臨床的に診断されることが多い．発疹の性状，分布が重要であり，季節（夏〜初秋）や周囲での流行状況などが参考になる．

病原診断

　ウイルス分離や遺伝子検出法（PCR 法）が重要である[*1]．水疱内容物，咽頭ぬぐい液，便などが用いられる．PCR 法は，ウイルス分離より迅速かつ高感度で，分離が難し

表1 ヒトに感染するエンテロウイルス属の分類（ポリオウイルスを除く）

血清型に基づく従来の分類	遺伝相同性による最近の分類
A群コクサッキーウイルス（CV-A） 　CV-A1～22,24 B群コクサッキーウイルス（CV-B） 　CV-B1～6 エコーウイルス（echovirus：E） 　E1～7,9,11～21,24～27,29～33 エンテロウイルス（EV） 　EV-68～71	ヒトエンテロウイルスA（human enterovirus-A:HEV-A） 　CV-A2～8,10,12,14,16,EV-71 ヒトエンテロウイルスB（HEV-B） 　CV-B1～6,CV-A9,E1～7,9,11～21,24～27,29～33,EV-69 ヒトエンテロウイルスC（HEV-C） 　CV-A1,11,13,17,19～22,24 ヒトエンテロウイルスD（HEV-D） 　EV-68,70

手足口病の主な原因ウイルスは色文字下線で示す.
手足口病のウイルスの多くは，最近の分類ではHEV-Aに属する.

い血清型ウイルスも含めすべてを検出することができる．血清診断は補助的であるが，エンテロウイルス間での交差反応がない中和抗体の測定（NT法）が勧められる．急性期と回復期の血清で4倍以上の抗体価上昇により診断する．

原因微生物

　ピコルナウイルス（*Picornaviridae*）科エンテロウイルス（*Enterovirus*）属によるウイルス感染症である（表1）．エンテロウイルス属には90種類以上の血清型があり，血清型に基づく従来の分類と，遺伝相同性に基づく最近の分類がある．手足口病はエンテロウイルス属のなかでもエンテロウイルス（EV）71型，CV-A16型が多いが，CV-A4,5,6,10型の流行もみられる．

＊1：重症例や診断困難例では保健所に相談し，当該地方自治体の衛生研究所で行政検査として対応してもらいます．

鑑別診断

口腔内水疱
- ヘルパンギーナ
- ヘルペスウイルスによる歯肉口内炎
- アフタ性口内炎

手足の発疹
- 水痘の初期疹
- 伝染性軟属腫（水いぼ）
- カポジ水痘様発疹

治療

　特異的な治療法はなく，抗菌薬の投与は意味がない．発疹にかゆみなどを伴うことは稀であり，外用薬として副腎皮質ステロイド薬は用いない．口腔内病変に対しては，刺激にならないよう軟らかめで薄味の食べ物を勧めるが，何よりも水分不足にならないようにすることが最も重要である．

　免疫不全患者における慢性エンテロウイルス髄膜脳炎や，新生児の重症感染症，心筋炎が疑われる例，EV-71による中枢神経感染症に対しては，免疫グロブリン静注が使用されることがあるが，その有効性の確証は得られていない[1]．

予防　感染児がいる家庭ではどういう注意が必要か

　接触および飛沫予防策が重要であり，特に手洗いの励行などが重要である．また，回復後も糞便から2〜4週間にわたってウイルスが排泄されるため，おむつ交換の際には排泄物の適切な処理や手洗いなどの予防が重要である．重症例が多く報告されているアジア諸国では，実用化を目指したワクチンの開発が進められている[2]．

入院か？　外来か？

　手足口病は通常は軽症で外来治療が可能であるが，年少児(特に乳児)の場合，経口摂取不良から容易に脱水に至るため，脱水の程度によっては経静脈的補液や入院加療が必要となることがある．また新生児症例や，中枢神経合併症，心筋炎などが疑われる場合は原則入院加療を行う．

本症例にどう対応したか

　無菌性髄膜炎は通常は後遺症なく治癒することが多いが，重症化することもあるため入院加療を勧め，家族も納得された．入院後は脱水補正のため細胞外液での補液を開始し，細菌性髄膜炎も否定できないためセフトリアキソンで治療を行った．入院2日目には解熱し，経口摂取も可能となった．髄液培養の陰性を確認後，抗菌薬を中止し退院した．

　手足口病は一般的に軽症であるが，稀に重症合併症がみられる．そのため，通常の経過と異なる場合には(元気がない，頭痛，嘔吐，3日以上続く発熱など)，再診するよう保護者にあらかじめ説明しておくことが重要である[*2]．

文献

1) 米国小児科学会(編)：エンテロウイルス感染症．岡部信彦(監修)：最新感染症ガイド 日本版 Red Book 2015. pp333-336, 日本小児医事出版社, 2016. 〈米国小児科学会における最新の知見〉
2) Chang JY, et al：Selection and characterization of vaccine strain for Enterovirus 71 vaccine development. Vaccine 30(4)：703-711, 2012. 〈台湾における不活化EV71抗原を用いたワクチン候補の臨床開発の状況〉
3) 国立感染症研究所：手足口病とは. 2014. http://www.nih.go.jp/niid/ja/kansennohanashi/441-hfmd.html〈基本的な情報に加え，国内外の疫学についても記載されている〉
4) Kliegman RM, et al：手足口病．衛藤義勝(監修)：ネルソン小児科学 原著第19版．pp1274-1275, エルゼビア・ジャパン, 2015. 〈小児科学のバイブル．手足口病以外のエンテロウイルス感染症についても記載されている〉

　　　　　　　　　　　　　　　　　　　　　　　　　　　　　　　　　　(大西智子)

[*2]：「説明処方」が大切ですね．皮疹は通常痕を残さないこと，手足の爪が剥がれることがあるけれどまた生え変わることも伝えて安心してもらいます．

水痘

定期接種化が始まった水痘と成人水痘

> **とりあえずこれだけは！**

- 多彩な皮膚所見を全身に認めたら，まず水痘を鑑別に
- 感染力が非常に強いので感染対策を（すべての皮疹が痂皮化するまで）
- 20〜40代での成人水痘に注意
- 成人の喫煙者の水痘では肺炎の合併に注意
- 免疫のない妊娠計画のある女性では積極的な妊娠前のワクチン接種を

　水痘は，3つの空気感染する感染症（麻疹・水痘・結核）の1つである．麻疹より伝染力は弱いが，それでも家庭内接触での発症率は90％と非常に高く，基本再生産数は8〜10といわれている[1]*1（基本再生産数：免疫をもたない人の集団に感染者が1人入ってきたとき，ほかの人が何人新たに感染するかを表した数値）．また，皮疹が出る前から伝染力を有しているため，院内感染対策が容易ではない．

　この高い伝染性がありながらも，本邦で定期接種が始まったのはつい最近，2014年10月のことである．この疾患はワクチンによって予防可能な感染症（vaccine preventable disease：VPD）であり，実際に診療のうえで帯状疱疹後神経痛に悩まされる患者を診るたびに，予防の重要性を思い知らされる．本項ではワクチンが定期接種になったことで，すでにどんな変化が起こっているかを述べ，抗体保有の重要性を成人発症を例に紹介

＊1：ちなみに麻疹は12〜18，風疹は6〜7，季節性インフルエンザは2〜3です．百日咳も12〜17とけっこうすごい．VPDはみんなで防ぎたいですね．

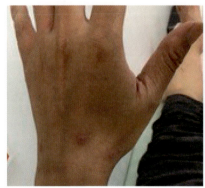
図1 手背
直径 3 mm 大の丘疹を認める．

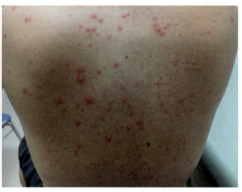
図2 体幹部
直径 3～5 mm 大の丘疹・水疱・紅斑が背部全体に広がる．

したい．

> **Case**
>
> **患者** 51 歳男性．
> **主訴** 発熱，咽頭痛，全身性皮疹．
> **既往歴** 高脂血症．
> **現病歴** 来院 2 日前に発熱，咽頭痛を認め，市販の感冒薬を内服．来院前日で手背に 1 mm 大の瘙痒感を伴う小紅斑が出現，以降は瘙痒感はないものの同様の皮疹が四肢〜体幹に広がったために受診した．
> **身体所見** 体温 40.1℃，血圧 146/93 mmHg，心拍数 110 回/分，呼吸数 20 回/分，SpO_2 97%（室内気）．髄膜刺激症状なし．眼脂の増加・結膜の黄染や貧血は認めず．**口腔内水疱**を認めるがコプリック（Koplik）斑は認めず．全頸部に無痛性のリンパ節の腫脹を認める．心音や呼吸音に異常所見なし．腹部に異常所見は認めず．**両大腿・下腿の筋把握痛**を認める．**皮疹は全身性で水疱を伴う小紅斑**が広がっている（図1, 2）．
> 海外渡航歴なし，空港・空港周囲の利用もなし．ワクチン歴・麻疹の罹患歴は不明．
> **生活歴** 父と母との 3 人暮らし．会社員であり，小児との接触は認めず．アルコールは機会飲酒，喫煙は 20 本/日×30 年．

> **検査所見** AST 138 IU/L, ALT 49 IU/L, CK 7,322 IU/L, CRP 5.78 mg/dL, HIVスクリーニング陰性, VZV-IgM陰性, VZV-IgG陰性. 胸部X線検査で明らかな肺炎像は認めず.

感染・潜伏・発症　特殊な病態にも注意

　水痘とは，一般には「水ぼうそう」として知られている疾患である．また，その伝染性から学校保健法においては第二種伝染病指定疾患であり，登校基準はすべての発疹が痂皮化するまでの出席停止である．Varicella-zoster virus（以下 VZV）の初感染で発症する疾患であり，のちに神経根に潜伏感染し，主に細胞性免疫の低下が認められた際，帯状疱疹を起こすことがある．水痘では，VZVは通常気道粘膜から体内に侵入し，感染後4〜6日程度で1次ウイルス血症を起こし，さらに体内の各臓器に広がり，2次ウイルス血症を起こし，皮膚の水疱形成に至る．これが若年者における水痘の発生機序であるが，これとは別に成人，特に高齢者で，神経節内で再活性化したウイルスが，帯状疱疹のように神経を経由しないでT細胞に感染し，血流を介して全身播種した成人水痘もあり，この際にはVZV特異的IgM抗体の上昇が認められない水痘様疹を伴うことが多いようである（図3）[*2]．

喫煙者と，発症後の解熱薬の使用には注意

　潜伏期間は2週間程度とされる．水疱は帯状疱疹の際のものとは異なり，通常全身性で瘙痒感を伴うのが特徴である．次から次へ痂皮化しては出現し，紅斑・丘疹・水疱・痂皮といったさまざまな皮疹を同時に認めることが多い．皮疹は通常1〜4 mm大で，頭部から出始めることが多く，そののち体幹に広がっていく．小児の場合，全身症状としては，通常軽症であることが多く，倦怠感や発熱は認めても2〜3日程度であるが，成人発症の場合は重症例が多くなり，有熱期間も長い．また，消化器症状や呼吸器症状にも乏しい．アスピリン内服によりライ（Reye）症候群の報告もあることから，解熱

[*2,3]：知りませんでした．勉強になりますね〜．

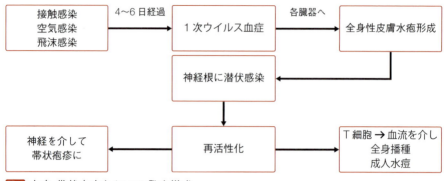

図3 水疱・帯状疱疹ウイルスの発症様式

薬の使用には注意を要する．1～14歳での子どもの死亡率は10万人あたり1人程度とされるが，30～49歳での発症では25.2例と明らかな上昇を認めている．また，成人の場合は水痘肺炎の発症例が多く，重喫煙者で多い[2]*3．

鑑別診断　特に麻疹に注意！

　鑑別としては麻疹も考慮されたが，最初に記載したとおり，どちらも感染力が非常に強く，感染管理が必要な疾患であり，本症例も個室での厳重な管理を行った．幸いにも1週間待たずにすべての皮疹が痂皮化し，感染拡大は認めなかった．
　本症例では，麻疹との鑑別には，さまざまなステージの皮膚所見が混在すること，ならびに口腔内病変と水疱様粘膜疹を認めたことが有用であり，後述する検査とも併せて鑑別していく．

経過　診断にはペア血清を

　経過中は横紋筋融解を考慮して積極的に補液を行いつつ，アシクロビル5 mg/kgを8時間ごとに投与した．発熱は入院後3日続いたが，その後CK値の低下を伴いつつ解熱（有熱期間5日）した．1週間の点滴加療ののち，追加でバラシクロビル1 gの8時間ごとの内服を1週間退院処方としたところ軽快，退院された．なお，内服終了時の外来受診ではVZV-IgMは4.89 mg/dL，IgG 25.5 mg/dLとともに陽性化しており，

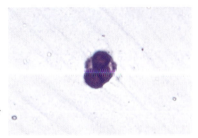

図4 大型の Tzanck 細胞(多核細胞)
単純疱疹やサイトメガロウイルス感染症でも同様の細胞が認められる.

ペア血清で最終診断した. 通常, 水痘は罹患後1週間あればほとんどの症例で抗体価の上昇を認めるが, 本症例は発症から3日での検査であったのでまだ上昇に至っていなかったと考えられた. そのほか, 本症例では施行しなかったものの, 血清のPCR検査や, 皮疹に対してのTzanck試験も診断で有用である(図4).

水痘に罹患しないために　妊娠を考えているならワクチンを！

ワクチンの効果

　水痘は, ヒト−ヒト感染するウイルス性疾患であり, 空気感染のみならず, 飛沫感染・接触感染も起こる. このようなヒト−ヒト感染を起こす疾患は, 接種率が高くなり集団免疫効果が期待できるようになると, 感受性者が減る → 罹患者が減る → 流行そのものがなくなる → 曝露機会が減る → ワクチン接種者の罹患確率がさらに低下, というワクチンでの高い予防効果が期待される. 定期接種開始後まだ間もないが, すでに定点あたりの報告者数が2015, 2016年では定期接種開始前と比べ, 大幅に下回るようになってきている[3]. さらに, このワクチンの定期接種化に伴い, 4歳以下で75%を占めていた水痘感染者が, 40%程度まで低下している. ほかにも, 水痘ワクチンの効果は米国での発症・入院・死亡者数の激減という結果がワクチンの有効性を物語っている[4].

　妊婦で水痘に罹患した場合, 母体においては重篤な水痘肺炎を引き起こし, 児に対しては流産, 先天性水痘症候群, 早産, 子宮内胎児発育不全といったさまざまな疾患を発症する可能性があることにも注意したい. 100%ではない抗体保有率ならびに実際に成人発症例が重篤になりやすいことを鑑みると, 今後とも定期接種対象年齢以上の小児, 成人においてのキャッチアップが必要と考えられる.

投与の実際

1〜2歳で3か月以上の間隔をおいて2回接種する．標準的には，生後12〜15か月未満の間に1回目，その6〜12か月後に2回目を接種となっている．また，生ワクチンであり，水痘に感染する機会があってから72時間以内に水痘ワクチンを接種すれば，70〜100％で発病を防止できるとされている．

問題点

免疫が低下している患者・患児にこそ重要な予防接種であるが，弱毒生ワクチンであることから，接種対象が限られる．米国予防接種諮問委員会（Advisory Commettiee on Immunization Practices：ACIP）では，妊娠，血液悪性腫瘍や免疫不全，免疫抑制薬による治療を行っている場合は禁忌であるとされるが，ステロイド内服を中止後1か月以上，化学療法終了後3か月以上が経過した場合はワクチンの接種は可能かもしれないとしている[6]*4．しかしながら本邦で使用されている乾燥弱毒生水痘ワクチン「ビケン」は，海外で使用されている水痘ワクチンよりもウイルス力価が非常に高いため，ACIPの基準をそのまま額面どおり受け取るわけにはいかないだろう*5．

ワクチンで防げるなら

水痘ワクチンが定期接種となってから4年以上が経過し，小児科定点報告数は過去10年間で最も少ない発生数で推移している．一方で，疫学的に5歳以上ではほとんど症例数に変化がなく，20〜40代で全体の30〜50％程度が占められている．件数は少ないものの，脳炎や多臓器不全，死亡例の報告もあり，実際に当院でも8年ほど前ではあるが，あっという間に多臓器不全に陥り，救命できなかった成人水痘も経験している．今後は，定期接種対象年齢以外の年代の未罹患者に対するワクチンキャッチアップにより，幅広い年齢層での非免疫者にワクチン接種が実施されることが望まれる．

---

*4：文献6)によると，プレドニゾロン20 mg/日以上，または2 mg/kg/日以上で生ワクチンは避けると記載あり．
*5：ここ注意ですよ！

1) Fine PE, et al：Community immunity. In：Plotkin S, et al：Vaccine, 6th ed. pp1395-1412, Elsevier, Philadelphia, 2013.〈ワクチンの英語の教科書〉
2) Haake DA, et al：Early treatment with acyclovir for varicella pneumonia in otherwise healthy adults：retrospective controlled study and review. Rev Infect Dis 12(5)：788-798, 1990.〈水痘肺炎に関してのレビュー〉
3) 水痘ワクチン定期接種化後の水痘発生動向の変化〜感染症発生動向調査より・第2報〜．IASR 37：116-118, 2016.
4) Marin M, et al：Near elimination of varicella deaths in the US after implementation of the vaccination program. Pediatrics 128(2)：214-220, 2011.〈水痘ワクチンの圧倒的効果を示した米国での調査論文〉
5) 武重彩子, 他：医療従事者における流行性ウイルス感染症の抗体価測定とワクチン接種．環境感染 29 (1)：23-31, 2014.
6) CDC：epidemiology and Prevention of Vaccine-Preventable Diseases, 13th ed. 2015. https://www.cdc.gov/vaccines/pubs/pinkbook/varicella.html〈ワクチン接種の推奨・非推奨，いわゆるPink Book〉

（小川吉彦）

ムンプス（流行性耳下腺炎）

福は転じて災いとなる

とりあえずこれだけは！

- ムンプスは流行を続ける急性全身感染症であり，稀ながら重篤な合併症をきたす
- 耳下腺が腫れていなくても，ムンプスを否定しない
- 継続的な対話を通じて，ワクチンを含めた予防の意識を，地域全体で向上させる必要がある

Case

特に既往のない30歳代男性．来院5日前から徐々に右耳下部の痛みを自覚していた．翌日に頭痛と発熱（体温37.7℃）が加わり，両耳下部が腫れてきた．来院2日前に痛みの峠は越えたが，そののち左睾丸の腫れに気づき来院．体温40.5℃，全身外観は軽度病的で，髄膜刺激徴候は陰性．両耳下腺に腫脹・圧痛あり，左睾丸は熱感・腫脹・圧痛を認めた．

"おたふくかぜ"の通称で知られるムンプス（流行性耳下腺炎）は，ムンプスウイルスが主に飛沫や接触感染で伝播し，約3週間の潜伏期間に気道上皮から侵入してウイルス血症を呈し，腺組織や神経へ播種する急性全身感染症である．ムンプスは低年齢では不顕性感染が多いが[*1]，年齢が高くなるにつれ顕性感染が増え，重症例と合併症も増える．好発年齢は4歳がピークだが，最近は10歳以上の患者割合が増え全体の1割に迫っている[1]．生ワクチンの導入により世界的に感染者数は減少しているが，本邦で

表1 ムンプスの主な徴候と頻度

	徴候	頻度(%)
腺	耳下腺炎	65
	顎下腺炎もしくは舌下腺炎	10
	精巣炎・精巣上体炎	25(思春期後の男性)
	卵巣炎	5(思春期後の女性)
神経	髄液細胞増多	50
	髄膜炎	10
	脳炎	0.1
	一過性の高音難聴	4

〔Litman N, et al：Mumps Virus. Mandell, Douglas, and Bennett's Principles and Practice of Infectious Diseases, 7th ed. pp2201-2206, Churchill Livingstone, 2010 より一部改変〕

は接種率が低く流行が続いている．対症療法が主であるため，苦しんでいる患者や不安な家族を前に，臨床経過の説明をどれだけ細やかにできるかが重要である．ここでは歴代ヒーローのキメ技！ほどは目立たないが，ムンプスの臨床像(gestalt)の輪郭を実直に描き出してみたい．

症状や経過などから描き出す臨床像(表1)

倦怠感や微熱といった前駆症状で始まる．運がよければ，その翌日頃から痛みや圧痛を拾い上げられるかもしれない．そののち耳下腺は腫れ，約2日で最大化するが，この急速に増大する際に最も痛みが強く，開口障害を伴うこともある．柑橘類を食べると痛みが増す．耳下腺腫脹は**境界不鮮明**で**軟らかく有痛性**である．耳たぶ下縁と腫脹部位の間に指が1本入ればそれは耳下腺ではない[*2]．患者の背後にまわり視診するとわずかな腫脹を発見できることがある．腫れた耳下線によって下顎角の輪郭がはっきりし

[*1]：UpToDate®"Mumpus"には，成人で無症状が多いという報告があります．
[*2]：リンパ節と悩むことがありますが，これは鑑別に役立つフィジカルですね！

なくなるが，頸部リンパ節腫脹のみではこうはならない．もう一方の耳下腺の腫れは典型的には約2日後だが，時に7日以上あくこともある[2]．最後まで片側腫脹のみというムンプスも1/4ほどあり，また**耳下腺がまったく腫れない症例も一定数ある**のはピットフォールだ[*3]．腫脹のピークに達した耳下腺はその後急速に縮み，1週間以内に通常のサイズへ戻る．

他の唾液腺も1割で腫れる[*4]．顎下腺の腫れは，前頸部リンパ節腫脹と見誤るため注意を要する．胸骨前部の圧痕性浮腫を6%で指摘し，これは顎下腺炎を呈した場合に多い．舌下腺の腫れは最も稀で，しかもわかりづらい．普通は両側で腫れ，舌の腫脹と関連する．これらは，腫れた唾液腺が胸骨前部や舌のリンパ排液を閉塞するため起こるとされる．

中枢神経も侵す！[*5]

唾液腺の次に最も多く侵されるのは**中枢神経**である．髄膜炎でなくても5割で髄液細胞増多をきたす（**表1**）．髄膜刺激徴候は唾液腺腫脹の平均4日後に生じるが，腫脹の1週間前〜2週間後までと幅がある．神経を侵されるのは男性で多く，女性の約3倍である．「無菌性髄膜炎症候群」をきたすウイルスのなかでは最も多い．一方で，髄膜炎は**約半数で耳下腺炎を伴わない**[*6]ため見逃されやすい[3]．なお，髄膜炎で耳下腺炎を伴うものは春に多く，伴わないものは夏に多い．

ムンプス難聴は一過性で片側性が多いとされるが，永続性で両側性もきたしうる．唾液腺腫脹から3週間以内に生じることが多く，この間は**片耳ずつ指こすりなどでスクリーニングを行う**．年間およそ1,500名の難聴患者がわが国で発生し続けているともいわれ[4]，この現状は看過できない．

[*3]：まったく腫れない症例もあるなんて難しい！ UpToDate®によると15〜20%ほどだそうです．
[*4]：耳下腺以外も腫れることがあるんですね．
[*5]：編者も幼少期にムンプス髄膜炎で入院したそうです．腰椎穿刺が痛かったことだけ覚えています(泣)．
[*6]：似たようなケースの経験ありです．

エキストラ(extrasalivary gland)

　成人に限ると，唾液腺以外で最も多いのは**精巣炎・精巣上体炎**である[*7]（表1）．多くは耳下腺炎とほぼ同時に出現するが，1/4 は耳下腺炎の翌週以降に生じる．耳下腺炎に先行する例や，精巣炎のみきたす例も稀だがある．

　最後に**心臓の合併症**をあげる．心電図は1割で ST 下降，PR 間隔延長などを示す．筆者が耳にした戦慄の症例を紹介する[5]．数日前から左耳下腺炎があった女児が，突然痙攣を起こし来院．完全房室ブロックが指摘されアダム・ストークス(Adams-Stokes)発作と判明した．そののち心嚢液が貯留し，心筋生検や血清抗体の結果からムンプス心筋炎と確定診断．1週間後に洞調律となりペースメーカーは抜去された．脳炎や心筋炎といったこれらの致死的合併症は，ムンプスの流行が続く限り必ず生じる．

鑑別診断と検査

　接触歴と耳下腺炎がそろえばムンプスの可能性が高まるが[1]，悩ましい場合も多い．**実はムンプス以外にも耳下腺腫脹をきたす疾患は存在し**，ウイルス感染症（コクサッキーウイルス，インフルエンザウイルス，HIV など），反復性耳下腺炎，化膿性耳下腺炎，糖尿病，肝硬変，シェーグレン(Sjögren)症候群，薬剤性と多岐にわたる[6]．また再感染やワクチン不全例も多く，ムンプスと確定診断するには検査が必要である[*8]．

　確定診断で頻用されているのは血清抗体で，ELISA 法が最も信頼できる．急性期の IgM 上昇，もしくは急性期と回復期で4倍以上の上昇を参考にする．IgM 陽性率は低いため，できればペア血清での判定が望ましい．

　血清アミラーゼは耳下腺腫脹から2週間ほど高いままのことがある．また，無菌性髄膜炎の患者のアミラーゼ上昇はムンプスを疑う手がかりになることがある．

[*7]：入院した場合は，日々問診で確認しましょう．
[*8]：永見らによる論文「唾液腺腫脹をきたす非腫瘍性疾患〔口咽科 29(1)：19-24, 2016〕」も唾液腺腫脹の鑑別に役立ちます．

治療と予防

治療はアセトアミノフェンなどの対症療法が主である．局所療法としては，耳下腺などに冷湿布を貼ると不快感が和らぐかもしれない．睾丸痛は軽く持ち上げたり，氷嚢などで冷やすと軽減する場合がある．

ウイルスは耳下腺腫脹の3日前から，腫脹出現の5日後あたりまで排出される．学校保健安全法では「耳下腺，顎下腺，舌下腺の腫脹が発現してから5日を経過するまで，かつ全身状態が良好になるまで」出席停止となる．耳下腺が腫れた患者には，周囲の流行状況も加味したうえで，ムンプス疑いとして休むようお話しすることも現場では多い．ムンプスの約3割は不顕性感染だが，症状がなくてもウイルスは一定期間排出され，不顕性感染者も感染源となる[*9]点は知っておきたい．

ムンプスの基本再生産数（R_0：1人の感染者が平均何人に感染させるか）は10程度で，風疹（7〜9）や水痘（8〜10）とほぼ同等である（ちなみに麻疹は16〜21）．R_0から推計される流行を抑制する集団免疫率は約9割である．わが国は任意接種のためワクチン接種率は約3割と低く，抗体保有は約7割にとどまっている．当院のある鹿児島県でも，ワクチン接種率が低い離島で，島民の多くがムンプスに罹患した[1]．

ムンプスは，ワクチンの改良は望まれるものの[7]，間違いなく**ワクチンで予防可能な疾患**（vaccine preventable disease）である．諸外国は，MMRワクチン2回接種でムンプス発症者は激減した．さらにアウトブレイク時に，3回目のMMRワクチン接種に踏み切るフランスなどの例[*10]もある[8]．先進国でムンプスワクチンの定期接種が導入されていないのは，実に日本だけであり[*11]，公費助成をしている自治体も少ない．ワクチンについてさまざまな情報と効果を知ったうえで[9]，地域全体を俯瞰しつつ，継続して取り組む姿勢がわれわれ医療者には必要である．キャッチアップも含めて，多くの場での対話を常日頃から心がけたい．

ムンプスは，"お多福"という親しみやすいイメージとは裏腹に，実に重篤な合併症を

[*9]：症状がなくてもウイルス血症は起こっていて，感染源になっていることは知っておきましょう．
[*10]：思い切った判断ですが，すごいです．
[*11]：Σ(￣ロ￣lll)ｶﾞｰﾝ

きたす．その疾患像と現状を直視することが，"禍を転じて福と為す"ことにつながる．

謝辞

地域と世代を超えた通時性をもって，おおいに示唆をいただいた浜端宏英先生へ感謝を申し上げます．

文献

1) 国立感染症研究所：流行性耳下腺炎（おたふくかぜ）2016年9月現在．IASR 37（10）：185-204, 2016.〈国内の疫学情報は流行が続いていることを示す〉
2) Litman N, et al：Mumps Virus. Mandell, Douglas, and Bennett's Principles and Practice of Infectious Diseases, 7th ed. p2201-2206, Churchill Livingstone, 2010.〈正統たる感染症テキスト〉
3) 青木　眞：レジデントのための感染症診療マニュアル　第3版．p477, 医学書院, 2015.〈言わずもがな，まさに日本のマンデル〉
4) 国立感染症研究所：流行性耳下腺炎（おたふくかぜ）2013年7月現在．IASR 34（8）：219-232, 2013.〈ムンプス難聴はその後学会などでも報告が続く〉
5) 浜端宏英：ムンプスを深く学ぶ．日本プライマリ・ケア連合学会　第12回九州支部総会・講習会, 2017.〈沖縄のエキスパートの凄みを体感〉
6) Wilson KF, et al：Salivary Gland Disorders. Am Fam Physician 89（1）：882-888, 2014.〈プライマリ・ケア医向けの簡潔なレビュー．再発性や慢性の唾液腺疾患は何を考える？〉
7) Dayan GH, et al：Mumps Outbreaks in Vaccinated Populations-Are Available Mumps Vaccines Effective Enough to Prevent Outbreaks?. Clin Infect Dis 47（11）：1458-1467, 2008.〈ワクチンを接種していてもアウトブレイクは起こりうる現状〉
8) Vygen s, et al：Waning immunity against mumps in vaccinated young adults, France 2013. Euro Surveill 21（10）：30156, 2016.〈アウトブレイク時の追加接種を裏づけるデータ〉
9) 岩田健太郎：ワクチンは怖くない．光文社新書, 2017.〈ワクチンに関する一般向け啓発本ながら医療者も勉強になる．前著『予防接種は効くのか？　ワクチン嫌いを考える』もオススメ〉

（小松真成）

COLUMN 8

だまし取られた意識

　生来健康な中年男性が，突然の痙攣と意識障害で搬入された．耳下腺は腫れておらず，ワクチン接種歴は不明．髄液細胞は軽度増多し，市中発症の急性髄膜脳炎として治療を開始した．子どもが感冒を患っていた点が気になり，通っていた幼稚園へ連絡したところ，園内のムンプス流行が判明．そののち血清 IgM 抗体上昇を受け，ムンプス脳炎と確定診断した．ステロイドなどは用いずに失見当識は軽快し，職場復帰を果たした．

　病歴に踏み込む重要性とともに，ムンプスのおそろしさを痛感した自験例である．Mumps の名前の由来ははっきりしないが，その顔貌から mump（ふくれた）が語源となったとの説がある．さらに **mump**（だまし取る）という古い別の意味もある．本症例には，患者の意識だけでなく，われわれ医療者の鑑別診断もだまし取られた．

〈小松真成〉

単純ヘルペスウイルス感染症

話はそう"単純"ではない

とりあえずこれだけは！

- HSVは常にあらゆるところに忍び，這い，時にゾッとさせる
- HSV感染症は，臓器，免疫能，初感染もしくは再活性化の違いによって，多彩な病型をとる
- 重篤な病型ではただちにアシクロビル

Case

患者 生来健康な20歳代女性．

現病歴 3日前からの咽頭痛と発熱で来院し，急性ウイルス性咽頭炎として対症薬のみ処方されたが，軽快せずにその3日後に再来院．歯肉は腫脹・充血し，口唇に水疱・潰瘍を認めた．経口摂取が滞るほど症状が強く，軽度の脱水徴候も伴っていた．補液のうえバラシクロビル（VCV）を処方したところ，その後軽快．後日HSV-IgM抗体の上昇を確認した．

単純ヘルペスウイルス（herpes simplex virus：HSV）は1型（HSV-1）と2型（HSV-2）に分類され，主に粘膜，皮膚，中枢神経を侵す．ヘルペスはギリシア語に由来し，英語では"creep"で多くの意味をもつ．まさに多くの臓器に"忍び寄り"，多彩な病型をとる（表1）．

表1 HSVが引き起こす疾患

- 歯肉口内炎
- 咽頭炎
- 口唇ヘルペス
- Kaposi水痘様発疹
- 多形紅斑
- Bell麻痺
- 陰部ヘルペス
- Elsberg症候群
- Meningitis-retention syndrome
- 脳炎
- Mollaret髄膜炎
- 瘭疽
- 角膜炎
- 急性網膜壊死
- 食道炎
- 肝炎
- 肺炎

　　HSVは，唾液や精液といった体液，また体表面のウイルス排出から接触伝播する．皮膚や粘膜から侵入し，HSV-1は三叉神経節に，陰部感染の場合は仙骨神経節に至る．神経節に潜伏し，その後遠心性に末梢感覚神経から粘膜皮膚へ"這う"ように広がる．HSV-1はHSV-2よりも頻繁にかつ早く獲得される．HSV-1は多くが思春期までに獲得する．初感染はしばしば**全身徴候を伴い持続期間も長い**．免疫低下（発熱，過労，排卵後など）や末梢組織の炎症（外傷，日光など）により容易に再活性化する．再活性化はこれまで考えられていたよりも頻繁に起こっており，無症候性のこともある．無症候性のウイルス排泄であっても周囲への初感染は成立する．HSV保有者は知らないうちに感染を広げており，いつもらったか，どこでもらうかはわからない．

口腔・顔面・皮膚の感染症

　　HSV-1初感染で最も多いのは**歯肉口内炎**と**咽頭炎**で，小水疱，疼痛，発熱を伴う．舌・頬粘膜・歯肉の病変は1/3が遅れて出現するので[1]，長引く咽頭炎の鑑別疾患として覚えておきたい．ちなみにHSVによる小水疱は口腔の前方に生じ，エンテロウイルスの病変は口腔の後方に生じることが多い[2]*1．

　　再活性化で最も目にするのは**口唇ヘルペス**である．HSV-1のほうが多く，唇紅部（外側と内側の唇のちょうど境界）に小水疱や潰瘍をつくる．前駆症状は皮疹が出る数日前の軽いヒリヒリ感から，ひどい電撃痛までと幅がある．前駆症状が出現してから治るまで

＊1：そうなのですね．知りませんでした….

平均5日間かかる．帯状疱疹が口唇部付近に生じると，初めは口唇ヘルペスと判別が悩ましいことがある*2, 3．神経分枝に沿った片側性の疱疹・硬口蓋点状出血を手がかりに，顔面帯状疱疹と診断した自験例がある．

免疫不全者では深部まで広がり，病変部が脆く崩れ，壊死や出血をきたす．またアトピー性皮膚炎や熱傷の患者は，全身性播種のヘルペス性湿疹〔**カポジ**（Kaposi）**水痘様発疹**〕をきたすことがある．筆者はアトピー性皮膚炎をもっているが，後期研修医の頃に働き過ぎてカポジ水痘様発疹を発症した．「いつもの口唇ヘルペスよりひどいけどじきによくなるだろう」とタカをくくっていたが，一向によくならないどころか暗赤色の脆い独特の皮疹が広がり，顔全体が腫れた．発熱と頭痛も加わったため，遅ればせながらアシクロビル（ACV）点滴を始めたのであった．

多形紅斑の75%がHSV感染症をきっかけに生じるといわれている．HSV-1は水痘帯状疱疹ウイルス（varicella zoster virus：VZV）とともに末梢性顔面神経麻痺〔**ベル**（Bell）**麻痺**〕の主な原因である．直近の再活性化がベル麻痺の誘因とされる．

陰部の感染症

初感染はHSV-1とHSV-2の両者で起こる．口腔内のHSV-1がoral sexで感染することもある．「もしかしたらあのときのアレは…」とドキッとした読者諸兄も多いのではないだろうか*4．なお再発はHSV-2で圧倒的に多い．

陰部ヘルペスは病期に応じて，水疱，膿疱，紅斑を伴う浅い潰瘍，痂皮，再上皮化といった病変が混在する．女性ではkissing ulcerと呼ばれる左右対称の潰瘍が有名だが，実臨床でこのような典型例は少ない*5．いくつかの小病変が癒合して1つの大きな潰瘍を形成し，痛む（よく比較される梅毒による潰瘍は基本的には無痛性）．HSVは仙骨神経の分布に沿い遠隔症状を呈することがあるため，「診察所見が正常な腫痛を訴える若年者では，陰部ヘルペスについてたずねる」とのクリニカルパールは味わい深い3)*6．鼠径部のリンパ節腫脹は，発症の約1週間後に有痛性に生じるが，これも梅毒の無痛

---

*2：鑑別でいつもあげられるようにしておきたいですね！
*3：口まわりの水疱では口腔内のチェックが重要ですね！　Herpes zoster mandibularis のクリニカルピクチャーを一度見たら忘れることはないです（PMID:27464204, PMID:24014560）
*4：私は大丈夫です（キリッ）．
*5：「尿を出すときに染みる」と尿路感染症のようなプレゼンをされる場合もあります．
*6：おもしろいですね！　泌尿器科と整形外科を受診してしまっている患者さんもいそう……．

性とは対照的である．再発の頻度は個人差が大きいが，1年間で約4回とされる．ウイルス獲得から年を経るにつれ再発は少なくなる．

　陰部ヘルペスの合併症は，**髄膜炎**や**自律神経障害**が知られている．初感染の陰部ヘルペスは，髄膜刺激徴候がなくても髄液細胞増多をきたすことがある．髄膜刺激徴候は，陰部病変が出現した数日後から始まる．自律神経障害は尿閉，便秘，会陰部や腰部の知覚異常などがある．女性のほうが多いが，男性はHSV直腸炎で時に遭遇する．HSVが仙髄を侵し尿閉に至るものをエルスバーグ（Elsberg）症候群と呼び，若年者で急な尿閉を診た場合に考えたい．無菌性髄膜炎と尿閉が併発するものはMeningitis-retention syndromeと別に呼称される[4]．

脳炎

　HSV脳炎は95%以上がHSV-1に起因し，エンテロウイルスのような季節性はない．好発年齢は30歳以下と50歳以上の二峰性である．側頭葉を中心とする神経症状（人格変化，異常感覚，見当識障害など）や発熱が急に生じる．他のウイルス脳炎との峻別は難しく，髄液PCRで確認する．治療開始後（特に1週以降）は陰性化する可能性が高いため，できるだけ治療開始前にPCRを提出する．発症から約1日以内はPCRが偽陰性のことがあるため，臨床像などから引き続き疑わしい場合は，髄液を再検査する．

　死亡率は未治療でなんと70%で，ACV投与が遅れるときわめて予後不良となる[*7]．人格変化などの後遺症も多く，"ゾッとする"感染症である．**ひとたび疑えばただちにACV静注を始める**（表2）．再燃する例もあるため，髄液からHSVが除かれるまで21日間完遂したり，延長する場合もある．

その他の主な病型

　その他の疾患を表1に示した．急性網膜壊死は，VZVと同じく失明に至るので急ぎ眼科へ相談する．食道炎はAIDS患者でよく知られた合併症で，カンジダやサイトメガロウイルスと組織学的に判別する必要がある．肺炎と肝炎は免疫正常者では稀である．

　無菌性髄膜炎を繰り返す良性再発性リンパ球性髄膜炎〔モラレ（Mollaret）髄膜炎〕

＊7：疑ったら投与ですね．閾値低め．

表2 主なHSV感染症への処方例[5]

口唇ヘルペス	初感染：ACV 1回 15 mg/kg（上限 200 mg）　経口　1日5回　7〜10日間
	再発：VCV 1回 2,000 mg　経口　1日2回　1日間
	再発抑制：VCV 500〜1,000 mg/日　経口
陰部ヘルペス	初感染：VCV 1回 1,000 mg　経口　1日2回　7〜10日間
	再発：VCV 1回 500 mg　経口　1日2回　3〜5日間
	再発抑制：VCV 250〜1,000 mg/日　経口
脳炎	ACV 10 mg/kg　静注　8時間ごと（30 mg/kg/日）　14〜21日間

ACV：アシクロビル，VCV：バラシクロビル
※重症度，合併症，腎障害などに応じて適宜調整する．
〔Litman N, et al：Mumps Virus. Mandell, Douglas, and Bennett's Principles and Practice of Infectious Diseases, 7th ed. pp1943-1962, Churchill Livingstone, 2010/Workowski KA, et al：Sexually transmitted diseases treatment guidelines, 2015. MMWR Recomm Rep 64（RR-03）：1-137, 2015をもとに作成〕

は，HSV-2と関連している．三叉神経節に潜伏するHSV-1は脳実質に広がることで脳炎を発症するのに対して，仙骨神経節に潜伏するHSV-2は脳脊髄液に広がり髄膜炎を発症すると考えられている．再発を防ぐ治療はまだ確立していないが，20年間に21回も無菌性髄膜炎を繰り返した50歳代女性が，再発抑制でACV治療を始めたところピタリと治まったとの驚きの報告がある[6]．

診断と検査

臨床診断は熟達者でも難しく，検査での確認が望ましい．Tzanck塗抹標本で巨細胞や核内封入体を見つけるのは，古典的だが簡便である．ただ感度が低く，VZVと判別できないのが難点である．塗抹標本に抗原検査を追加する施設もある．PCR法が感度と特異度ともに優れており，先述のように髄液検体で広く用いられる．

ヘルペスウイルス感染症には大きく2つの共通する特徴がある．1つは初感染と再活性化がある点．もう1つは一度感染すれば生涯感染が続く点である（once infected, always infected）[7]．そのためヘルペスウイルス感染症では抗体検査の有用性は限られる．再発時に抗体価は必ずしも変動せず，主に初感染や既感染の判断で用いられることが多い．無症候性でも抗体陽性であればHSVが排出されている可能性があるが，

スクリーニングで抗体検査を行うことは推奨されない[8]．

治療（表2）

　ACV がまず選択される．HSV に対する活性は VZV の約 10 倍である．ACV は結晶化し**一過性の腎障害**をきたすことがあるが，1 時間以上かけて静注したり，十分な補液をすることで避けることができる．ACV 脳症は比較的よく遭遇する[*8]．腎障害があるとリスクが高まるので，**腎機能に応じた用量調整**が不可欠である．
　バラシクロビル（VCV）は経口 ACV のプロドラッグで，生体利用効率（bioavailability）が 55% と ACV より高い．口唇ヘルペスの再発は，免疫正常者では治療を必要としないことも多い．局所外用薬の効果は限定的で[*9]，一般的には経口薬が勧められる．再発抑制の VCV 用量は，再発が 1 年間に 9 回以上であれば 1,000 mg，9 回未満であれば 500 mg が 1 つの目安である[1]．時間とともに再発の頻度や程度は軽くなり，患者の負担なども変わるため，最低 1 年に 1 回は休薬を検討する．

説明と予防

　陰部ヘルペスの初感染では，その症状の強さから学校や仕事を休む人も多い．また，いったんよくなっても再発の恐怖に怯えることもある．そのため再活性化をきたす HSV の自然経過を，ていねいに伝えておく．HSV に感染していないパートナーへはもちろんのこと，常日頃からコンドームを用い，有症状時は行為を控える．safe sex の一環で相手を思いやる．単純なようで難しいけれど，そんな日常の積み重ねがきっとどこかで，役に立つ．

[*8]：高齢者のバラシクロビル内服時などは要注意です．フォローしましょう．
[*9]：例えばアシクロビル関連化合物のペンシクロビル外用剤で，疼痛持続期間や病変治療までの期間を半日強改善する程度（PMID：9134943）．
　　でも，再発性口唇ヘルペスはたいてい自然に治るので，私は副作用の多い内服薬は処方せずに，効果が限定的であることを説明したうえで外用薬を処方し，悪化があれば内服処方を検討します．

文献

1) Litman N, et al：Mumps Virus. Mandell, Douglas, and Bennett's Principles and Practice of Infectious Diseases, 7th ed. pp1943-1962, Churchill Livingstone, 2010.〈正統たる感染症テキスト〉
2) 青木　眞：レジデントのための感染症診療マニュアル　第3版．医学書院, 2015.〈言わずもがな, まさに日本のマンュアル〉
3) Tierney LM Jr., et al／松村正巳（監訳）：プライマリ・ケア医に贈るパール 563. p284, 日経 BP 社, 2014.〈診断学の神様のパール集が訳出（そういえば「ティファニー先生」と宣うツワモノ研修医がいたな）〉
4) Basoulis D, et al：Meningitis-Retention Syndrome. Int Neurourol J 19(3)：207-209, 2015.〈日本からもレビューが出ているが, 新しいのはこれ〉
5) Workowski KA, et al：Sexually transmitted diseases treatment guidelines, 2015. MMWR Recomm Rep 64(RR-03)：1-137, 2015.〈性感染症のガイドラインといえばコレ〉
6) Shalabi M, et al：Recurrent Benign Lymphocytic Meningitis. Clin Infect Dis 43(9)：1194-1197, 2006.〈繰り返す無菌性髄膜炎の簡単なレビュー〉
7) 岩田健太郎：もやしもんと感染症屋の気になる菌辞典. pp78-79, 朝日新聞出版, 2017.〈かわいいイラストと岩田先生の文体がベストマッチ！（平成ライダーも終焉…）〉
8) US Preventive Services Task Force, et al：Serologic Screening for Genital Herpes Infection：USPSTF Recommendation Statement. JAMA 316(23)：2525-2530, 2016.〈予防医学ではマストな USPSTF．陰部ヘルペスも扱っているとは驚き〉

（小松真成）

寄生虫

無視しちゃいけない
ムシ（寄生虫）の話

> **とりあえずこれだけは！**
>
> - 感染臓器から推定される寄生虫を絞り込み，詳細な問診と適切な検査で診断をつける
> - 寄生虫症が簡単に想起される3症状：虫体排出，移動性がある皮膚病変，数が増える皮膚病変
> - 寄生虫症が想起しにくい非特異的症状を呈するマラリアと糞線虫症，末梢血の好酸球増多があれば蠕虫感染を見逃してはいけない

感染症診療の原則に沿って読み解く寄生虫症

　寄生虫症とひとくくりにされがちであるが，ヒトに病気を起こす寄生虫は多い．すべてを勉強することは難しいが，筆者が考える最低限必要な知識は感染臓器と感染源・感染経路である．これをまとめておけば，感染臓器から原因となる寄生虫を絞り込み，さらに食歴，海外渡航歴，居住歴，基礎疾患などの患者背景と併せて鑑別することができる．寄生虫症診療も感染症診療の原則と同じである．

　ここではプライマリ・ケアの現場で遭遇する頻度が高い寄生虫症について，寄生虫症が簡単に想起される症状と，想起しにくい非特異的症状に分けて診断アプローチを概説する．治療薬に関しては熱帯病治療薬研究班の手引き[1]を参照されたい．

寄生虫症が簡単に想起される症状[2, 3]*1

ポイントは虫体排出と皮膚病変である．診療に有用な情報（感染臓器，感染源・感染経路，検査）を 表1 にまとめた．

虫体排出

「虫が出てきた」と受診する患者のほとんどは日本海裂頭条虫症か無鉤条虫症である．患者が虫体を持参すれば容易に診断がつくが，驚いてトイレに流してしまうこともあり，虫体が出てきた状況を聞いて虫種を推定する．日本海裂頭条虫症患者の訴えは「排便後に肛門からヒモ状のものがぶら下がっていた」であり，無鉤条虫症患者では「長さ4〜5 cm のうどんのようなものが便器内で動いていた」，「肛門部に不快感があり下着に虫体が付着して動いていた」*2 というのが典型的である．

食歴，虫体排出の状況，形態観察からは虫種の同定が困難なことがある．特に無鉤条虫症と有鉤条虫症では治療が異なるため，確実な虫種同定には遺伝子検査を依頼する．患者が虫体を持参した場合にはホルマリンではなく70%以上のエタノールで固定することが望ましい*3．ホルマリンで固定されていると遺伝子が断片化し，遺伝子検査がうまくいかないためである．

移動性がある，あるいは数が増える皮膚病変

伸長する線状爬行疹（creeping eruption），移動する皮下硬結あるいは移動性がなくても経時的に数が増える皮下結節も寄生虫症を想起する症状である．皮膚に病変をき

---

*1：寄生虫分類これだけは！
　①原虫：単細胞　マラリア　赤痢アメーバなど
　②蠕虫：多細胞
　　A）線虫：回虫　糞線虫　アニサキスなど
　　B）条虫：日本海裂頭条虫　無鉤条虫など
　　C）吸虫：肺吸虫など
*2：「吐物に虫がいた！」といって持ってきた患者さんを経験しました (^-^; 動きまくっていました，はい．
*3：勉強になります！　一般的な消毒用アルコールでいいようですね．患者さんが病院に持ってくるときは「家にある度数の強いお酒に入れて持ってきてください」とアドバイスするよう，ふくみ先生に習いました．

表1 虫体排出と皮膚病変を主症状とする寄生虫症のまとめ

感染臓器	症状	寄生虫症	患者背景・感染経路(感染源)	検査
小腸	虫体排出	日本海裂頭条虫症	経口(サケ,マス)	虫体同定(形態・遺伝子) 検便[*1] ・直接塗抹法 ・集卵法
		無鉤条虫症	経口(調理不十分な牛肉) 流行地渡航歴(東南アジア,アフリカ,欧州)	
		有鉤条虫症	経口(調理不十分な豚肉) 流行地渡航歴(アジア,中南米)	
皮膚	線状爬行疹	イヌ鉤虫症 ブラジル鉤虫症	経皮(感染幼虫,裸足での野外活動) 流行地渡航歴・居住歴(東南アジア,中南米)	生検
	線状爬行疹または移動性皮下硬結	旋尾線虫症	経口(ホタルイカ) 季節性:3〜8月(特に4・5月)	生検 免疫診断
		顎口虫症	経口(ヤマメ,ドジョウ,マムシ,ライギョ,テラピア) 流行地渡航歴・居住歴(アジア,中南米)	生検 免疫診断[*2]
	皮下硬結・腫瘤(移動性あり)	マンソン孤虫症	経口(鳥,カエル,マムシ) 流行地渡航歴・居住歴(アジア)	生検 免疫診断[*2]
		肺吸虫症	経口(モクズガニ,上海ガニ,サワガニ,イノシシ肉,シカ肉) 流行地渡航歴・居住歴(アジア,中南米)	生検 免疫診断[*2]
		ロア糸状虫症	昆虫媒介性(アブ刺症) 流行地渡航歴・居住歴(中央アフリカ)	生検
	皮下腫瘤(移動性なし)	有鉤嚢虫症	経口(有鉤条虫卵) 有鉤条虫の腸管寄生 流行地渡航歴・居住歴 (アジア,中南米,アフリカ)	生検 免疫診断[*2]
	皮膚潰瘍	リーシュマニア症	昆虫媒介性(サシチョウバエ刺症) 流行地[*3]渡航歴・居住歴	生検 組織のPCR・培養

[*1]:虫卵の形態で無鉤条虫卵と有鉤条虫卵の鑑別はできない.
[*2]:抗寄生虫抗体スクリーニング検査で検査可能な寄生虫症.
[*3]:皮膚リーシュマニア症の90%以上をアフガニスタン,アルジェリア,イラン,イラク,サウジアラビア,シリア,ブラジル,ペルーの8つの国が占める.

たす寄生虫は 表1 に示すとおり複数あり，食歴，海外渡航歴，野外活動歴の問診と検査が診断に必要である．また，原因となる蠕虫は腸管内で成虫にならず，幼虫のまま皮膚を動き回って病害を及ぼすため，便の虫卵検査は診断の役に立たない．

寄生虫症を想起しにくい症状[2,3]

　日常診療では，症状から寄生虫症が鑑別にあがらない，他のコモンな疾患をまず考えるということがほとんどだろう．寄生虫症の疫学情報が乏しく，鑑別診断の順位がつけにくい現状での最善策は，絶対に見逃してはならないマラリア，糞線虫症の可能性がないか[*4]，それ以外の寄生虫の可能性がないかをもれなく問診をすることではないかと考える．

発熱

　発熱患者の診療は難しい．鑑別疾患が感染症と非感染性疾患の多岐にわたるからである．診療では発熱以外の症状がないか，既往歴，家族歴，生活歴を細かく問診するが，その際には必ず渡航歴を聴取してほしい．日本で発生しているマラリアはすべて輸入感染であり，患者は海外流行地で感染した渡航者か流行地から来日した外国人である．マラリア患者の症状は発熱，頭痛，衰弱，夜間盗汗など非特異的であり[4]，渡航歴を聞き出せなければ鑑別にあがらない．熱帯熱マラリアの診断の遅れは致命的である．

遷延する下痢

　よくなったり悪くなったりを繰り返し遷延する下痢や血便の患者では，「炎症性腸疾患を考えて下部消化管内視鏡検査を施行する」と同時に，表2 に示す腸管寄生虫を考え渡航歴，居住歴，食歴を聴取してほしい[*5]．特に糞線虫は見逃してはならない寄生虫である．糞線虫はヒト体内で生活環を維持できる寄生虫であるが，宿主の免疫が正常な場合は増殖が抑えられ，ほとんど症状はない．しかし，細胞性免疫が低下して増殖に拍車がかかると，過剰感染や播種性糞線虫症となり遷延する下痢，悪心・嘔吐，

＊4：糞線虫も大事ですね！
＊5：アメーバ性腸炎を潰瘍性大腸炎と診断してしまうことがあるので注意が必要ですね！

表2 非特異的症状を示し他疾患との鑑別を要する寄生虫症のまとめ

感染臓器	症状	寄生虫症	患者背景・感染経路（感染源）[※6]	検査
消化管				
胃	急性腹症	アニサキス症	経口（サバ，イカ，タラ，アジ，イワシ，サンマなど）	上部消化管内視鏡
	悪心・嘔吐	アニサキス症	経口（サバ，イカ，タラ，アジ，イワシ，サンマなど）	免疫診断[※]
小腸	イレウス サブイレウス	旋尾線虫症	経口（ホタルイカ） 季節性：3〜8月（特に4・5月）	免疫診断
		ジアルジア症	経口（シストで汚染された水，果物） 流行地渡航歴・居住歴	検便 ・直接塗抹法 ・集シスト法 ・ショ糖浮遊法
		クリプトスポリジウム症	経口（オーシストで汚染された水，果物） 流行地渡航歴・居住歴	
	遷延する下痢	横川吸虫症	経口（アユ）	検便（直接塗抹法，集卵法）
		糞線虫症	経皮（感染幼虫，裸足での野外活動） 流行地渡航歴・居住歴（海外，南西諸島）	検便 ・直接塗抹法 ・普通寒天平板培地法 ・ろ紙培養法 免疫診断[※]
大腸	遷延する下痢・血便	赤痢アメーバ症	経口（シストで汚染された水，果物） 流行地渡航歴・男性同性愛者	検便（直接塗抹法）[※7] 抗原・遺伝子検出 免疫診断
肝・胆道系				
肝臓	発熱，上腹部痛	赤痢アメーバ肝膿瘍	経口（シストで汚染された水，果物） 流行地渡航歴・男性同性愛者	免疫診断
		肝蛭症	経口（セリ，ミョウガ，クレソン，牛レバーなど） 流行地渡航歴・居住歴	免疫診断[※]
	無症状	トキソカラ症	経口（牛レバー，鶏刺し） 好酸球増多や腹部画像検査で見つかることが多い	免疫診断[※]
		エキノコックス症	検診の腹部画像検査や他疾患検査中に偶然見つかる 流行地渡航歴・居住歴	免疫診断

※：抗寄生虫抗体スクリーニング検査[※8]で検査可能な寄生虫症．

（つづく）

表2（つづき）

感染臓器	症状	寄生虫症	患者背景・感染経路（感染源）	検査
呼吸器系				
肺	咳，痰，胸痛など	肺吸虫症	経口（モクズガニ，上海ガニ，サワガニ，イノシシ肉，シカ肉） 流行地渡航歴・居住歴	免疫診断※
	喘息様発作	糞線虫症	経皮（感染幼虫，裸足での野外活動） 流行地渡航歴・居住歴（海外，南西諸島）	検便 ・直接塗抹法 ・普通寒天平板培地法 ・ろ紙培養法 免疫診断※
		回虫症 鉤虫症	経口（虫卵の付着した野菜） 流行地渡航歴・居住歴	検便 ・直接塗抹法，集卵法 ・飽和食塩水浮遊法
	無症状	トキソカラ症	経口（牛レバー，鶏刺し） 好酸球増多や胸部画像検査で見つかることが多い	免疫診断※
		イヌ糸状虫症	昆虫媒介性（蚊刺症） ペット（イヌ）飼育	病理診断 免疫診断※
中枢神経系・眼				
脳	痙攣 神経巣症状など	トキソプラズマ脳炎	経口（オーシスト，シスト：牛レバー，鶏刺し，生ハム） 免疫不全者（AIDS，臓器移植後など）	免疫診断 遺伝子検出
		脳肺吸虫症	経口（モクズガニ，上海ガニ，サワガニ，イノシシ肉，シカ肉） 流行地渡航歴・居住歴	免疫診断※
		脳有鉤嚢虫症	経口（有鉤条虫卵） 有鉤条虫の腸管寄生 流行地渡航歴・居住歴（アジア，中南米，アフリカ）	免疫診断※
髄膜	発熱，頭痛，悪心・嘔吐など（好酸球性髄膜炎）	肺吸虫症	経口（モクズガニ，上海ガニ，サワガニ，イノシシ肉，シカ肉） 流行地渡航歴・居住歴	免疫診断※
		広東住血線虫症	経口（アフリカマイマイなどの巻貝，ナメクジ） 流行地渡航歴・居住歴（海外，沖縄）	免疫診断
眼	霧視，飛蚊症，視野欠損など	トキソカラ症	経口（牛レバー，鶏刺し）	免疫診断※

※：抗寄生虫抗体スクリーニング検査で検査可能な寄生虫症．

腹部膨満などの消化器症状のほか，幼虫とともに腸内細菌が播種され細菌性髄膜炎や敗血症を合併して死に至ることがある[5]．日本では沖縄・奄美など南西諸島居住歴のある高齢者に注意が必要である．流行地への渡航歴・居住歴をもつ者，流行地からの外国人も同様に注意が必要である．

その他の症状・感染臓器と考えられる寄生虫症

診療に有用な情報を表2にまとめた．

好酸球増多

末梢血の好酸球増多は原虫の感染ではみられず，蠕虫の感染を疑う手がかりである．感染臓器が特定されていない場合は食歴，海外渡航歴，居住歴，野外活動歴などの問診から可能性のある寄生虫を絞り込み，画像検査をはじめ寄生虫症診断のため必要な検査を進める．症状や画像検査から感染臓器が特定され，原因寄生虫が絞り込めている場合には患者背景の問診を追加し，診断確定のための検査を進めていく．感染のごく早期や陳旧性の症例では好酸球増多が認められないこともある．

寄生虫症診断のための検査[2,3]

検便

寄生虫症診断で真っ先に考える検査であるが，基本的に腸管内に寄生する原虫と蠕虫，また蠕虫ではヒト体内で成虫になるものでなければ検査の意味はない[*9]．検便には直接塗抹法，集卵・集シスト法，ショ糖浮遊法，飽和食塩水浮遊法，普通寒天平板培地法，ろ紙培養法などさまざまな方法があり，ターゲットとする寄生虫に応じた検査を

---

*6：生ホタルイカ，鶏刺し，アユ，ジビエ料理……．酒飲みのおっさんが好きそうな料理（笑）．無農薬野菜やペットにも注意ですね．

*7：1滴取ってカバーグラスをかけて100〜400倍で見ると栄養体が動いているのが見える！

*8：SRLに外注可．2 ccの血清を冷蔵or冷凍で提出．12種〔イヌ糸状虫，イヌ回虫，ブタ回虫，アニサキス，顎口虫症，糞線虫症，ウェステルマン肺吸虫，宮崎肺吸虫，肝蛭，肝吸虫，マンソン弧虫（マンソン条虫），有鉤嚢虫〕の抗体スクリーニングです．あくまで寄生虫そのものを検出するのが確定診断！

*9：検便でどこまで否定できるか，できないかは確認しておきたいところです．

*10：餅は餅屋，ですね．

選択する必要がある．普通寒天平板培地法，ろ紙培養法は糞線虫や鉤虫の幼虫を検出する検査であるため，検体の冷蔵保存は避ける．その他の原虫，寄生虫では冷蔵保存していても検査に与える影響は少ない．

抗原検出，遺伝子検査

寄生虫学を専門とする大学の教室や研究施設に依頼する[*10]．どの施設でどの寄生虫の検査が可能かは日本寄生虫学会ホームページ（http://jsp.tm.nagasaki-u.ac.jp/）の医療関係者向けコンサルテーションフォームより問い合わせが可能である．

免疫診断

表1, 2 からわかるように，多くの寄生虫症で抗体を検出する免疫診断が行われる．抗寄生虫抗体スクリーニング検査（保険適用外）は，寄生虫疾患のことをよく理解していればそれだけで診断がつくこともあるが，寄生虫種ごとに感度・特異度のばらつきがあるので注意しなければならない．免疫診断はあくまでも補助診断であり限界を知っておくことが重要である．例えば，抗体が陽性であっても過去の既往や非特異的反応を示しているかもしれない．また抗体が陰性の場合には，抗体価が検出感度以下の感染早期あるいは陳旧性の可能性がある．寄生虫の存在部位や大きさによっては免疫応答が惹起されず抗体陰性のこともある．抗寄生虫抗体スクリーニング検査に含まれる寄生虫以外は，大学の教室や研究施設に依頼することになる．

文献

1) 熱帯病治療薬研究班：寄生虫症薬物治療の手引き 2017．改訂第 9.2 版．〈寄生虫症全般の治療が記載されている〉
2) 中村（内山）ふくみ：寄生虫疾患を考えるとき．レジデントノート 増刊 16(2)：184-194, 2014．〈本項で取り上げた以外の寄生虫症も網羅している〉
3) 中村（内山）ふくみ：蠕虫による感染症（幼虫移行症を含む）の検査・診断．臨検 59(10)：956-962, 2015．〈本項で取り上げた以外の寄生虫症も網羅している〉
4) Jelinek T, et al：Malaria in Nonimmune Travelers：A Synopsis of History, Symptoms, and Treatment in 160 Patients. J Travel Med 1(4)：199-202, 1994．〈ドイツ人旅行者のマラリアについて解析した文献〉
5) Kunst H, et al：Parasitic infections of the lung：a guide for the respiratory physician. Thorax 66(6)：528-536, 2011．〈肺寄生虫症に関する総説〉

〔中村（内山）ふくみ〕

ダニ

「ダニに刺された！」あなたならどうする!?

> **とりあえずこれだけは！**
>
> ・どのような行動がマダニ感染症のリスクになるのか把握すべし！
> ・マダニを抜去する場合は，ピンセットで先端の刺し口をつかんで抜くべし！
> ・多くの場合，マダニ曝露後に抗菌薬は不要！ 自身の地域の疫学を考慮して判断すべし！

あなたはまだ，ヤツらの本当の姿を知らない（かもしれない）

　ダニに刺された！　ってそもそもダニとは何か，読者の皆さんはご存知だろうか？　つまり「ダニ」と「マダニ」の違いをわかってるのかっていう話である．イエダニとマダニの違いがわかってますかっていう……．

　図1は節足動物門の分類である．今日的に「ダニ」といった場合にはダニ目のことを指し，イエダニはこのダニ目のなかのオオサシダニ科に分類される．一方で，主にヒトに感染症を起こすのは「マダニ」であり，分類でいうとダニ目マダニ類マダニ科になる．つまり，「ダニに刺された！」と言って医療機関を受診するのはこのマダニに吸血されたヒトなのである[*1]．

　あと，なぜマダニは血を吸うのかご存知だろうか．「生きるため」ではなく（マダニは適度な温度と湿度があれば生きていける）……そう，「大人の階段を昇るため」である！　シンデレラッ！　幼虫から若虫に，若虫から成虫になるためにマダニは吸血し（図2），最後に雌の

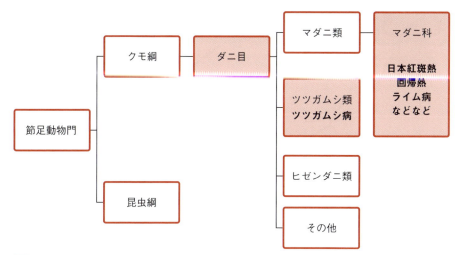

図1 節足動物門の分類
いわゆるダニにはマダニ類,ツツガムシ類,ヒゼンダニ類などが含まれる.

成虫は吸血して卵を産むわけである.

　基本的にはマダニは暖かくなる春先〜秋くらいまで活動するため,吸血されるのもこの時期が多くなるが,暖かい地域では冬でも吸血されることがある.

　では,どういうところでマダニは活動しているのか,ということだが,ヤツらの「吸血したさ」を考えれば簡単で,そう,動物がいるところである.野生のイノシシやらシカやらクマやらが生息してそうなところにマダニは生息している.**図3**は筆者が某県の山にマダニを狩りに行ったときに観察された「けもの道」である.動物が通った跡がはっきりとわかるが,こういうところにヤツらはいるのだ.この日は軽くこの周辺でマダニを探しただけで数十匹がゲットできた.**図4**はこのとき獲ったフタトゲチマダニである.

マダニ刺咬傷での受診者数には地域差がある

　前置きが長くなったが,マダニに刺されたという人は多くの場合,こういった森林でマ

＊1:分類すごくわかりやすいですね！　なんとなくダニから一歩前へ.

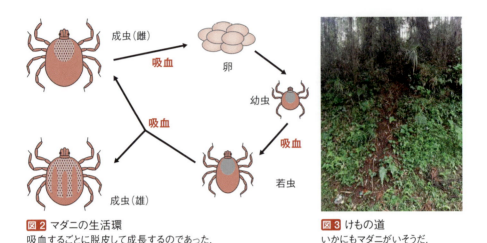

図2 マダニの生活環
吸血するごとに脱皮して成長するのであった．

図3 けもの道
いかにもマダニがいそうだ．

ダニに曝露している．野生動物がその辺にいるような地域では日常的に曝露しているということもあるだろう．実際，マダニに刺されたといって病院を受診する患者の数はかなり地域差があると思われる．都会で診療する医療従事者はほとんど診ないだろうが，田舎ではわりとコモンな主訴であることは筆者も山口県や奈良県[*2]で勤務していたときに実感した．ちなみに，最近筆者が診るのは海外から帰国後の「ダニに刺された」という症例がほとんどであり，都内でダニに刺されたという患者は診たことがない．しかし，高尾山や御岳山などの登山をするヒトはマダニに刺される可能性はあるだろう．

マダニ刺咬傷，巷に氾濫するアヤシイ治療法にご用心！

さて，ようやく本題へと移ろう．マダニに刺された状態で患者が受診したらどうするか．焼いたり，お湯をかけたり，潰したりしてはいけない．あと，インターネットには「アルコール綿で包む」「ハーブ抽出液を噴霧する」「ワセリンで窒息させる」などの方法が書かれていたりするが，論理的裏づけに乏しくお勧めしない．ここは素直に抜く．「抜くっきゃない[*3]」のであるが，決して適当に抜いてはいけない．

[*2]：奈良はちょくちょくありますね．下肢や臀部に刺さっているのを入浴時に気づいて受診とか．「イボだと思っていた」とか．

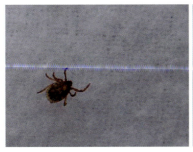
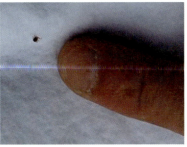

図4 フタトゲチマダニ
指と比べるとこれくらいの比率になる．

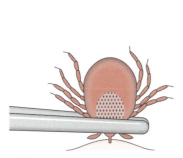
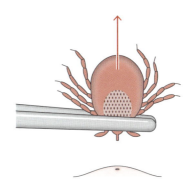

図5 マダニの摘出
CDCのホームページ（https://www.cdc.gov/ticks/removing_a_tick.html）をもとに作成．注）この図は間違い！　もっと先端の刺し口のほうをつまんでゆっくり引き抜こう！

　図5はCDCのマダニ抜去の方法の解説図だが，これのどこが間違っているかおわかりだろうか（ええ，CDCだって間違えるんです）．ホントはもっと先端の刺し口のほうをピンセットでつかまないとダメなのだ．なぜなら，胴体の部分をつかむと人体に病原体を押し込んでしまう可能性があるからである．そうしないためにも，正確に刺し口を同定してから把持し，そしてゆっくりと引き抜く．ただそれだけである．
　やったことがなくて自信がないという人は，「マダニ抜き器」が売っている．ウェブで

＊3：こっちは抜くっきゃ騎士（ナイト）ではないんや！（300ページを参照）

「ダニ取り」「ティックツイスター®」*4 とかで検索してみてほしい．多くの臨床医がこれを使ってマダニを取っている．ただし，動物用であり，筆者は「これを使って取るべし！」と推奨しているわけではなく，あくまで参考までにご紹介した（ということにしてください，はい）．

「とりあえず抗菌薬」はダメ，ゼッタイ．

　さて，マダニを抜去したら，あとは「抗菌薬を処方して帰宅ですね」……ってちょっと待てェェェェェェェェェェェィ！　マダニに刺されたヒトに抗菌薬を処方していないだろうか？　「だって患者さんが日本紅斑熱が心配だって言うから……」って理由で処方しているという読者に，はっきり言わせてもらおう．
　「マダニ曝露後に一律に抗菌薬処方してはダメですッ！」*5
　だって，そのマダニが抗菌薬が有効な病原微生物を保有しているかどうかってわからないのだから．
　マダニの分布，そして病原体保有率は地域によって大きく異なる．例えば日本紅斑熱だけをとってみても，ある文献によると，三重県や和歌山県では保有率は 40% 台と高いが，静岡県では 10% 台，鹿児島県では 6% である[1]．自分が勤務している地域のマダニの疫学は当然把握しておきたい．そもそも患者が刺されたマダニは日本紅斑熱をもっている可能性のあるチマダニ〔ヘマフィザーリス（*Haemaphysalis*）〕だろうか？　チマダニと同様，マダニ刺咬が最も多いものにタカサゴキララマダニがいるが，タカサゴキララマダニであれば SFTS（重症熱性血小板減少症候群）を媒介する可能性はあるものの，日本紅斑熱を媒介する可能性はない．というわけで，北海道や長野県の一部を除く日本国内において，マダニ刺咬後にマダニの鑑別のできない医師がやみくもに抗菌薬を投与するプラクティスは根拠に乏しく，むしろ有害である可能性が高いと思われる．
　それではライム病が流行している北海道はどうだろうか．確かに，マダニに咬まれたあとでライム病を発症する可能性はあるかもしれない．マダニ刺咬後にドキシサイクリン 200 mg を単回投与することによってライム病の発症を減らすことができたという報告もある．しかし，**number need to prevent** は 40 であり（つまり 40 人に投与して 1 人の発症を

---

*4：ホームセンターやペットショップ，Amazon でも売ってます！
*5：重要！！！　なんとなく処方しているケースをしっかり考えましょう．

防げる），一方で悪心や嘔吐などのドキシサイクリンによる副作用は30%の患者にみられたという[2]．この臨床研究が行われた米国と同様に，北海道も *Ixodes* spp. のライム病ボレリアの保有率は約30%と非常に高いと報告されているので[3]，マダニ刺咬後に抗菌薬を処方する根拠がないわけではない．しかし，そもそも患者の血を吸ったマダニはライム病を媒介する *Ixodes* spp. ではなく，フタトゲチマダニであるということも多々あるのではないだろうか．そうすると抗菌薬投与は不要であり，マダニ刺咬症例を多く診る医師はマダニの鑑別ができることが望ましいということになる．

というわけで，マダニの世界は奥が深いということがわかっていただけただろうか[*6]．いやぁマダニって本当におもしろいものですねぇ……（故・水野晴郎氏を偲んで）．

文献

1) Gaowa, et al：Rickettsiae in ticks, Japan, 2007-2011. Emerg Infect Dis 19(2)：338-340, 2013. 〈日本のダニの病原体サーベイランスとして最も規模の大きい研究の1つ〉
2) Nadelman RB, et al：Prophylaxis with single-dose doxycycline for the prevention of Lyme disease after an Ixodes scapularis tick bite. N Engl J Med 345(2)：79, 2001. 〈マダニ刺咬後のライム病予防のためにドキシサイクリンの単回投与の有効性を検討した論文〉
3) Takano A, et al：Tick surveillance for relapsing fever spirochete Borrelia miyamotoi in Hokkaido, Japan. PLoS One 9(8)：e104532, 2014. 〈北海道のマダニのサーベイランス〉

（忽那賢志）

＊6：「さすがです」の一言です！

HIV

想起で早期診断！

> **とりあえずこれだけは！**
>
> - 感染リスクを自覚していない HIV 感染者は，専門医療機関を選んで受診したりはしない
> - HIV 感染症に特異的な症状・所見はないが，日和見疾患や性感染症，性交渉歴は大きなヒントになる
> - 常に HIV 感染症の可能性を考える．それだけで気づくことができるかもしれない

診断されていない HIV 感染者は自分の外来に現れるか？

　感染症法に基づく HIV 感染症の新規報告数（年間 1,500 例前後）のうち，約 1/3 が診断時にすでにエイズを発症している[1]．エイズ発症は診断の遅れによる細胞性免疫不全進行を示すものであり，10 年にわたり報告数，エイズ発症割合の両者に大きな変化がみられないことは，未診断の HIV 感染者が減っていないことを示唆する[*1]．
　わが国における HIV 感染症の有病率は不明であるが，各種検査機会における低い有病率（献血や妊婦スクリーニングで 1/10,000 以下，よりリスクの高い集団と考えられる保健所

＊1：色々取り組みは行われていますが，なかなか難しいようですね．

表1 診断の遅れに伴う不利益

1. 感染者自身の不利益
   - すでに発症している日和見疾患の重症化
     （入院の長期化による失職なども含む）
   - 細胞性免疫不全のさらなる進行
2. 周辺への不利益
   - 性的パートナーへの感染
   - 入院に至った場合や重篤な後遺症が生じた際の支援の負担
3. 医療にもたらされる不利益
   - 医療費の増大（合併症増加／感染者数増加）
   - 診療中に生じた血液曝露事故への対応遅れ／対応漏れ

の無料匿名検査で0.3%程度）を考えれば，一般外来で頻繁に遭遇する疾患とは考えにくい．しかし，たまたま受診したHIV感染者を診断することができなければ，感染者自身にも周辺にも大きな不利益がもたらされる（**表1**）．

感染リスクを自覚していないHIV感染者は，HIV感染症を専門とするスタッフがいる医療機関を選んで受診したりはしない．本項では，日常の外来に紛れたHIV感染症を診断するコツについて考えてみたい[*2]．

Case

患者 30歳代男性．

現病歴 前日からの発熱・頭痛・咽頭痛・全身の痛みを主訴に22時に救急外来を受診した．市販の総合感冒薬を内服しているが奏効していない．特記すべき既往歴なし．飲水はなんとかできる．職場でインフルエンザが流行している．

身体所見 全身状態ややぐったり．意識清明．項部硬直なし．咽頭発赤あり．両側の頸部に小指頭大のリンパ節を数個触知する．胸部聴診では異常なし．皮疹なし．

検査所見 インフルエンザ迅速検査陰性．

臨床経過 インフルエンザの臨床診断でオセルタミビルとアセトアミノフェンを処方され帰宅したが，改善しないとのことで4日後に救急外来を再受診．蕁麻疹様の皮疹が出現しており，血液検査では肝逸脱酵素・LDHが若干高値であった．初診時よりさらに

[*2]：非専門家の役割の1つは見つけること！ そして症状が落ち着いた方々のプライマリ・ケアを担うこと！

消耗している印象であったが，仕事を休めないので入院したくないという強い希望があり，補液のみ行って帰宅とした．日中の外来受診を指示したが，結局受診しなかった[*3]．
　5年後，労作時呼吸困難を主訴に救急搬送され，ニューモシスチス肺炎・HIV感染症と診断された．問診により，20歳代から複数の同性パートナーとの性交渉歴があること，1年前に帯状疱疹に罹患していたことが聴取された．

いつHIV感染症を考えるか？

　急性HIV感染症は，教科書的にはインフルエンザや伝染性単核球症様の症状を呈する．しかし，それぞれの症状はHIV感染症に特異的なものではなく，診断における身体所見の有用性は限られている[2]．症状の強さにも個人差があり（そうでなければHIV感染者全員が急性期症状を記憶しているだろう），脳炎など重篤な経過をたどり入院に至る一部の例を除いて多くは自然軽快するため，結果としてエイズ発症前に診断される貴重な機会が失われる．治療の進歩に伴い，HIV感染症は早期に診断されれば予後良好な疾患になっているが[3]，診断が遅れればさまざまな不利益がもたらされる（表1）．

　HIV感染症は，HIV検査を行わなければ診断できない．患者本人が感染リスクを自覚して検査を希望した場合を除けば，急性期に診断されるのは，医師がHIV検査の必要性に気づいた場合に限られる．慢性期に合併する日和見疾患についても，HIV感染症に特異的なものはない[*4]．典型的なニューモシスチス肺炎の経過であっても，HIV感染症を想起できなかったために「抗菌薬投与に反応しない肺炎」として治療が迷走し，呼吸不全に至るまで診断が遅れる事例にも，残念ながらいまだに遭遇する[*5]．

　特異的な症状がない疾患を拾い上げるには，ルーチンのスクリーニングが有用である．しかし現実問題として，米国で行われているような（検査歴のない）全例を対象としたHIVスクリーニング検査[4]をわが国に導入したとしても，費用対効果の問題に加え，有病率の低さから偽陽性に振り回されることは想像に難くない．そこでお勧めしたいのが

[*3]：そう言われるとそうしてしまいそうです，冬で忙しければなおさら．よくよく考えれば4日後にインフルエンザが改善していないのは自然経過ではない……という「違和感」は大切です．
[*4]：原因不明の体重減少など，意外と難しいです．
[*5]：私も経験あります．

表2 HIV感染症を疑うヒント

1. 細胞性免疫不全を示唆する現症／既往
    - 「エイズ指標疾患」に含まれる疾患
      (ニューモシスチス肺炎，結核，悪性リンパ腫など)
    - 口腔カンジダ症，帯状疱疹など
2. HIV感染リスクを示唆する現症／既往／背景
    - 性感染症(梅毒，淋菌感染症，ウイルス性肝炎など)
    - 男性同性間性交渉歴，複数の性的パートナーの存在
    - 静注薬物使用歴
3. とらえどころのない症状／所見
    - リンパ節腫大
    - 血球減少
    - 体重減少
    - 慢性の瘙痒感
    - 「なんとなく具合が悪い」
4. 経過への「違和感」
    - 「鑑別にあげている疾患の自然経過にしっくりこない」

「全例で考える」ことである(思考によるスクリーニング)[*6]．考えるだけなら無料，かつ一瞬で済む．そして考えるだけで「目の前に散らばっているヒント」(表2)に気づけるかもしれない．

　HIV感染症と無関係の合併症による受診例など，所見や病歴にまったくヒントがない症例も当然存在する．この場合には，HIV感染リスクと関連する患者背景の問診が唯一のヒントとなる．ルーチンの問診に最も組み込みやすいのは性交渉歴であろう．旅行歴を自然にたずねるのと同様に，性交渉歴も自然にたずねればよい．HIV感染のリスクとして特に重要な**男性同性間の性交渉歴**の問診は，「必要と思われる」ときだけに絞ろうとすると，かえってぎこちなくなりがちである．性交渉歴を聴取する際のルーチンに組み込むことをお勧めしたい(男性に対しても女性に対しても「性交渉のパートナーは男性ですか，女性ですか」とたずねる，など)[*7]．興味本位ではなく医学的な必要性に基づいて質問していることが伝われば，必要以上に警戒されることはないだろう．もちろんプライバシーへの配慮は大前提である．

[*6]：なるほど！
[*7]：ルーチンで聞く，大事ですね．

誰に検査を勧めるか？　違和感を大切に！

　全例で考えるにしても，実際には検査の対象を絞り込まねばならない．どのような例で実際の検査に進むべきか．

　特異的な合併症はないとはいえ，実際には「ニューモシスチス肺炎」「クリプトコッカス髄膜炎」など**細胞性免疫不全**を示唆する原因病原体名の特定に至れば，誰でもHIV検査を考えるだろう．梅毒など**性感染症**の現症／既往がある場合，HIVスクリーニングは保険適用となった．リスクのある**性交渉歴**が聴取されればぜひ検査を勧めてほしい．筆者はこれに加えて，「とらえどころがない」「しっくりこない」を検査の適切なタイミングと考えている[*8]．

　提示したような症例で初診時にHIV検査を勧めるのは，インフルエンザの検査前確率が高い状況を考えれば現実的ではない．しかし2回目の受診の際には，誰もが経過に違和感をもつはずである．このときに「違和感」＝「HIV検査」と考えることができれば，検査を勧めることができたかもしれない．

　検査の範囲を広げるとどうしても陰性や偽陽性が増えてしまうが，必要と考えて行われた検査であれば（そして偽陽性を偽陽性と正しく説明できるのであれば），それはそれで構わないと筆者は考えている[*9]．検査を勧めても拒否される場合があるかもしれないが，これもこれで構わない．HIV検査を勧められることは，自分の感染リスクに気づく／リスクと正面から向き合うきっかけになる．検査を拒否した相手は，その足で匿名の検査施設に向かうかもしれない[*10]．

「スゴ技」はいらない！

　HIV感染症の診断に「スゴ技」はいらない．検査を行えば誰でも診断できる．HIV感染症に気づくために必要なのは，HIV感染症自体に関する知識ではなく，"common diseases"の自然経過に関する豊富な経験である．

　HIV感染症を診断することは，その感染者をそれ以上進行させないことにつながる．

[*8]：gut feeling（直感）は，やはり大切ですね．
[*9]：妊婦さんはほとんど偽陽性です．焦ってHIVでしたなどと言わないようにしましょう．
[*10]：なるほど……勉強になります！

検査を勧めるだけで，相手の未来を変えることができる．少しでも可能性があれば，ためらわず検査を勧めてほしい．

文献

1) 厚生労働省エイズ動向委員会報告 http://api-net.jfap.or.jp/status〈日本の疫学情報〉
2) Wood E, et al：Does this adult patient have early HIV infection?：The Rational Clinical Examination systematic review. JAMA 312(3)：278-285, 2014.〈HIV 感染後早期の症状・身体所見に関するシステマティックレビュー〉
3) Antiretroviral Therapy Cohort Collaboration：Survival of HIV-positive patients starting antiretroviral therapy between 1996 and 2013：a collaborative analysis of cohort studies. Lancet HIV 4(8)：e349-e356, 2017.〈良好にコントロールされている HIV 感染者の生命予後は非感染者に匹敵するとの報告〉
4) Moyer VA, et al：Screening for HIV：U.S. Preventive Services Task Force Recommendation Statement. Ann Intern Med 159(1)：51-60, 2013.〈米国における HIV スクリーニングの指針〉

〔塚田訓久〕

レプトスピラ症

目が赤い，鑑別のポイントは？

> **とりあえずこれだけは！**
>
> ・レプトスピラ症は海外や国内の農村地帯だけでなく，大都市でも発症しうる
> ・非特異的な症候が多いが，眼球結膜充血は特異性が高い
> ・リケッチア症との鑑別が難しいため両方をカバーできる抗菌薬を選択する

レプトスピラ症とは？

　レプトスピラ症は病原性レプトスピラによって起こる動物由来感染症で，げっ歯類を中心とした野生動物や家畜の腎臓に定着し尿中に排出される．ヒトへは，保菌動物の尿で汚染された水や土壌，尿との直接的な接触によって経皮的・経口的に感染する[1,2]．レプトスピラ症は主に東南アジアや南米などの熱帯・亜熱帯地域を中心にみられる感染症である[3]．国内では衛生環境の向上により患者数は減少しているが，それでも沖縄を中心に各年20〜40件程度の発症があり，9割以上が国内感染例で輸入症例よりも多い[4]．驚くべきことに国内推定感染地の第2位は東京であり，海外や国内の農村地帯だけではなく，大都市においても遭遇しうる身近な疾患で[*1]ある[5,6]．

[*1]：都会ではみられない，診療所ではみられない，という思い込みは捨てましょう！　おそらく相当数の under diagnosis になっているはず……．

> **Case**
>
> **患者** 76歳男性．
> **主訴** 頭痛，全身倦怠感．
> **現病歴** 来院1週間前に37.5℃の発熱，咽頭痛，頭痛，全身の筋肉痛，全身倦怠感を自覚した．かぜと思い様子をみていたが，その後も頭痛と全身倦怠感が続くため外来を受診した．
> **身体所見** 血圧98/64 mmHg，脈拍88回/分・整，呼吸数16回/分，体温36.3℃，SpO_2 98%(室内気)．身体所見では両側の眼球結膜に充血を認めるが，ほかに明らかな異常を認めなかった．
> **検査所見** 血液検査では，血小板数は44,000/μLと減少しており，肝機能障害および腎機能障害，炎症反応の上昇を認めた．腹部エコーでは肝胆道系に明らかな異常を認めなかった．
> 　初診医は胆管炎を疑い，アンピシリン/スルバクタム(ユナシン®)の投与を開始した．入院後，初診医より感染症内科へ診断と治療について相談を受けた．

本症例をどう考えるか

　本症例は，肝機能障害を認めるものの，明らかな腹部症状・所見を認めず，腹部エコーでも器質的疾患は否定的であった．両側の眼球結膜充血と比較的安定しているバイタルサイン下での血小板減少は，胆管炎に合致しない[*2]．現時点の臨床情報だけで診断に至ることは難しいため，さらなる病歴聴取後に，鑑別診断を行う必要がある．

リスク因子　問診のポイント

　職業曝露として，農家や下水道労働者といった保菌動物の尿で汚染された環境での労働，動物の尿や血液に直接触れる可能性のある食肉処理場での作業，家畜の飼育などがあげられる．また，流行地域で淡水水泳，カヌー，カヤックといったレクリエー

---

*2：この「合致しない」「合わない」という感覚を言語化するのって大事ですよね．

表1 レプトスピラ症の症状

症状・所見	頻度（％）	症状・所見	頻度（％）
黄疸	0～95	悪心	29～77
食思不振	46～85	脱水	37
頭痛	70～98	咳嗽	20～45
結膜充血	28～99	血痰	9～51
嘔吐	18～73	肝腫大	15～69
筋痛	40～97	リンパ節腫大	15～49
関節痛	31～59	下痢	11～53
腹痛	25～51	皮疹	2～12

〔Haake DA, et al：Leptospira Species（Leptospirosis）. Mandell, Douglas, and Bennett's Principles and Practice of Infectious Diseases, Updated Edition. p241, pp2714-2720, Elsevier, 2015 より一部改変〕

ション活動を行った旅行者は，レプトスピラ症のリスクが高い[1, 2]．

レプトスピラ症の臨床症状

　レプトスピラ症は，ほとんどが軽症例で抗菌薬治療を行わなくても自然に軽快するが，一部の症例は重症化し，死亡することもある．黄疸や腎不全を伴う重症型は**ワイル（Weil）病**と呼ばれるが，それ以外にも肺胞出血，急性呼吸窮迫症候群（ARDS），心筋炎，横紋筋融解症，ぶどう膜炎[*3]を合併することがある[1, 2]．

　臨床症状には非特異的なものが多いが（**表1**）[2]，**眼脂を伴わない結膜充血**は他疾患ではみられることが少なく，特異性が高い所見である．リケッチア症，デング熱，ハンタウイルス感染症，マラリア，毒素性ショック症候群，川崎病，感染性心内膜炎などの全身性疾患でも結膜充血がみられることがある[*4]．腰背部とふくらはぎを含む筋痛・把握

＊3：プライマリケアで役立つぶどう膜炎のフィジカルは Au-Henkind 試験〔患眼を閉じ，開いた健側にペンライトを当てると，患側に羞明（痛みや不快）を感じれば陽性（LR＋50.0, LR−0.0）（PMID：6118670）〕，また，ゆっくり輻輳や近眼視で眼痛誘発してもよい（LR＋24.7, LR−0.27）（PMID：3676686）．

痛[*5]もよくみられ，特徴的な所見の1つである．頭痛はしばしば重篤となり，眼窩後部の痛みと羞明を伴う両側前頭部・側頭部のズキズキとする痛みを呈する[1,2]．

　レプトスピラ症の潜伏期は，曝露から5〜14日間（平均10日）で，典型的には感冒様症状（発熱，悪寒，頭痛）で発症する**急性期**に始まり，そののち**黄疸，腎不全，髄膜炎**，ぶどう膜炎などを認める回復期・免疫期に移行する[1,2]．通常，急性期は5〜7日間続き，**回復期・免疫期**は4〜30日間持続するが[2]，軽症例や早期に治療介入があれば，回復期・免疫期の症状が目立たないことがある．

検査所見

　血液検査も非特異的所見が多いが，**血小板減少**（約60〜70％），**肝酵素の上昇**（約70％），**総ビリルビンの上昇**（約60〜70％），**尿素窒素**（約50〜70％）と**クレアチニンの上昇**（約50％）などがよくみられる[7,8]．**低ナトリウム血症**と**低カリウム血症**もみられることが多く，これはレプトスピラが Na^+-K^+-$2Cl^-$ 共輸送体を阻害することによる[9]．ほかに約50％の患者で**クレアチニンキナーゼの上昇**を認め，診断の手がかりとなる[10][*6]．

　尿所見も異常を呈することが多く，約70％の症例で**血尿**，約50〜70％で**蛋白尿**を認める[7,8]．

診断に必要な検査

　レプトスピラ症の確定診断のための検査には，培養検査，PCR法によるDNAの検出，そしてペア血清を用いた顕微鏡下凝集試験（MAT）法がある．いずれも商業ベースでは検査ができないため，各保健所を通じて専門機関での検査を依頼しなければならない．

　培養法とPCR法は，抗菌薬投与前の第1週の血液・髄液・尿（尿の場合は第1・2週の検体）が必要になる．レプトスピラ症の発症時期によって検出できる検体が異なることに留意する．MAT法は初回で800倍以上，あるいは2週間以上の間隔をあけて採取されたペア血清で4倍以上の上昇があれば診断が確定する．血清型の推定も可能で

[*4〜6]：あと，パレコも結膜充血があります（文献，書籍にはあまり載っていません ね）．またパレコには筋痛やCK上昇もあるので，レプトスピラ症との鑑別が必要です．

表2 各検査の診断性能

	感度（%）	特異度（%）
培養	5〜50	100
MAT法*	90	＞90
PCR	100	93

＊：MAT法では，梅毒，回帰熱，ライム病，ウイルス性肝炎，HIV感染，レジオネラ症，自己免疫疾患で交差反応を示すことがある．

〔Haake DA, et al：Leptospira Species（Leptospirosis）．Mandell, Douglas, and Bennett's Principles and Practice of Infectious Diseases, Updated Edition. p241, pp2714-2720, Elsevier, 2015 より一部改変〕

ある．各検査の診断性能については**表2**に示す．

原因微生物

これまでレプトスピラは，250以上の血清型により分類されてきた．近年，レプトスピラは遺伝子学的に21種に分類され，これらのうち9種は病原性があり，7種は非病原性で，その中間型が5種ある．一般的には，この種と血清型の両者を組み合わせて分類される（例：*L. borgpetersenii serovar* Poi）[2]．

鑑別診断

レプトスピラ症は非特異的な所見が多く，渡航歴，職業歴，曝露歴を含めた病歴聴取が診断の鍵となる．前述のとおり眼脂を伴わない結膜充血は，レプトスピラ症以外の疾患では稀であり，あれば有用な所見となる．20〜57%で乾性咳嗽を呈することがあり[1]，インフルエンザを含む急性ウイルス性疾患と誤診断される可能性がある．

治療　リケッチア症との鑑別を要する症例では，βラクタム薬の使用は避ける

軽症のレプトスピラ症で抗菌薬治療のメリットがあるかどうかは議論がある．しかし，

抗菌薬治療の開始が症状発現から 2 日を超えることが重症化のリスク因子として報告されているため，原則，抗菌薬治療を行うべきである．また，抗菌薬治療を行うことで微生物の尿への排出をなくす公衆衛生学的な利点もある．

軽症の場合は，ドキシサイクリン，アジスロマイシンの内服，入院患者・重症例ではペニシリン G，セフトリアキソン，ドキシサイクリンの点滴*7 が推奨される[1,2]．静注抗菌薬の有効性はいずれも同等である[11]．鑑別が問題となるリケッチア症はペニシリンとセファロスポリンが無効であるため，βラクタム薬の使用を避けるかドキシサイクリン，アジスロマイシンを併用すべきである．なお，梅毒と同様にペニシリンで治療したときに，発熱，悪寒，低血圧によって特徴づけられる Jarisch-Herxheimer 反応をきたす可能性がある[2]．

〈軽症例〉
- ドキシサイクリン（ビブラマイシン®）（100 mg）　1 回 1 錠　1 日 2 回　5〜7 日間
  ※ドキシサイクリンがない施設ではミノサイクリン（ミノマイシン®）（100 mg）　1 回 1 錠　1 日 2 回　朝・夕食後
- アジスロマイシン（ジスロマック®）（250 mg）　1 回 2 錠　1 日 1 回　3 日間　朝・夕食後

〈入院・重症例〉
- ベンジルペニシリン（ペニシリン G®）　150 万単位/日　静注　6 時間ごと　7 日間
- セフトリアキソン（ロセフィン®）　1 g/日　静注　24 時間ごと　7 日間
  ※ミノサイクリン（ミノマイシン®）　100 mg/日　静注　12 時間ごと　7 日間

*7：ドキシサイクリン点滴は日本にはないので，ミノサイクリンになっちゃいますね！

入院か？　外来か？

　初診の時点では，確定診断がつけられないため他疾患との鑑別が困難であることが多い．そのため，検査前確率が相当高い症例を除いては，原則入院で管理したほうが安全である．

予防

　現時点で最も重要な予防手段は，汚染された水・土地といった感染源への曝露の回避，げっ歯類の駆除，食物の動物汚染からの保護である．ヒトのワクチンは開発されていない．

本症例にどう対応したか

　詳細に問診を行うと，住宅でのネズミとの接触歴，井戸水の飲水歴が判明した．臨床症状は非特異的なものが多いが，両側の眼球結膜充血と曝露歴からレプトスピラ症を疑った．保健所へ連絡し，確定診断のためにMAT法を依頼した．確定診断には時間を要するため，ミノサイクリン（ミノマイシン®）の点滴を7日間行った．点滴後速やかに症状の軽快を認め，退院した．後日，初回血清で *L. borgpetersenii serovar* Poiの2,560倍の抗体価がみられ，血清学的に確定診断を得た．

文献

1) Haake DA, et al：Leptospirosis in humans. Curr Top Microbiol Immunol 387：65-97, 2015.〈レプトスピラ症のレビュー〉
2) Haake DA, et al：Leptospira Species（Leptospirosis）. Mandell, Douglas, and Bennett's Principles and Practice of Infectious Diseases, Updated Edition. p241, pp2714-2720, Elsevier 2015.〈マンデルの感染症テキスト，レプトスピラ症について〉
3) Abela-Riddar B, et al：Global burden of human Leptospirosis and cross-sectoral interventions for its prevention and control.World Health Organization, 2013. http://www.pmaconference.mahidol.ac.th/dmdocuments/2013-PMAC-Poster-P9-Bernadette%20Abela-Ridder.pdf〈WHOによる世界のレプトスピラ症に関する文献のレビュー〉
4) 国立感染症研究所：レプトスピラ症　2007年1月〜2016年4月．ASR 37(6)：103-105, 2016.〈国立感染症研究所の2007〜2016年のレプトスピラ症の報告〉
5) Masuda K, et al：A case of severe leptospirosis infection（Weil's disease）in Tokyo. Kansenshogaku Zasshi 84(1)：59-64, 2010.〈レプトスピラ症の東京都での感染症例報告〉

6) Kokudo T, et al：Weil's disease in a patient living in Tokyo. Intern Med 48(18)：1707-1710, 2009.〈レプトスピラ症の東京都での感染症例報告〉
7) Katz AR, et al：Leptospirosis in Hawaii, USA, 1999-2008. Emerg Infect Dis 17(2)：221-226, 2011.〈ハワイでのレプトスピラ症の検討〉
8) Katz AR, et al：Assessment of the clinical presentation and treatment of 353 cases of laboratory-confirmed leptospirosis in Hawaii, 1974-1998. Clin Infect Dis 33(11)：1834-1841, 2001.〈ハワイでのレプトスピラ症の検討〉
9) Wu MS, et al：Reduced renal Na^+-K^+-Cl^- co-transporter activity and inhibited NKCC2 mRNA expression by Leptospira shermani：from bed-side to bench. Nephrol Dial Transplant 19(10)：2472-2479, 2004.〈レプトスピラは Na^+-K^+-$2Cl^-$ 共輸送体を阻害する〉
10) Johnson WD Jr, et al：Serum creatine phosphokinase in leptospirosis. JAMA 233(9)：981-982, 1975.〈レプトスピラ症における CPK 上昇〉
11) Brett-Major DM, et al：Antibiotics for leptospirosis. Cochrane Database Syst Rev(2)：CD008264, 2012.〈レプトスピラ症の抗菌薬治療に関するシステマティックレビュー〉

〈伊東直哉〉

COLUMN 9

診療所でアンコモンかつ self-limited な感染症を診断する！

　8月上旬のある日のこと．特に既往歴のない34歳男性が，夜間からの四肢筋肉痛を伴う悪寒，明け方からの高熱を主訴に，当クリニックを受診した．海外渡航歴，性交渉歴，動物接触歴，淡水曝露歴，シックコンタクトはいずれも目立ったものはなし．来院時の外観はsickであり，発熱，頻脈，頻呼吸があるが意識障害はみられなかった．両側結膜および左背部にlate inspiratory cracklesを聴取した．四肢は近位・遠位筋ともに把握痛および筋力低下を認める．そのほかに目立った身体所見はなく，一般採血ではCRP 3台と軽度上昇しているのみであった．

　経過や全身状態からは敗血症が考えられた．初診医（私のおとん）は菌血症を第一に考え，血液培養2セット採取，セフトリアキソン2gを投与した．ご本人は外来での治療を強く希望し，通院フォローの方針となった．

　私が診療したのはこの翌日であった．症状はほぼ変わらず，頻脈はやや改善していた．血液培養の結果を待ちつつセフトリアキソンを継続し，外来フォローしても大丈夫だろうと判断した．念のため，体調が悪化した際にも対応できるよう，私の携帯番号を紙に書いて手渡した（幸い一度も電話はかかってこなかった）．

　肝心の鑑別診断であるが，夏場における急性発症の発熱を伴う四肢筋痛・筋力低下であり，流行性筋痛症のなかでも，ヒトパレコウイルス3型（HPeV3）感染症を強く疑った〔一方，体幹の鋭い発作性の筋肉痛を呈する流行性筋痛症はコクサッキーウイルスなど Enterorirus 属に感染して発症し，通称ボルンホルム（Bornholm）病と呼ばれる[1]〕．また，発症5日前に野外でハンモック（長年倉庫に保管していたもの）で寝たことや結膜充血・筋痛からレプトスピラ症を，発症前日に汚れた空調を清掃したという病歴からポンティアック熱を除外しようと考えた．その後，発症3日目には微熱程度にまで解熱し，筋痛がやや改善するとともに，陰嚢痛およびCK上昇がみられた．いずれもHPeV3感染症に矛盾しない[2]．経過中，肝胆道系酵素の上昇や腎機能障害は認めなかった．尿中レジオネラ抗原検査は陰性であった．

　さて，ここからが本題である．近隣病院に診療を依頼してもよいところだが，患者本人は断固として当院での対応を希望された．外来通院と入院加療のリスク－ベネフィットを説明・共有したうえでの判断なので，私も腹をくくって外来で診させていただくことにした．そして，その思いとは裏腹に，このようなアンコモンな感染症を診療所で診断・除外するのはなかなか難しいものだったりする．

まず，管轄の保健所に電話し，事情説明を行った．HPeV3 およびレプトスピラの検査依頼をしたところ，まずは経過の詳細について FAX するように言われた．しかし，状態は悪化していないし，疑っている疾患は self-limited あるいはすでに治療中であるという理由から，検査は受け付けられないという返事であった．self limited ではあるものの決して軽症ではないこと，診断により菌血症など他の疾患を除外しうること，また地域の疫学調査に貢献できるなどと伝えたが，検査は受け入れてもらえず，有用な情報もいただけなかった．やむをえず，レプトスピラについては国立感染症研究所に直接相談したところ，二つ返事で対応いただけることになった．結果，抗体価の上昇はなく否定された．HPeV3 については地域の衛生研究所（奈良県保健研究センター）に相談したところ，診療所からの検査依頼は直接受け入れにくいため，地域の定点医療機関（当院の地域なら奈良県西和医療センター）を介すよう提案くださった．血液，咽頭ぬぐい液，便検体を持参して迅速に対応いただいた．結果，各々の検体 PCR が陽性となり，HPeV3 感染症（成人散発例）の診断にたどり着くことができた．奈良県で初めての成人散発例であった（頑張った甲斐があった！）．経過もよく，後遺症を残さず完治した．

　アンコモンかつ self-limited な疾患は，診療所で診断するにはハードルが高いことが多い．管轄の保健所の協力体制には温度差があるし，疾患について相談しても「ホントに理解してくれているのかな〜」と思ってしまうことがある（複数の地域で経験しました）．HPeV3 感染症は self-limited であるものの，敗血症の様相を呈することもあり，「なんとなくパレコっぽい！」と診断してよい疾患ではない場合がある．Self-limited disease は奥が深い．丁寧な確定診断を積み重ねて経験値にしていくことは，見逃しを減らすためにも大切だと考える．

教訓：保健所に検査依頼してもうまくいかないときは，診断を諦めないで，"実際に"検査してくれる施設に直接連絡すべしっ！！

文献
1) Huang W, et al：Epidemic pleurodynia caused by coxsackievirus B3 at a medical center in northern Taiwan. J Microbiol Immunol Infect 43(6)：515-518, 2010.
2) 山川達志, 他：ヒトパレコウイルス 3 型感染に伴う成人の流行性筋痛症 17 例の検討．臨神経 57(9)：485-491, 2017(PMID：28855493)．

（北　和也）

熱と皮疹

鑑別のための
6つのフェーズ

> **とりあえずこれだけは!**

- まずは皮疹があることを正確に把握しよう！
- 急性の発熱・皮疹は思考のプロセスがあるため，それに準じて網羅的に鑑別しよう！
- 特にショックを呈する発熱・皮疹は感染症をメインに考えよう！
- 薬剤による皮疹＋発熱は3つのパターンがあることを知ろう！

Case

患者 70代男性．
主訴 発熱・皮疹．
現病歴 肺気腫で近くのかかりつけ医に通院中である以外に特記すべき既往のない，ADL/IADLともに自立の患者．1週間前に38℃の発熱と咽頭痛があり，以前処方されていたアセトアミノフェンを内服していた．連日内服することで咽頭痛は落ち着いてきたが，発熱が治まらず食事量も3割程度に減ってきた．1日前から皮疹が出現してきたため来院．発熱は連日38〜39℃だが，皮疹以外に明らかな症状はない．病院までは歩いてこられる．チオトロピウム吸入以外に定期使用薬剤なし．
身体所見 血圧140/82 mmHg，脈拍96回/分，呼吸数21回/分，SpO₂ 96%（室内気），体温38.9℃．意識清明，両眼瞼・眼球結膜充血あり，咽頭粘膜発赤あり，頸部リンパ節腫脹なし，気管短縮（short trachea）あり（2横指），胸腹部に明らかな所見なし．

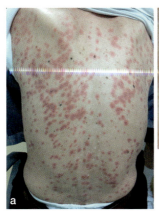
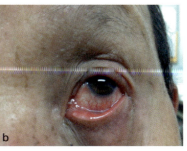

図1 患者の所見
a：背部の皮疹，b：眼瞼・眼球結膜充血．

一部癒合を伴う1cm程度の発赤が体幹をメインに全身に散在している（図1）．
検査所見　尿検査：異常所見なし．血液検査：WBC 10,900/μL, Hb 11.4 g/dL（MCV 89 fL），血小板 340,000/μL, AST 45 IU/L, ALT 32 IU/L, LDH 282 IU/L, ALP 269 IU/L, γ-GT 21 IU/L, T-Bil 0.7 mg/dL, CK 129 IU/L, BUN 21 mg/dL, Cr 0.96 mg/dL, Na 143 mEq/L, K 4.8 mEq/L, Cl 105 mEq/L, CRP 13.86 mg/dL.

まずは皮疹に気づこう！

熱と皮疹を有する患者を診療する前に最も重要なことは，「皮疹への認知」である．本症例のように皮疹を主訴にやってくるケースは意外と少ない可能性があるということをまず伝えたい．特にダニ媒介疾患（tick-borne disease）や感染性心内膜炎に伴う皮疹は患者が認知していないことが多いため，医師が診察によって初めて気づくことも多い．英国においてライム病と診断された患者145名に対して行われたアンケート調査の検討[1]では，15名（10.3％）は受診時点で自分がダニに咬まれたことを自覚していなかったとされる．またダニに咬まれたことを自覚していた130名のうち，皮疹への自覚がない患者が34名（26.1％）いたとされる[1]．患者は意外と自分の皮疹に気づかないケースが多いことを医師が把握し，フォーカス不明の発熱を診た際には皮疹を積極的に診察する意識をもつことが重要である．

表1 発熱+皮疹を診たときの6ステップアプローチ

①ショックバイタルがある患者の発熱+皮疹
②薬剤による重篤な副作用
③渡航関連感染症
④性行為関連感染症
⑤周囲に蔓延しやすいウイルス感染症（sick contact）
⑥症状出現が比較的緩やかで，かつ診断にある程度時間がかかる疾患

　また，医師が積極的に診察することで検出率が上がる所見もある．感染性心内膜炎における全世界的コホート研究においては，点状出血はわずか5％しか認められないとされる[2]が，筆者が所属していた病院で感染性心内膜炎症例についてまとめた報告では26％に点状出血[*1]を認めている[3]．これらのデータを単純比較することは難しいが，医師のたゆまぬ診察の結果，通常の意識でもたらされるアウトカムを凌駕する発見が生まれている可能性が高いと確信する．われわれはしばしば患者側の側面，医師側の側面から皮疹を見落としがちであることを自覚し，特に原因が不明な病態を診る際に全身の皮疹の有無を確認する努力を怠らないことが診療の基本である．

発熱+全身性皮疹を主訴とするときのアプローチ[4]

　発熱・全身性皮疹を診たときのアプローチについて私見を述べる．本来なら発疹学をもとに皮疹の性状から疾患の鑑別を進めるのが皮膚科医的思考であると思われるが，筆者自身が発疹学に長けた皮膚科医でないこともあり，6つのステップ（**表1**）に分けて網羅的に鑑別を進めることで，診断エラーを起こさないよう心がけている．

　あくまで急性の発熱・皮疹であることから，①〜⑥の緊急性の高い鑑別疾患を順にあげて対応することが第一である．

＊1：そんなに高いのですね！　参考になります．

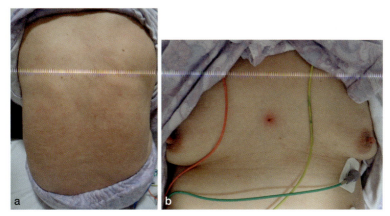

図2 発熱+皮疹+ショックバイタルの例
a：ツツガムシ病により生じた淡い皮疹，b：前胸部の痂皮．

①ショックバイタル

　まずはショックバイタルになりうる疾患群についての整理が重要である．皮疹と発熱+ショックバイタルを起こす感染症としては"VS WATER[5)]"という語呂あわせがある．

- V：*Vibrio vulnificus*
- S：Spleen
 →脾臓摘出後重症感染症 overwhelming postsplenectomy infection（OPSI）を起こす肺炎球菌・髄膜炎菌・インフルエンザ菌 b 型など
- W：Waterhouse-Friderichsen（ウォーターハウス・フリードリヒセン）症候群
 →髄膜炎菌による敗血症+副腎出血
- A：Anaerobes
 → *Clostridium perfringens* A 型（α毒素産生性）が血管内溶血を伴う重篤な敗血症を生じる
- T：Toxic shock
 →ブドウ球菌，連鎖球菌による toxic shock syndrome
- E：Endocarditis
 →特に塞栓を伴う感染性心内膜炎
- R：Rickettsia（リケッチア症）

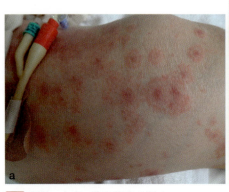
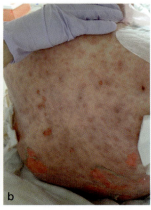

図3 発熱＋皮疹＝重症薬疹の例1
a：三叉神経痛に対して2週間前にカルバマゼピンを処方され発熱と皮疹で救急受診した患者の皮疹．形態は明らかにtarget signを呈している．b：数日後に皮膚剝離が進行，最終的には40％程度の皮膚が剝離したためTENと診断した．

→日本紅斑熱，ツツガムシ病（図2）など

　また，皮疹のなかでも点状出血や紫斑は特に緊急性が高い[6]．発熱と点状出血の患者を診る場合には，感染性心内膜炎によるジェーンウェイ（Janeway）斑のほかにも，リケッチア症による播種性血管内凝固（DIC），脾機能低下に伴う感染症（肺炎球菌によるOPSI，髄膜炎菌によるウォーターハウス・フリードリヒセン症候群など）を想起し，ダニ刺咬症を起こすような曝露歴や脾臓摘出の病歴，アルコール多飲・肝炎の病歴などを確認すべきである．

②薬剤による重篤な副作用

　薬剤による副作用は重篤な転帰をたどることも多いため，正確な診断とともに薬剤の中止を選択すべきである．

■ スティーヴンス・ジョンソン症候群（Stevens-Johnson syndrome：SJS）/中毒性表皮壊死症（toxic epidermal necrolysis：TEN）

　薬剤性の皮疹において最も重篤な疾患の1つであり，発熱・皮疹とともに口腔・陰部のびらんや結膜炎などの粘膜症状をきたす．発症6週間での死亡率23％，1年死亡

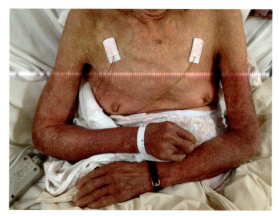

図4 発熱＋皮疹＝重症薬疹の例2
高尿酸血症に対してアロプリノール内服後3週間で生じた発熱および紅皮症様皮疹．腎機能障害とリンパ節腫脹も合併しておりDRESSと診断した．

率34％と死亡率も高い疾患である[7]．一般的にはアロプリノール，カルバマゼピン，ST合剤などが頻度の高い原因薬剤[8]で，内服1か月以内に生じる．そのほかにもHIV患者や全身性エリテマトーデス（SLE）患者は発症リスクが高いとされる．また，マイコプラズマ感染後にSJS/TENが引き続いて起こることも知られている．

ちなみに皮膚の10％未満を侵すものをSJS，30％以上を侵すものをTEN（図3），10〜30％を侵すものがSJS/TENのオーバーラップと判断される．

■ DRESS（drug reaction with eosinophilia and systemic symptoms）[9]

カルバマゼピンやアロプリノール，サルファ剤などの内服後2〜6週で生じ，発熱とともに急速に拡大する紅斑（多くは紅皮症に移行），リンパ節腫脹，肝逸脱酵素上昇および腎機能障害などを生じる疾患で，死亡率も10％程度認められる病態である（図4）．DRESS診断のためのスコアリングシステムがあり，DRESSを疑った際に多様な症状を把握するためのツールとして有用である[10]．またヘルペスウイルス（特にhuman herpesvirus-6）の再活性化がしばしばみられるのも特徴である．

■ 急性汎発性発疹性膿疱症（acute generalized exanthematous pustulosis：AGEP）

薬剤使用後数時間〜数日後と比較的早期に全身に生じる膿疱を伴う紅斑（図5）

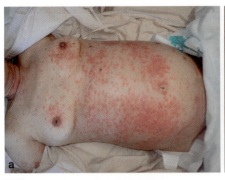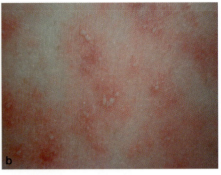

図5 発熱＋皮疹＝重症薬疹の例3
発熱＋排尿時痛から尿路感染症と診断され，セフトリアキソンを投与後2日目に急性発症した皮疹（a）．膿疱を伴う皮疹（b）であり，AGEPと診断した．セフトリアキソン終了にて速やかに軽快．

で，死亡率は他疾患と比べて低く，2％と報告されている[11]．主にアンピシリン，アモキシシリンやキノロンなどの抗菌薬や，ヒドロキシクロロキン，テルビナフィンなどの抗微生物薬のほかに，カルシウム拮抗薬でも発症したとの報告がある．薬剤中止により速やかに改善するのが特徴である．

③渡航関連感染症[12]

デング熱，腸チフス，レプトスピラ症など，頻度の高い渡航関連感染症は皮疹を伴いやすい．ここ1年以内の渡航歴の有無については詳細に確認しておく．一般的にマラリアは皮疹を伴いにくいとされるが，それでも膨疹や血管性浮腫，DICに伴う点状出血など稀ながら各種皮疹が出ることもある[13]ので，皮疹が出たという臨床情報からマラリアを除外することはできない＊2．

④性行為関連感染症

性行為感染症は多種多様な皮疹を呈しやすい．ウイルス性肝炎，HIV感染症，第2期梅毒などはmaculopapular rashを引き起こしやすい．practice/partners/protection of STIs/past history of STIs/prevention of pregnancyなどの5Pに基づいた詳細[14]

＊2：海外で購入した，前医で処方された内服薬の薬疹の場合もあります．

な問診が必須である．また，海外渡航中には不特定多数との性交渉をもつことが多く，性行為関連感染症も起こしやすい[15]．渡航後の患者に関しては渡航関連感染症を考慮するとともに，casual sex や風俗店利用などについても聴取すべきである．

⑤ sick contacts[*3]

基本的には渡航感染症だが，いまだ散発的に発生する麻疹，また母子感染により胎児の発育に影響を起こしうる風疹，パルボウイルス感染症などは皮疹とともに症状を呈することが多い．周囲の感染歴を確認する必要がある．

⑥症状出現が比較的緩やかで，かつ診断にある程度時間がかかる疾患

膠原病〔特に成人スティル(Still)病や SLE〕は皮疹をしばしば生じるが，血管芽球性 T 細胞性リンパ腫[16]や白血病[17]などの病態も皮疹を生じうる．これらの病態は基本的には亜急性〜慢性に症状が経過する．①〜⑤までのステップで重篤な疾患群を除外したうえで，確定診断に迫る．

本症例にどう対応したか

薬剤使用後から出現した皮疹，典型的な target sign，粘膜障害の存在も認めたため SJS/TEN を最も疑った（図6）．

緊急入院のうえ薬剤を中止しステロイドを 1 mg/kg/日で使用した．皮疹は速やかに四肢に広がり体幹や手掌の水疱形成も認め（10% 未満），粘膜剥離も一時期進行したが，4 週間の経過で症状は軽快した．角膜炎などの合併がないか，眼科に併診を依頼したが，明らかな眼病変の進行を認めなかった．最終的には SJS と診断した．

SJS の治療は創部の処置，栄養管理，疼痛管理などの保存的処置を第一選択とする．そのほかステロイド，免疫抑制薬，免疫グロブリン大量療法などの効果についてはランダム化比較試験などに基づく確固たる効果の証明はない．ステロイド使用に関しては，フランス・ドイツにおける 281 名の SJS/TEN 患者の後ろ向きコホート研究において，ス

[*3]：特に麻疹は空気感染しうる疾患であり，疑った際には陰圧個室隔離が必要となるので，慎重に問診を得るべきですね．

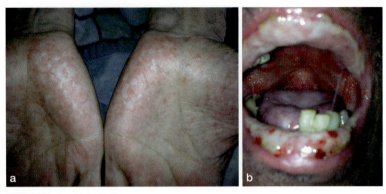

図6 経過中の追加診察
手掌の水疱形成(a),口腔内発赤と口唇粘膜剥離は進行(b)した.

テロイド使用群159名は保存的治療群87名や免疫グロブリン大量療法群75名と比べ死亡率の低下を認めたとする報告がある[18].一方で,SCORTEN scoreで重症度を評価されたSJS/TEN患者439名を抽出したシステマティックレビュー[19]では,ステロイド・免疫グロブリン大量療法が生命予後に寄与する効果はなかったとされる.したがって専門医とともに協力しながら治療方針を定め,集学的な治療を提供すべきである.

文献

1) Marcu A, et al：Experience of Lyme disease and preferences for precautions：a cross-sectional survey of UK patients. BMC Public Health 13：481, 2013.〈英国でのライム病患者における,受診動機を調べた横断研究〉
2) Murdoch DR, et al：Clinical presentation, etiology, and outcome of infective endocarditis in the 21st century：the International Collaboration on Endocarditis-Prospective Cohort Study. Arch Intern Med 169(5)：463-473, 2009.〈2000年1月〜2005年9月1日までに集まった25か国・58病院での感染性心内膜炎患者2,781名の全世界的前向きコホート〉
3) Hase R, et al：Profile of infective endocarditis at a tertiary-care hospital in Japan over a 14-year period：characteristics, outcome and predictors for in-hospital mortality. Int J Infect Dis 33：62-66, 2015.〈亀田総合病院において2000年8月〜2014年7月までに診断された感染性心内膜炎患者180名の後方視的研究〉
4) 長谷川真也,他：成人患者の急性発熱+全身性紅斑―問診だけで診断を試みる. 2015. J Hospitalist Network "Clinical question" http://hospi.sakura.ne.jp/wp/wp-content/themes/generalist/img/medical/jhn-cq-kameda-150723.pdf〈JHospitalist Networkで,各参加病院が持ち回りでスライドを提示している"Clinical question"の1つ.急性発熱+皮疹の患者の初診でのマネジメントが詳しく記載されている〉
5) 東京GIMカンファレンス13：多摩総合医療センター 九鬼隆家先生のmnemonicsより. 2013.〈毎

月1度東京近郊で開催されている東京 GIM カンファレンスから，たくさんの学びが生まれています〉

6) McKinnon HD Jr, et al：Evaluating the febrile patient with a rash. Am Fam Physician 62(4)：804-816, 2000.〈米国家庭医療学会の，発熱＋皮疹患者のマネジメントについてのレビュー〉

7) Sekula P, et al：Comprehensive survival analysis of a cohort of patients with Stevens-Johnson syndrome and toxic epidermal necrolysis. J Invest Dermatol 133(5)：1197-1204, 2013.〈SJS/TEN の患者を集めた RegiSCAR 研究における，上記疾患の1年死亡率などの報告〉

8) Halevy S, et al：Allopurinol is the most common cause of Stevens-Johnson syndrome and toxic epidermal necrolysis in Europe and Israel. J Am Acad Dermatol 58(1)：25-32, 2008.〈欧州6か国の SJS/TEN の患者を集めた EuroSCAR 研究における，上記疾患を発症していない入院患者を用いて薬剤別の発症リスクを比較した症例対照研究〉

9) Cacoub P, et al：The DRESS syndrome：a literature review. Am J Med 124(7)：588-597, 2011.〈DRESS syndrome のレビュー．日本では DIHS（Drug-induced hypersensitivity syndrome）ともいわれる〉

10) Kardaun SH, et al：Variability in the clinical pattern of cutaneous side-effects of drugs with systemic symptoms：does a DRESS syndrome really exist? Br J Dermatol 156(3)：609-611, 2007.〈DRESS 症候群診断のために提唱されている計算ツールを記載した論文〉

11) Saissi EH, et al：Drugs associated with acute generalized exanthematic pustulosis. Ann Dermatol Venereol 130(6-7)：612-618, 2003.〈AGEP のレビュー．フランス語なので自分では読めないが，google 翻訳を駆使するとなんとか判読できる．よい時代になったと個人的には感じている〉

12) Spira AM：Assessment of travellers who return home ill. Lancet 361(9367)：1459-1469, 2003.〈海外渡航者が帰国してから体調不良を訴えた場合の網羅的なレビュー．とても読みやすくまとまっている〉

13) Vaishnani JB：Cutaneous findings in five cases of malaria. Indian J Dermatol Venereol Leprol 77(1)：110, 2011.〈皮膚症状の出現したマラリア5症例のケースシリーズ〉

14) Workowski KA, et al：Sexually transmitted diseases treatment guidelines, 2015. MMWR Recomm Rep 64(RR-03)：1-137, 2015.〈CDC が出している性行為関連感染症のガイドライン〉

15) Vivancos R, et al：Foreign travel, casual sex, and sexually transmitted infections：systematic review and meta-analysis. Int J Infect Dis 14(10)：e842-851, 2010.〈海外渡航に伴う casual sex と，それに伴う性行為関連感染症の発症についての報告をまとめた系統的レビュー〉

16) Tokunaga T, et al：Retrospective analysis of prognostic factors for angioimmunoblastic T-cell lymphoma：a multicenter cooperative study in Japan. Blood 119(12)：2837-2843, 2012.〈日本の血管芽球性 T 細胞性リンパ腫患者207名についての症状や予後をまとめた後方視的研究〉

17) Cho-Vega JH, et al：leukemia cutis. Am J Clin Pathol 129(1)：130-142, 2008.〈白血病に関連した皮膚症状（leukemia cutis）のレビュー〉

18) Schneck J, et al：Effects of treatments on the mortality of Stevens-Johnson syndrome and toxic epidermal necrolysis：A retrospective study on patients included in the prospective EuroSCAR Study. J Am Acad Dermatol 58(1)：33-40, 2008.〈前述の EuroSCAR 研究における治療法別の効果をみた前向き観察研究〉

19) Roujeau JC, et al：Systematic review of treatments for Stevens-Johnson syndrome and toxic epidermal necrolysis using the SCORTEN score as a tool for evaluating mortality. Ther Adv Drug Saf 2(3)：87-94, 2011.〈予後予測に有用とされる SCORTEN score に基づく評価を行った SJS/TEN の患者における，治療法別の効果を示した系統的レビュー〉

（佐田竜一）

猫ひっかき病

痛みを伴った限局性リンパ節腫脹，どう考える？

とりあえずこれだけは！

- ネコへの接触歴を確認する
- 患者のほとんどは小児～若年成人．ただし高齢者が発症すると典型的な症状を呈さない
- 有痛性の局所性リンパ節腫脹が最大の特徴．皮疹やひっかき傷はないことも多い
- 培養は困難，診断は血清学的に行う
- ほとんどの症例が自然治癒する

有痛性の局所性リンパ節腫脹　まずは感染症から考える

　リンパ節腫脹の細かな鑑別は成書に譲り，本項では要点をザックリと述べると，まず全身性か局所性かに大別する．次いで①大きさ，②圧痛の有無，③弾性，④可動性を評価する．局所性リンパ節腫脹で特に痛みを伴う場合は炎症を示唆し，感染症が最多の要因であり，逆に悪性疾患の可能性は下がる．局所性リンパ節腫脹の場合は部位によって鑑別は異なるが，いずれの部位であっても，猫ひっかき病は鑑別に入る．猫ひっかき病の典型的なプレゼンテーションである，咽頭痛を伴わない頸部リンパ節腫脹[*1]の鑑別診断を 表1 に記載する．

表1 咽頭痛を伴わずに頸部リンパ節腫脹を引き起こす主要な疾患

疾患名	鑑別ポイント	診断的検査
猫ひっかき病	ネコへの接触歴,有痛性の片側リンパ節腫脹,還流領域の水疱/膿疱,ひっかき傷	B. henselae 抗体検査
化膿性リンパ節炎	発熱,有痛性の片側リンパ節腫脹,周囲の擦過傷（被髪部含む）,耳鼻科および歯科領域の感染症,通常は黄色ブドウ球菌かA群連鎖球菌	血液培養,穿刺液の培養検査
伝染性単核球症	発熱,両側後頸部のリンパ節腫脹,肝脾腫,EBVの場合は咽頭痛多い,CMVだと咽頭痛メインに出ないことも,リンパ球増加,異型リンパ球出現,HIVの場合は性交渉歴確認,トキソプラズマならネコの排泄物接触,生肉摂取歴	VCA-IgM,CMV-IgM,HIV-PCR,トキソプラズマ IgM/IgG
結核性リンパ節炎	体重減少,発熱,寝汗,結核の既往・曝露歴（確認はするが除外には使えない）,亜急性〜慢性の経過,片側性で圧痛はないことのほうが多い,皮膚硬化,瘻孔形成や潰瘍化,気道症状 → 胸部X線検査	気道症状あれば喀痰塗抹3連痰,リンパ節生検（PCR,抗酸菌培養,病理）
非結核性抗酸菌によるリンパ節炎	主に小児,典型的には顎下リンパ節,リンパ節表面の皮膚が紫色に変色,圧痛は伴わないことが多い,瘻孔形成も	リンパ節生検（切除が治療になる）
菊池病	典型的には40歳以下（やや女性のほうが多い）,有痛性の片側性リンパ節腫脹,全身症状強い,約半数で白血球減少,異型リンパ球が出現することも	リンパ節生検
悪性リンパ腫	B症状（発熱,盗汗,体重減少）,疼痛を伴わない弾性・硬のリンパ節腫脹	リンパ節生検

その他の鑑別診断：鼠咬熱,皮膚ジフテリア,腺ペスト,野兎病,放線菌ノカルジア,豚丹毒,梅毒,薬剤性（フェニトイン,アロプリノールなど）,血清病,サルコイドーシス.

Case

患者 16歳女性.

主訴 左頸部の有痛性の腫瘤.

現病歴 10日前に左の前頸部に違和感を自覚. その際に触れたしこりが徐々に増大し,6日前からは疼痛を伴うようになってきたため受診. 軽度の倦怠感と全身の関節痛

---

*1：咽頭痛が「ない」ことに違和感を感じましょう.

あり．発熱なし，悪寒戦慄なし，体重減少なし，頭痛なし，視野視力障害なし，咽頭痛含め気道症状なし，消化器症状なし，下部尿路症状なし．性交渉歴は否定，既往歴，内服歴，アレルギー歴に特記事項なし．sick contact なし．結核曝露は思い当たる範囲ではなし．

身体所見 体温 36.8℃，呼吸数 12 回/分．意識清明，咽頭発赤や扁桃腫大なし，口内炎なし．左前頸部に 2 cm 大のやや軟らかいリンパ節を 1 つ触知し著明な圧痛を伴っているが可動性良好．それ以外の腋窩・鎖骨上・滑車上・鼠径リンパ節は触知せず．呼吸音清，心雑音なし．腹部平坦・軟，肝脾腫は触知せず，肝叩打痛なし．四肢・体幹いずれにも皮疹は認めないが，両手に多数のひっかき傷を認めた．

典型的な経過とは？ 噛まれた部位の皮膚所見は必須ではない！

猫ひっかき病の起因菌である *Bartonella henselae* は，ネコなどに噛まれたりひっかかれることによって接種され，接種部位には 3〜10 日後に水疱や膿疱を形成し，それが約 1〜3 週継続[1]する．菌が接種された部位の所属リンパ節腫脹は典型症例の>90% で認められる最も頻度の高い徴候であり，接種後 1〜7 週で接種部位と同側に出現し圧痛を伴う．腫脹するリンパ節の数は約半数が単発であり，20% が同じ解剖学的部位での多発リンパ節腫脹，残り約 1/3 が複数の部位でのリンパ節腫脹となるが，全身性は稀である．通常は上肢（腋窩含む），頸部のリンパ節腫脹が多いが，約 15〜20% の症例では鼠径リンパ節の腫脹[2]を呈する．また，約 1/6 の症例で化膿性のリンパ節を認め，これはエコーで確認できる．リンパ節腫脹が出現する段階で接種部位に皮疹や傷が残っている割合は，注意深く検索して 2/3 程度とされるが[*2]，研究によっては受診時に皮疹を認めたのはわずか 25% とするもの[2]もあり，リンパ節腫脹を主訴に受診し皮疹が存在しない症例が相当数存在するということを意味する．同様に発熱に関しても，微熱は 9〜60%[3]の症例で認められるが数日続くのみであり，受診時には発熱が認められないことも多い．その他の症状としては倦怠感や食思不振といった全身症状に加え，10% 以上の症例で筋骨格系の症状（筋肉痛，関節症が主体）を伴う．

＊2：見つけにいくつもりで診察することが重要ですね．疑えば問診重要（ネコとの接触歴の確認）．

非典型的な経過とは？*3

　非典型的な症状を呈するのは約10%強であり，そのうちの半数はパリノー（Parinaud）眼腺症候群である．これは眼局囲へのネコの接触や別の接種部位から眼への自己接種によって起こる肉芽腫性の結膜炎と同側の耳介前リンパ節腫脹を特徴とし，通常，自然治癒する．それ以外の非典型的な病像としては，CTやエコーで明らかとなる肝脾の多発する低濃度域（生検すると肉芽腫を認める）や，視神経網膜炎，脳脊髄炎，感染性心内膜炎，不明熱（FUO）などの報告がある．内臓病変（肝臓および脾臓）を伴っていた小児患者の半数以上（10/19例）が末梢リンパ節腫脹を伴っていなかったことには注意を要する[4]．また，**高齢者（60歳以上）の場合はリンパ節腫脹を呈する頻度が下がり，感染性心内膜炎や脳炎，FUOといった非典型的なプレゼンテーションが増加する**[5]ため，診断も遅れる傾向にある．

接触歴が最重要

　猫ひっかき病に最も罹患しやすいのは小児〜若年成人であり，これはネコへの接触の頻度と関連している．季節性があり秋〜冬にかけて最も多くなる．ネコに噛まれずとも舐められたり一緒に寝るだけでもリスクとなる．ネコのなかでも特に若いネコや子ネコ（kitten）のほうが，起因菌である *B. henselae* に感染している頻度が高いとされるが，感染したネコの半分は完全に無症状である．また，ネコ以外にイヌとの接触後の感染例も報告されており，さらにネコノミ（*Ctenocephalides felis*）あるいはマダニに刺されることによっても感染が媒介されることがあるため，**ネコとの接触歴は重要ではあるが必須ではない**．

診断に培養は不要，通常は血清抗体で診断される

　リンパ節の穿刺液や皮膚病変の内容物から *B. henselae* を培養するのは通常困難であり，培養できたとしても時間を要し（>14日）感度も低いため，**診断には血清抗体検**

＊3：リンパ節が腫れない場合もあるんですね．

査が利用される．市販化された検査では IFA 法によって IgG を測定しており，<64 倍であれば現在の感染の可能性は下がり，>256 倍であれば強く現在の感染を示唆しており，その間の 64～256 倍であれば 10～14 日あけての再検が望まれる[*4]．なお IgM が陽性の場合は強く感染を示唆するが，抗体産生期間が短いため陰性でも可能性を除外できない．血清抗体の感度は報告によるが概ね 80～100%，特異度は 70～100%[6, 7]である．血清抗体の問題点として，一般人口の 4～6%，特にネコを飼育している人で抗体陽性になることが知られており，さらに B. henselae と B. quintana との間で抗体の交差反応が指摘されているが，典型的な臨床症状が出現している場合，これらは問題にならないであろう．

リンパ節の生検は通常必要ないが，症状の改善が乏しい際や，他の鑑別診断の除外を目的として行われる場合がある．病理では中心部の無菌性壊死を伴う星状肉芽腫像を認め，ワルチン・スタリー(Warthin-Starry)染色(銀染色)で多形性の菌体が確認される．組織検体が採取できた場合は PCR 検査も行われるが，発症してから 6 週以上経過している場合は感度が落ちる[8]．なお，リンパ節生検で猫ひっかき病と診断された症例の約 5.3%(13/245 例)で同時に抗酸菌感染，悪性腫瘍を合併していたことが報告[9]されており，猫ひっかき病と診断した場合でも症状が改善するか否かのフォローが必要なことを示唆している．

治療　抗菌薬による劇的な改善は期待薄

ほとんどの症例で 2～8 週以内に自然治癒が期待できる．主な治療適応は症状の早期改善を目的とした場合と，播種性病変や節外病変に対してである．過去唯一の RCT では，症例数は 29 例と少ないながらも，30 日間時点で腫大リンパ節が 80% 以上縮小する頻度を検討したところ，アジスロマイシン投与群では 7/14 例で，プラセボ群では 1/15 例でのみ改善を認めた[10]．注目すべきは抗菌薬投与群においても半数しか改善を認めていない点であり，抗菌薬を処方する場合は劇的な症状の改善が期待できるわけではないことを患者に説明しておきたい[*5]．播種性病変や節外病変に対する治療には一定の見解がない．通常は 2～6 週程度のマクロライド系，リファンピシン，ST 合剤，ゲ

[*4]：検体をフランスに送るので，診断に時間がかかっちゃうんですよね～f^^;
[*5]：大事なポイントですね！

ンタマイシンなどを併用しての治療が行われるが，詳細は成書を参照してほしい．

> **症状の早期改善を目指して抗菌薬を処方する場合**
> - 体重>45 kg：アジスロマイシン（ジスロマック®）（250 mg） 初日　1回2錠　1日1回，以降2〜5日目まで　1回1錠　1日1回
> - 体重≦45 kg：アジスロマイシン（ジスロマック®）（250 mg） 初日　10 mg/kg/日，以降2〜5日目まで　5 mg/kg/日

本症例にどう対応したか

　両手に多数のひっかき傷を認めたため，ペット飼育歴を確認したところ3か月前から生まれたばかりのネコを飼い始めたとのことであった．先行する皮疹の有無は確認したが本人は覚えていなかった．臨床的には猫ひっかき病が疑われることを伝え，症状がそれなりに強いこともあり相談のうえ，アジスロマイシンを5日間処方した．血清検査では *B. henselae* に対するIgG抗体が256倍と陽性であった．1週間後にフォローしたが徐々に疼痛は改善しており，最終的に受診1か月後には症状が寛解したためフォロー終了とした．

> **私の失敗談**
>
> 　失敗談ではないが，*B. henselae* および *B. quintana* はFUO（特に小児で）や培養陰性感染性心内膜炎の原因菌となることがある．小児のFUO症例146例のうち，診断のついた84例中7例が *B. henselae* による感染であり，これはEBウイルス，骨髄炎に次いで3番目に多い数であったという報告[11]もあり，われわれも年に1例[*6] 程度は血液培養陰性で血性抗体高度陽性（特に≧800倍のような異常高値となる場合PPV 94%[12]），あるいは弁組織のPCRで陽性となって診断される *B. henselae* あるいは *B. quintana* による感染性心内膜炎を経験する．また，HIV患者において紫斑様の病変を認めた場合はカポジ（Kaposi）肉腫に加えて必ず *B. henselae* あるいは *B. quintana* による細菌性血管腫症（bacillary angiomatosis）を鑑別にあげるべきであることも追記しておきたい．

＊6：そこまで出会わない私は見逃しているのかも (-_-)

文献

1) Gandhi TN, et al：Chapter 236 *Bartonella* including Cat-scratch disease. In：Mandell GL, et al (eds)：Principles and Practice of Infectious Diseases, 8th ed. Saunders, 2014.〈言わずと知れた感染症の王道の教科書．バルトネラ全般について細かく知りたければこれ．なお，本文中で頻度など数字を記載しながら引用文献がない箇所はすべてこれから引用した〉
2) Zangwill KM, et al：Cat scratch disease in Connecticut. Epidemiology, risk factors, and evaluation of a new diagnostic test. N Engl J Med 329（1）：8-13, 1993.〈各症状の頻度に関して記載〉
3) Klotz SA, et al：Cat-scratch disease. Am Fam Physician 83（2）：152-155, 2011.〈猫ひっかき病についてわかりやすくまとまっている．1つ読むならこれ〉
4) Arisoy ES, et al：Hepatosplenic cat-scratch disesase in children：selected clinical features and treatment. Clin Infect Dis 28（4）：778-784, 1999.〈内臓病変を呈する猫ひっかき病ではリンパ節腫脹を伴う頻度は半数以下〉
5) Ben-Ami R, et al：Cat-scratch disease in elderly patients. Clin Infect Dis 41（7）：969-974, 2005.〈高齢発症と若年発症での症状の違いに関して記載〉
6) Sander A, et al：Seroprevalence of antibodies to *Bartonella henselae* in patients with at scratch disease and in healthy controls：evaluation and comparison of two commercial serological tests. Clin Diagn Lab Immunol 5（4）：486-490, 1998.〈ネコと接触歴がない健康成人の約30％で血清抗体が低値ながら陽性〉
7) 草場信秀，他：猫ひっかき病における *Bartonella henselae* 抗体の経時的測定の臨床的意義．感染症誌 75（7）：557-561, 2001.〈血清のIgGは発症後，6〜12か月経過しても陽転したまま経過する〉
8) Ridder GJ, et al：Role of cat-scratch disease in lymphadenopathy in the head and neck. Clin Infect Dis 35（6）：643-649, 2002.〈発症6週以内に生検された症例9/10例でPCR陽性，8週目以降に生検された症例は1/11例しかPCR陽性にならなかった〉
9) Rolain JM et al：Lymph node biopsy specimens and diagnosis of cat-scratch disease. Emerg Infect Dis 12（9）：1338-1344, 2006.〈リンパ節生検検体の培養もしくはPCRで猫ひっかき病と診断された症例10/245例で抗酸菌の共感染を認め，そのうち5例は結核菌であった！〉
10) Bass JW, et al：Prospective randomized double blind placebo-controlled evaluation of azithromycin for treatment of cat-scratch disease. Pediatr Infect Dis J 17（6）：447-452, 1998.〈抗菌薬の治療効果に関して検討した唯一のRCT〉
11) Jacobs RF, et al：*Bartonella henselae* as a cause of prolonged fever and fever of unknown origin in children. Clin Infect Dis 26（1）：80-84, 1998.〈小児のFUOにおいて *B. henselae* は3番目に頻度の高い原因であった〉
12) Edouard S, et al：*Bartonella*, a common cause of endocarditis：a report on 106 cases and review. J Clin Microbiol 53（3）：824-829, 2015.〈*Bartonella* による感染性心内膜炎の記述レビュー〉

〈西村　翔〉

COLUMN 10

関節の腫れの見分け方

　関節の触り方は，教わるのが一番である．指導医とともに，またそうでなくても積極的に所見をとらせてもらうのが上達への近道と筆者は感じている．ここではポイントを箇条書きで示す（表）[1]．

- 「関節が痛い＝関節痛」ではない（皮膚，筋肉，腱，付着部，神経，骨などが病変の場合もある）．
- 「関節が痛い＝関節炎」ではない（関節炎と関節痛は異なる：関節間隙に腫脹と圧痛を認めるのが関節炎を示唆する炎症所見）．
- 関節炎（炎症性）のとき，分布を確認〔単関節炎，小関節炎（2〜4関節），多関節炎（5関節以上）〕，関節炎の分布を確認（対称性と非対称性，下肢優位など）．
- 単関節炎のとき：感染性（約20％），結晶性（約80％），外傷．
- 結晶誘発性関節炎と思っても，関節穿刺を（偏光顕微鏡がなくても，グラム染色で確認は可能）．臨床的に化膿性関節炎を疑うときは抗菌薬投与を（偽痛風と化膿性関節炎は1.5〜5％で合併）[2,3]．

表　徳田先生　関節炎の鑑別「5K」

5K	具体例
感染性関節炎（カンセンセイ）	細菌，ウイルス，抗酸菌，真菌など
結晶誘発性関節炎（ケッショウユウハツセイ）	痛風，偽痛風など
関節リウマチとその類縁疾患（カンセツリウマチ）	関節リウマチ，悪性関節リウマチ
膠原病とその類縁疾患（コウゲンビョウ）	リウマチ性多発筋痛症，RS3PE症候群，血管炎，SLE，MCTD，シェーグレン症候群，成人発症スチル病など
血清反応陰性骨関節症（ケッセイハンノウインセイ）	反応性関節炎（クラミジア，キャンピロバクター，サルモネラなど），炎症性腸疾患関連，ベーチェット病，強直性脊椎炎，SAPHO症候群など

〔徳田安春：Dr. 徳田の診断推論講座　関節痛．医事新報 4765：39-43, 2015 より〕

文献

1) 徳田安春：Dr. 徳田の診断推論講座　関節痛．医事新報 4765：39-43, 2015．〈関節痛についてコンパクトに最重要点を記載．わかりやすい〉

2) Shah K, et al：Does the presence of crystal arthritis rule out septic arthritis? J Emerg Med 32(1)：23-26, 2007.〈結晶誘発性関節炎と化膿性関節炎の関係①〉
3) Papanicolas LE, et al：Concomitant septic arthritis in crystal monoarthritis. J Rheumatol 39(1)：157-160, 2012.〈結晶誘発性関節炎と化膿性関節炎の関係②〉

〔羽田野義郎〕

第3章

外来エマージェンシー！
見落としてはならない
重要疾患の見極め方

髄膜炎

Time is brain here, too.

> **とりあえずこれだけは!**

- 細菌性髄膜炎の door-to-antibiotic time はクリニックでも 6 時間以内と心得る
- ワクチンによる集団免疫のため，症例は減少傾向にある
- 診断には髄液検査が必須
- クリニックでは後方病院との連携を日頃から意識しておく

　細菌性髄膜炎は内科エマージェンシーであり 1 分でも早く抗菌薬治療を開始したい．とはいえ，医師 1 名，看護師 1〜2 名のクリニックで血液培養と髄液検査を行い抗菌薬治療を開始するまでを 30 分以内でというのは現実的とはいえない．ここでは，リソースの限られた状況で細菌性髄膜炎にいかに対処するのかを解説する．

> **Case**
>
> 患者　84 歳女性．
> 主訴　意識障害．
> 既往歴　高血圧，変形性腰椎症，変形性膝関節症．
> 現病歴　来院当日朝 8 時，家族が起こしにいくとウトウトしていた．肩をゆすってもなかなか目を開けず心配になり 10 時にクリニックへ連れてきた．車いすで診察室へ入室．肺炎球菌ワクチン接種なし（翌年接種予定だった）．ADL：手押し車を利用し隣近所に外出する．普通食を自力摂取可能．

> **身体所見** 意識レベル：JCS(Japan Coma Scale) Ⅱ-30, GCS(Glasgow Coma Scale) E2V2M4．呼吸数 22 回/分，血圧 154/76 mmHg, 脈拍 102 回/分，体温 38.8℃, SpO_2 95%（室内気）．
> 頭頸部外表に異常なし．胸部呼吸音は両側で減弱しているが清．心音 S1 → S2 → S3(−) → S4(−), 心雑音なし．腹部平坦・軟，圧痛なし，肝叩打痛なし，脊柱叩打痛なし，肋骨脊椎角叩打痛なし．四肢の浮腫なし，チアノーゼなし．全身の皮膚に発疹なし．瞳孔正円同大（3 mm), 対光反射迅速，眼球頭位反射正常．四肢の筋緊張の明らかな亢進・低下なし．
> 項部硬直あり．Jolt accentuation 実施不可．ケルニッヒ(Kernig)徴候陰性，ブルジンスキー(Brudzinski)徴候陰性．

細菌性髄膜炎とは

　細菌性髄膜炎は，気道粘膜などから細菌が血中に入り込み，そこから脳血液関門を越えてくも膜下腔に侵入して感染することで成立する．市中発症例の代表的な起因菌は肺炎球菌，髄膜炎菌，インフルエンザ桿菌であり，ほかに新生児や高齢者でB群溶連菌，リステリアなどが加わる．B群溶連菌による髄膜炎は成人でもみられ，ヒブワクチンが定期接種化したのちではインフルエンザ桿菌と同程度の頻度とする報告もある[1]．

　世界的な動向として，ヒブワクチンの導入によりインフルエンザ桿菌による髄膜炎が激減し，肺炎球菌結合型ワクチンの導入により髄膜炎を含めた侵襲性肺炎球菌感染症の血清型が変化している．侵襲性肺炎球菌感染症の総数は小児では激減したが，成人では穏やかな減少にとどまる[2,3]．本邦では 2013 年 4 月より侵襲性肺炎球菌感染症，侵襲性インフルエンザ桿菌感染症，侵襲性髄膜炎菌感染症の全数報告が義務づけられた．これには髄膜炎のない事例も含まれているが，髄膜炎の症例数を推測するうえで一定の参考にはなるだろう．2016 年の報告は順に 2,735 例，312 例，43 例である[4]．Common disease とはいえないかもしれないが，忘れた頃にやってくる可能性は十分にある．

表1 髄膜炎の身体所見

身体所見	感度（%）	特異度（%）
ケルニッヒ徴候	5	95
ブルジンスキー徴候	5	95
項部硬直	30	68
Jolt accentuation*1	64	43

〔Thomas KE, et al：The diagnostic accuracy of Kernig's sign, Brudzinski's sign, and nuchal rigidity in adults with suspected meningitis. Clin Infect Dis 35(1)：46-52, 2002 / Tamune H, et al：Absence of jolt accentuation of headache cannot accurately rule out meningitis in adults. Am J Emerg Med 31(11)：1601-1604, 2013 より一部改変〕

細菌性髄膜炎の症候学

　古典的3徴とされる発熱，項部硬直，意識障害は半数以下の症例でしかそろうことがないが，これに頭痛を加えた4徴のうち2つがそろう頻度は95%とされる[5]．

　髄膜炎でみられるとされる身体所見には，項部硬直，jolt accentuation，ケルニッヒ徴候，ブルジンスキー徴候があげられる．残念ながら，どれも感度・特異度が不十分であり[6]，身体所見のみで髄膜炎の有無を決定することはできない（**表1**）[6,7]．

　髄膜炎で四肢に優位に赤色の小丘疹や点状出血などがみられるのは髄膜炎菌の場合が多いが，これも髄膜炎の診断の決め手とはいえない．

　個々の症候のどれをとっても細菌性髄膜炎を強く示唆するといえるほどのものはなく，疑った場合は髄液検査の施行をためらってはならない（クリニックでの髄液検査には種々困難が伴うが，それについては後述する）*2．

---

*1：Jolt神話はもはや崩れ去っています．駆け出し救急医のときJoltを信じすぎて，危うく肺炎球菌髄膜炎を見逃しかけました……．
*2：うちのクリニックは後方医療機関に奈良県西和医療センターがあるので，疑ったらすぐに紹介します．クリニックでの髄液検査……．どんなことが書かれているのかドキドキしながら読み進めています……．
*3：また，意識障害があればCTを先行するべきという見解もある．
*4：とりあえずポケット眼底鏡を買ってみるところから始めましょう！

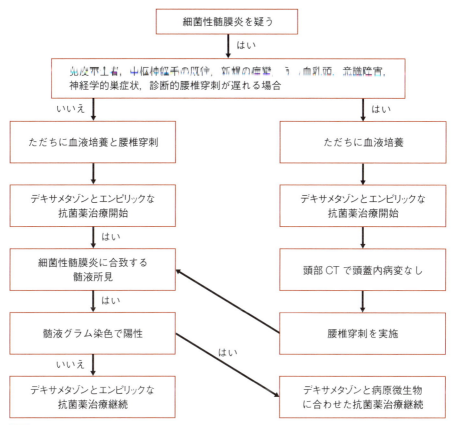

図1 細菌性髄膜炎を疑った場合の診療アルゴリズム
〔Tunkel AR, et al：Practice Guidelines for the Management of Bacterial Meningitis. Clin Infect Dis 39 (9)：1267-1284, 2004 より一部改変〕

髄液検査はどのように行うか

はじめに診療アルゴリズムを 図1 に示す[8]．基本事項として，血液培養が必須であり，髄液検査が行えない事例でも血液培養を省略できないことをご確認いただきたい．

髄膜炎の診断には髄液検査が必須である．一部の例外を除いて頭部 CT を先行させる必要はない〔例外的な条件を 表2 に示す[9]〕．ここからさらに意識状態の異常を除外してよいとする見解[*3]もある[9]．うっ血乳頭の有無を判断する必要があるが，すべての研修指定病院で指導を受けられるわけではないのが残念である[*4]．

表2 腰椎穿刺の前に頭部 CT を考慮する条件

- 年齢≧60 歳
- 免疫不全状態
- 中枢神経疾患の既往
- 1 週間以内に痙攣の既往
- 神経学的所見(意識レベルの異常,2 つの質問に答えられない・指示に従えない,注視麻痺,視野異常,顔面麻痺,上肢・下肢の挙上保持不可,言語障害)

〔Hasbun R, et al:Computed tomography of the head before lumbar puncture in adults with suspected meningitis. N Engl J Med 345(24):1727-1733, 2001 より一部改変〕

表3 髄膜炎における典型的な髄液所見

種類	肉眼所見	初圧 (mmH$_2$O)	蛋白 (mg/dL)	糖 (mg/dL)[*1]	細胞数 (/mm^3)
正常値(成人)	透明	70～180	15～45	50～75	0～5 リンパ球
ウイルス性	透明～軽度濁り	正常～多少増加	<200	正常	10～1,000 リンパ球[*2]
細菌性	軽度濁り～膿状	上昇	100～500	低下 多くは<20	>1,000 多核球
真菌性 結核性	透明～軽度濁り	上昇のことが多い	50～300	低下することが多い	20～500[*3] リンパ球

*1:髄液／血清の糖の比率は正常で>0.66. 髄膜炎ではウイルス性の一部を除き低下する.
*2:初期は多核球優位であることが多い.
*3:HIV 患者のクリプトコッカス髄膜炎では<20 も稀ではない.

〔Tunkel AR:Approach to the patient with central nervous system infection. In Bennett JE, et al (eds):Mandell, Douglas, and Bennett's Principles and Practice of Infectious Diseases, 8th ed. pp1091-1096, Elsevier Sunders, Philadelphia, 2015 / 椎木創一:中枢神経感染症. 青木 眞, 他:レジデントのための感染症診療マニュアル 第 3 版. pp429-504, 医学書院, 2015 を参考に筆者作成〕

　髄膜炎における髄液検査所見を表3に示す[11,12]. 髄液糖と血糖値の比が重要であるため,血糖測定を忘れない. 髄液を採取したら,他の検査を行うと同時にグラム染色を確認する. 感度は高くないが特異度が高いので起因菌の推定に有効である. 1 分を争う病態, というわけではないが, チール・ネルゼン(Ziehl-Neelsen)染色や墨汁染色, およびクリプトコッカス抗原検査も重要である.

表4 髄膜炎における治療薬, 治療期間

微生物および感受性	標準治療薬	代替治療薬	治療期間
S. pneumoniae 　PCG の MIC 　　<0.1 µg/mL 　　0.1〜1.0 µg/dL 　　>2.0 µg/dL 　CTX,CTRX の MIC 　　>1.0 µg/dL	 PCG, ABPC 第3世代セフェム VCM+第3世代セフェム VCM+第3世代セフェム	 第3世代セフェム,CP CFPM, MEPM MFLX MFLX	10〜14日
N. meningitidis 　PCG の MIC 　　<0.1 µg/mL 　　0.1〜1.0 µg/dL	 PCG, ABPC 第3世代セフェム	 第3世代セフェム,CP CP, MFLX, MEPM	7日
L. monocytogenes	PCG, ABPC	ST 合剤, MEPM	21日以上
S. agalactiae	PCG, ABPC	第3世代セフェム	14〜21日
H. influenzae 　ABPC 感受性 　ABPC 耐性	 ABPC 第3世代セフェム	 第3世代セフェム, CFPM, CP, MFLX CFPM, CP, MFLX	7日

PCG：ベンジルペニシリン, MIC：最小発育阻止濃度, ABPC：アンピシリン, CP：クロラムフェニコール, CFPM：セフェピム, MEPM：メロペネム, VCM：バンコマイシン, MFLX：モキシフロキサシン, CTX：セフォタキシム, CTRX：セフトリアキソン

〔Tunkel AR, et al：Practice Guidelines for the Management of Bacterial Meningitis. Clin Infect Dis 39 (9)：1267-1284, 2004 より一部改変〕

細菌性髄膜炎の治療

　治療薬については, 米国感染症学会(IDSA)のガイドラインの記載を参考にする(表4, 5). 初回抗菌薬使用の直前または同時のデキサメタゾンの使用は肺炎球菌性髄膜炎で死亡率を減らし, 高収入国では全細菌性髄膜炎で聴覚障害や他の神経学的後遺症を減らすとするメタアナリシス[13]がある一方で, 生データにアクセスできる報告に絞ったメタアナリシス[14]では死亡率も神経学的後遺症も減らさないとされている. 有害事象は少ないので潜在的ベネフィットを期待し投与するのは理にかなっている[*5].

＊5：同じくそう思います.

表5 髄膜炎における経験的治療の処方例

グラム染色所見	薬剤	投与量・投与間隔
グラム陽性双球菌 (肺炎球菌)	下記の併用 セフトリアキソン バンコマイシン デキサメタゾン	2 g　12 時間ごと 初回 25 mg/kg, 以降 15 mg/kg　8 時間ごと 0.15 mg/kg　6 時間ごと
グラム陰性双球菌 (髄膜炎菌)	セフトリアキソン	2 g　12 時間ごと
グラム陰性球桿菌 (インフルエンザ桿菌)	セフトリアキソン	2 g　12 時間ごと
グラム陽性桿菌 (リステリア)	アンピシリン	2 g　4 時間ごと
グラム陽性短連鎖球菌 (B 群溶連菌)	アンピシリン	2 g　4 時間ごと
菌が見えない あるいは 実施できない	下記の併用 アンピシリン セフトリアキソン バンコマイシン デキサメタゾン	2 g　4 時間ごと 2 g　12 時間ごと 初回 25 mg/kg, 以降 15 mg/kg　8 時間ごと 0.15 mg/kg　6 時間ごと

※すべて静注で使用
※括弧内は想定される菌

クリニックではどうするか　door-to-antibiotic time を意識する

　以上，髄膜炎を疑ったときの初期対応につき説明してきたが，一人の患者に割ける時間が限られるクリニックにおいては，実施困難なものも少なくない．そのため，いかに必要な検査・治療を行える体制にある後方病院へ紹介するかが重要なポイントとなる[*6]．
　以後の議論の大前提は，細菌性髄膜炎においては受診から抗菌薬投与までの時間（door-to-antibiotic time）が 6 時間を超えると予後が有意に悪化する[15]ことである（図2）．最近の報告では，door-to-antibiotic time が 2 時間以内であると 6 時間以上

[*6]：複数の後方機関に「神経内科医がいないのでみられません」と言われ，紹介にてこずることがあります．神経内科医でなくてもオーソドックスな髄膜炎診療ができる内科医・総合診療医の育成が必要ですね！

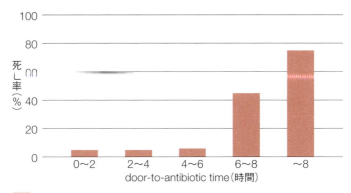

図2 door-to-antibiotic time と死亡率との関係
〔Proulx N, et al：Delays in the administration of antibiotics are associated with mortality from adult acute bacterial meningitis. QJM 98(4)：291-298, 2005 より一部改変〕

に比較して有意に予後が改善するとされている[16]ので，できるだけ2時間以内を目指したいところである．

後方病院へ転送するタイミングとしては，以下のような場合が考えられる．
①新規の意識障害または他の神経学的巣症状がみられるとき
②上記①に該当しなくても髄膜炎を強く疑う場合
③重篤な疾患による二次性頭痛を強く疑う場合や，片頭痛などの一次性頭痛を疑っていても日常生活継続困難が予想される場合

①については，表2 にあげたような意識障害や他の神経学的巣症状がみられる場合は頭部画像での評価が重要であり，後方病院へ転送が必要となる．切迫するD〔平時よりGCSで2点以上低下や脳ヘルニアが疑われる場合〕がみられれば，自施設で実施可能な範囲で気管挿管などの高度気道確保も考慮する．

意識清明あるいはGCS 14で，かつ神経学的巣症状がみられない場合はどうするか．②について，細菌性髄膜炎であれば頭痛，発熱，項部硬直，意識障害の4徴のうち2つ以上がそろう頻度は95%とされる[5]が，逆にこれらの4徴があるなかで髄膜炎を正しく診断もしくは疑う必要がある．4徴のうち項部硬直や意識障害は red flag sign に該当するので，これらがある場合は後方病院への転送を考慮する．頭痛と発熱の2徴の組み合わせは外来でよく遭遇するが非特異的であり判断が難しい．髄膜炎の場合は嘔気・嘔吐や光過敏，音過敏がみられることがあるが特異的症状とはいえない．

細菌性髄膜炎の場合は発症から 24 時間以内に受診することが多い[5]がこれも参考程度である．判断に迷った場合はオーバートリアージもやむをえないだろう．後方病院へのオーバートリアージを許容してもらうためには，日頃からの関係構築が重要であることは言うまでもない[*7]．

　③については，雷鳴頭痛を含む突然発症の頭痛や，人生最悪の頭痛，高齢発症の頭痛，頻度が増すか程度が増悪しているなどの red flag sign[17]があれば後方病院へ転送を考慮する．

　クリニックで血液培養，抗菌薬投与，髄液検査を行うのはどのような場合か．1 つは後方病院の受け入れまでに時間がかかる場合，もう 1 つは苦しい決断だが外来でフォローアップもやむをえないという場合だろう．前者においては自施設の力量を考慮し実施可能な処置を行う．今日では少なくなっただろうが，クリニックに血液培養ボトルを置いていない場合は検体を採取せずに抗菌薬投与に踏み切ることもありうる[*8]．

　後者の可能性としてはきわめて限られるが，GCS 14 以上で神経学的巣症状がなく，かつ予後良好なタイプの髄膜炎を強く疑う場合があげられるだろう．例えばⓐ夏〜秋の流行期のエンテロウイルスによる無菌性髄膜炎，ⓑ時間的関係が明確な薬剤性無菌性髄膜炎，ⓒモラレ（Mollaret）髄膜炎の再発，などだろうか．ⓑはイブプロフェンなど NSAIDs[*9]や，ST 合剤など抗菌薬，ラモトリギンなどの使用後に発症する髄膜炎で，原因薬剤の使用から 48 時間以内に発症することが多く（ラモトリギンではより遅れて発症する傾向がある），臨床症状は他の原因による髄膜炎と区別がつかない．ⓒは再発性の髄液中のリンパ球増加を伴う髄膜炎で，HSV-2 が原因微生物の場合が多い．神経学的後遺症はみられず予後は良好である．ただしⓐ〜ⓒのすべての髄膜炎において日常生活が困難なほど強い頭痛や，神経学的巣症状を伴う頻度が高いことは付け加えておく[18-21]．すべて綿密なフォローアップが必要であることは言うまでもないが，特にⓑに関しては全身性エリテマトーデス（SLE）などの基礎疾患が隠れている場合がある点にも注意を要する．

　髄膜炎は基本的にそれが無菌性であっても入院加療を要する疾患であり，外来管

[*7]：そう，超大事！
[*8]：少なくなってきています．でも，まだあるんですよね……．今年度中に休日夜間診療所に血培ボトルを置くゾ！　まずは地道に根回しから……．
[*9]：NSAIDs 誘発性無菌性髄膜炎は SLE，シェーグレン症候群，MCTD などの自己免疫疾患がリスクになりえます（PMID：29364542）．注意！

理は予後良好なタイプである可能性がきわめて高い場合という限られた条件下で行う例外的事態であることを再確認し，本項の結びとさせていただく．

本症例にどう対応したか

急性発症の発熱と意識障害であり，4 徴は項部硬直も含めた 3 つ（頭痛は確認不可能）を認めたため，簡易的な診察後ただちに後方病院の救急部へ受入を依頼した．幸い気道および呼吸に問題はなかったので，高度気道確保は施行せずに経過をみた．救急要請後 10 分で救急隊が到着し後方病院まで 10 分以内に到達できる医療圏であったので，血液培養，抗菌薬投与，髄液検査は後方病院へ依頼した．

後方病院では血性クレアチニンが 1.34 mg/dL（Cockcroft-Gault 式による推定クレアチニン 19.1 mL/min）と急性腎障害を合併しており，セフトリアキソン（2 g 12 時間ごと），バンコマイシン（40 回 1,000 mg，以降 600 mg 36 時間ごと），アンピシリン（2 g 8 時間ごと），デキサメタゾン（6.6 mg 6 時間ごと）による治療が行われた．血液培養，髄液培養から肺炎球菌（PCG MIC 0.12，CTRX MIC 0.06．髄膜炎例の基準ではペニシリン G 耐性でセフトリアキソン感受性）を検出したため，セフトリアキソン（2 g 12 時間ごと）が 14 日間投与された．神経学的後遺症として難聴が残り，また ADL が低下したため，リハビリテーション目的で近隣の亜急性期病院へ転院となったと報告を受けた．

85 歳で 23 価肺炎球菌多糖体ワクチン接種（PPV23）を予定していたが，先に任意接種で 13 価肺炎球菌結合型ワクチン（PCV13）の接種を行っておけばよかったと悔やまれた症例であった[*10]．

文献

1) Thigpen MC, et al：Bacterial meningitis in the United States, 1998-2007. N Engl J Med 364（21）：2015-2025, 2011.〈米国での髄膜炎サーベイランス．ヒブワクチンや肺炎球菌結合型ワクチンによる疫学の変化がよくわかる〉
2) Tin Tin Htar M, et al：Pneumococcal serotype evolution in Western Europe. BMC Infect Dis 15：

---

*10：主治医としての思い，強く共感いたします．定期接種の年齢を待たずに積極的に接種を推奨するのって大事ですよね．PPV23 は侵襲性肺炎球菌感染症に対する予防効果がコクランレビューで示されていますが，すべての肺炎に対する予防効果は示されていません（PMID：23440780）．一方，PCV13 は菌血症を伴わない肺炎球菌肺炎および，該当する血清型による侵襲性肺炎球菌感染症の予防効果が RCT で示されています（PMID：25785969）．

419, 2015.〈肺炎球菌結合型ワクチン導入による西欧での侵襲性肺炎球菌感染症の疫学の変化．成人での減少は少ない〉
3) McGill F, et al：Acute bacterial meningitis in adults. Lancet 388(10063)：3036-3047, 2016.〈成人での細菌性髄膜炎の総説〉
4) 国立感染症研究所：発生動向調査年別報告一覧（全数把握）．http://www.nih.go.jp/niid/ja/survei/2085-idwr/ydata/6563-report-ja2015-30.html（最終アクセス 2017 年 3 月 28 日）〈国内の症例数の動向は把握しておきたい〉
5) van de Geek D, et al：Clinical features and prognostic factors in adults with bacterial meningitis. N Engl J Med 351(18)：1849-1859, 2004.〈細菌性髄膜炎の前向き記述研究で，臨床的特徴を把握するうえで必読〉
6) Thomas KE, et al：The diagnostic accuracy of Kernig's sign, Brudzinski's sign, and nuchal rigidity in adults with suspected meningitis. Clin Infect Dis 35(1)：46-52, 2002.〈髄膜炎の身体所見の限界を示すよくデザインされた研究．これも必読だが jolt accentuation は検討されていない〉
7) Tamune H, et al：Absence of jolt accentuation of headache cannot accurately rule out meningitis in adults. Am J Emerg Med 31(11)：1601-1604, 2013.〈jolt accentuation も限界の多い身体所見である〉
8) Tunkel AR, et al：Practice Guidelines for the Management of Bacterial Meningitis. Clin Infect Dis 39(9)：1267-1284, 2004.〈米国感染症学会のガイドライン．古いが現在も標準として参照される〉
9) Hasbun R, et al：Computed tomography of the head before lumbar puncture in adults with suspected meningitis. N Engl J Med 345(24)：1727-1733, 2001.〈髄膜炎を疑ったときに CT で異常所見がないことを予測できる因子を検討した研究〉
10) Glimåker M, et al：Adult bacterial meningitis：earlier treatment and improved outcome following guideline revision promoting prompt lumbar puncture. Clin Infect Dis 60(8)：1162-1169, 2015.〈意識障害を腰椎穿刺前の CT 撮影条件から除外した前後で治療開始が早まり予後が改善したとするスウェーデンからの報告〉
11) Tunkel AR：Approach to the patient with central nervous system infection. In Bennett JE, et al (eds)：Mandell, Douglas, and Bennett's Principles and Practice of Infectious Diseases, 8th ed. pp1091-1096, Elsevier Sunders, Philadelphia, 2015.〈言わずと知れた感染症の成書〉
12) 椎木創一：中枢神経感染症．青木　眞，他：レジデントのための感染症診療マニュアル　第 3 版．pp429-504, 医学書院, 2015.〈言わずと知れた日本語の感染症診療マニュアル〉
13) Brouwer MC, et al：Corticosteroids for acute bacterial meningitis. Cochrane Database Syst Rev 9：CD004405, 2015.〈細菌性髄膜炎に対するステロイドの効果を検討したレビュー〉
14) van de Beek D, et al：Adjunctive dexamethasone in bacterial meningitis：a meta-analysis of individual patient data. Lancet Neurol 9(3)：254-263, 2010.〈個々の患者データにアクセスできる研究に絞ったメタアナリシス〉
15) Proulx N, et al：Delays in the administration of antibiotics are associated with mortality from adult acute bacterial meningitis. QJM 98(4)：291-298, 2005.〈door-to-antibiotic time は 6 時間以内〉
16) Boldisen J, et al：Time to antibiotic therapy and outcome in bacterial meningitis：a Danish population-based cohort study. BMC Infect Dis 16：392, 2016.〈door-to-antibiotic time は 2 時間以内だともっとよい〉
17) Hainer BL, et al：Approach to acute headache in adults. Am Fam Physician 87(10)：682-687,

2013.〈プライマリケアにおける頭痛へのアプローチ〉
18) Patriquin G, et al:Clinical presentation of patients with aseptic meningitis, factors influencing treatment and hospitalization, and consequences of enterovirus cerebrospinal fluid polymerase chain reaction testing. Can J Infect Dis Med Microbiol 23(1):e1-e5, 2012.〈エンテロウイルスによる無菌性髄膜炎の使われ内る記述研究〉
19) Moris G, et al:The challenge of drug-induced aseptic meningitis revisited. JAMA Intern Med 174(9):1511-1512, 2014.〈薬剤性無菌性髄膜炎についてコンパクトにまとまっていて読みやすい〉
20) Holle D, et al:Headache in Drug-Induced Aseptic Meningitis. Curr Pain Headache Rep 19(7):29, 2015.〈薬剤性無菌性髄膜炎の臨床経過についてもう少し詳しい検討がなされている〉
21) Shalabi M, et al:Recurrent benign lymphocytic meningitis. Clin Infect Dis 43(9):1194-1197, 2006.〈モラレ(Mollaret)髄膜炎の総説〉

〈山田　豊〉

胆嚢炎・胆管炎

近くも遠い胆道感染症
（似て非なる胆嚢炎と胆管炎）

とりあえずこれだけは！

- 炎症反応とビリルビンや肝胆道系酵素の上昇があれば胆管炎と診断する
- ビリルビンや肝胆道系酵素が上昇した胆嚢炎は，胆管炎に準じて対応する
- 胆道感染症が誤嚥性肺炎の背景にある可能性を考慮する

胆嚢炎と胆管炎を混同しない！

　成因と解剖学的に類似した胆嚢炎と胆管炎は混同されやすく，いずれもインターベンションが治療の主軸となるが，病態や治療方針が異なり峻別を要する．

　胆嚢炎は画像検査と外科コンサルト，胆管炎は血液検査と消化器内科コンサルトの疾患で，主訴と病歴からそのゲシュタルトをとらえることが重要である．

Case

患者　ADL自立の76歳男性．
主訴　来院当日からの悪寒戦慄を伴う発熱・悪心・嘔吐．
現病歴　前日に上腹部違和感と悪心があるも普段と著変なし．来院当日から悪寒戦慄と悪心・嘔吐あり，救急搬送となった．腹部手術歴や入院歴なし．
既往歴　高血圧症で近医通院中．
身体所見　血圧110/50 mmHg，脈拍120回/分・整，体温38.5℃，呼吸数

> 28回/分，SpO_2 90%（室内気）．全身状態はぐったり．GCS E2V3M5．胸部聴診に異常なし．腹部は平坦・軟で右上腹部の圧痛あり．右季肋部の叩打痛あり．マーフィー（Murphy）徴候は不明瞭．
>
> **検査所見**　WBC 18,000/μL，CRP 2.0 mg/dL，T-Bil 4.2 mg/dL，AST 240 IU/L，ALT 120 IU/L，ALP 750 IU/L，γ-GTP 96 IU/L，CCr 55 mL/分．尿沈渣：白血球なし．グラム染色：細菌なし．
>
> **ERの対応**　敗血症として各種培養検査，蘇生輸液を開始．X線画像で右下肺野の浸潤影あり，初診医は肺炎による敗血症性ショックを想起したが，上級医のエコーで胆嚢腫大と胆管拡張を認め，造影CTを施行．胆嚢は緊満なく，肝内胆管から総胆管の拡張あり，胆管炎と診断．中等症以上と判断し，緊急で内視鏡的逆行性胆管膵管造影（ERCP）を施行したところ総胆管結石を認め，胆管ステントを留置．抗菌薬治療を開始し，待機的結石除去術の方針でICUへ入室となった．翌日に血液培養からグラム陰性桿菌が検出された．

胆嚢炎は原因の90%が胆石に由来

　典型例は食後数時間で発症する心窩部～右季肋部痛で，当直でもよく遭遇する．胆嚢内結石はコレステロール結石（cholesterol stone）と色素結石（pigment stone）があり，前者は若年者に多くCTで検出できない場合も少なくない．

　感染症は二次的現象で，胆石が胆嚢頸部や胆嚢管に嵌頓すると静脈還流が悪くなり胆嚢壁に浮腫をきたすが，その時点では「非感染性胆嚢炎」である[*1]．胆嚢内の胆汁がうっ滞し感染すると，胆汁は酸性へ傾き黄色から緑色や黒色へ変化，さらに胆嚢壁の相対的虚血により壊死性胆嚢炎へ，血流不全が起きやすい胆嚢底部が壊死して菲薄化すると胆嚢穿孔，胆汁漏が胆嚢床側や大網で囲まれた領域にとどまると胆嚢周囲膿瘍と呼ばれる状態となる[1]．

　胆嚢管閉塞の原因が胆石と確定できない場合は「無石性胆嚢炎」と呼ばれ，胆泥や画像で写らない小結石で胆嚢管が閉鎖したり，その他，虚血（胆嚢梗塞や捻転）や胆嚢

[*1]：勉強になります！　こんなふうに考えたことはありませんでした．

出血が原因で主病態は感染ではない．ビリルビンやトランスアミナーゼの上昇があれば胆管炎を考慮するが，例外的に敗血症（T-Bil<3 mg/dL），穿孔性胆囊炎（胆汁漏が腹膜から吸収），ミリッツィ（Mirizzi）症候群がある[2]．

マーフィー徴候[*2]（成人全体で感度65％，特異度87％，陽性尤度比5.0，陰性尤度比0.40，70歳以上で感度48％，特異度79％，陽性尤度比2.3，陰性尤度比0.66）は，吸気時に肝臓が尾側へ移動し肋骨下に隠れていた胆囊が腹側から触れやすくなることを利用し，胆囊の位置をエコーで確認しつつ診察すると有用である[*3]．しかし類似の所見は，急性肝炎，虫垂炎，胃十二指腸潰瘍穿孔，骨盤内炎症性疾患（PID），右下肺炎でもみられる[3〜5]．

背部痛（65〜74歳で25％，75〜84歳で49％）を自覚していないこともあり，右肩甲骨下角あたりの痛みを聞くのもよい[6]．

若年者で多数を占めるコレステロール結石はカルシウム成分に乏しくCTで描出しにくく[*4]，胆囊壁の肥厚（sonolucent layer）の検出は超音波検査が適するが，胆道の全体視や他疾患の評価はCTが優れる[7]．

胆石胆囊炎の治療の主軸は早期の腹腔鏡下胆囊摘出術で，抗菌療法を先行させ待機的に施行しても「開腹術への移行」や「合併症」の発生率は変わらない．ASA-PS（米国麻酔科学会の全身状態分類）でClass Ⅲ〜Ⅳの周術期死亡率は5〜27％とされ手術のよい適応とは言いがたいが，ハイリスク症例でも経皮経肝胆囊ドレナージ（PTGBD）が奏効しなければ手術を考慮する[2]．

胆管炎は敗血症の臨床像を呈する

胆管炎の多くは総胆管結石が十二指腸乳頭部へ嵌頓して発症し，その他の原因として腫瘍の胆道閉塞，十二指腸憩室炎の胆管圧迫説〔レンメル（Lemmel）症候群〕，結石性胆囊炎に合併した胆管炎（ミリッツィ症候群），Vater乳頭部バリア機能の破綻（内視鏡的乳頭切開や胆管空腸吻合，胆管ステント留置）があげられる．

[*2]：右季肋部の圧痛と混同されている場合が多いです．右肋弓下に指先を差し込んで深呼吸してもらい，痛さのため息が吸えないのがマーフィー陽性です．高齢者では肝叩打痛で表情が変わらないか確認するのが大切です．
[*3]：エコー下マーフィーですね．
[*4]：CTだけで否定してしまうのは早計ですね．

腹部診察では末梢胆管まで圧がかかり肝表面が広く痛み，右下位肋骨で叩打痛があり，胆嚢に痛みが限局する胆嚢炎と異なる．

画像的には総胆管で 7 mm，肝内胆管で 4 mm 以上を拡張と考え，末梢胆管が二次分枝を越えて明瞭な所見は胆管拡張と考える．胆嚢摘出術後の代償で 10 mm 程度の総胆管拡張はあり，高齢者で十二指腸乳頭括約筋不全があると胆道が慢性的に拡張しうるが，これらは近位部優位の拡張にとどまり，肝内胆管二次分枝より末梢は拡張していないことが多い[2]．

総胆管内結石の頻度は色素結石>コレステロール結石で同定は単純 CT が有利だが，胆管や肝膿瘍は造影 CT が評価しやすく，単純+造影 CT が必要となる．

「Tokyo Guidelines 2013」[8]では中等症の胆管炎（WBC>12,000/μL もしくは<4,000/μL，39℃ 以上の発熱，75 歳以上，T-Bil≧5 mg/dL，低蛋白血症）や，臓器障害を伴う重症胆管炎で早期ドレナージが推奨され，中等症未満では待機的ドレナージでもよいとされるが，初期治療に反応が乏しければ中等症胆管炎に準じて早期ドレナージを要する．内視鏡的ドレナージ（ENBD/ERBD）が第一選択，経皮経肝胆道ドレナージ（PTCD）が第二選択，いずれも困難なら経皮経肝胆嚢ドレナージ（PTGBD）での減圧も選択肢となる．

胆嚢炎と同様に，アンチバイオグラム（細菌ごとの感受性率表）に照らした抗菌薬選択が重要である．

胆管炎の臨床像

胆嚢炎の臨床像は腹痛だが，胆管炎のそれは敗血症／菌血症で，古典的三徴（シャルコー三徴：Charcot' triad）の**腹痛・発熱・黄疸がそろうのは 50〜75% とされる**[9]．

結石性胆管炎の黄疸は 4〜5 mg/dL で，軽度黄疸（〜3 mg/dL）は敗血症（感染症+臓器障害）でも生じうるし，間接型ビリルビン優位の上昇は原因を再考する．

胆嚢炎の診断では胆嚢の「緊満」が大事

診断根拠となる胆嚢壁肥厚だが，それだけでは不十分で，肝炎や全身性エリテマトーデス（SLE）の漿膜下浮腫でも同様にみえる[*5]．また本症例のように，胆管炎に伴い胆汁うっ滞で胆嚢が腫大しているだけのこともある．胆嚢に一致した圧痛があり，**胆嚢が短軸像で正円形に「緊満」していることが重要である**[2]．

誤嚥性肺炎にみえる胆道感染症

　特に ER では診断バイアスとの闘いである．初診医は呼吸不全と肺野陰影から肺炎を考えたが翌日には血液培養からグラム陰性桿菌が検出．結石性胆管炎に伴う敗血症で意識障害に陥り，嘔吐・誤嚥した結果，生じた浸潤影であった．

　疎通困難の高齢者で多いが，胆管炎や尿路敗血症で二次的に誤嚥性肺炎をきたした症例で根底の病態への考察がなされず，血液培養で真の診断に気づかされることも少なくない[*6]．現症のみにとらわれず疾患のゲシュタルトに照らして，自身の考察が物語性に即しているか再考する「メタ認知」の能力も必要とされる．

> **クリニックではどうする？**
>
> 　発熱患者では肺炎と尿路感染症を鑑別にあげることが多いが，いずれも否定的なら胆道系感染も考慮する必要がある．血液検査の結果がすぐ得られない施設では，第一印象が敗血症的であったり，エコーで胆嚢腫脹や胆管拡張があれば，手術やインターベンションが可能な施設へ紹介・転院搬送を検討する[*7]．

原因微生物

　胆汁の分離菌は *Escherichia coli* が最多（31〜44％），*Klebsiella* 属（9〜20％），*Pseudomonas* 属（0.5〜19％），*Enterobacter* 属（5〜9％），その他は *Enterococcus* 属（3〜34％），*Streptococcus* 属（2〜10％），嫌気性菌（4〜20％）と報告されている．

　菌血症の分離菌も上記と同様だが，**医療関連感染では *Escherichia coli* の頻度が下がり（23％），*Pseudomonas* 属（17％），*Enterobacter* 属（7％），*Acinetobacter* 属（7％）など薬剤耐性菌が増える**[8]．

[*5]："食後"というだけでも壁は分厚くみえてしまいます．
[*6]：意思疎通の困難な高齢者こそ，血液培養で救われる場合があるので誤嚥性肺炎でも血液培養は大事です．誤嚥性肺炎の原因を常に考えよと教わりました．
[*7]：病歴，フィジカルの"これ"という唯一の所見はないので組み合わせでの判断が大切です．組み合わせてもわからないことはあるので，疑えば後方施設での対応が望ましいと思います．胆嚢炎だと肝胆道系酵素が上がりませんので，見つけた膿尿すべてをたいした根拠なく腎盂腎炎と診断して入念なフォローを怠るというのが危ないプラクティスです．

鑑別診断

「発熱＋腹痛」の鑑別は，胆嚢炎・胆管炎のほか，肝彎曲部の結腸憩室炎，肝膿瘍，肝炎，虫垂炎（虫垂先端の上行や痩せた高齢女性で肋骨弓と骨盤の位置が近い場合），横隔膜下膿瘍，フィッツ＝ヒュー・カーティス（Fitz-Hugh and Curtis）症候群（PID の肝周囲炎）があがるが，胆嚢炎の鑑別では胃〜十二指腸の粘膜病変も考慮する．

治療

多くは適切にドレナージすれば，仮に起因菌の抗菌薬感受性が乏しくても軽快しうるが，より重症例や早期ドレナージの困難例は抗菌薬選択が重要である．

各施設のアンチバイオグラムに照らして腸内細菌科細菌を十分カバーしうる（感受性率 80〜85% 以上）抗菌薬を選択し，*Bacteroides* 属など嫌気性菌も考慮することが一般的である．de-escalation の際も嫌気性菌を考慮すべきか否かの十分なデータはそろっていない．腸球菌を積極的にカバーすべき状況のコンセンサスは十分でないが[*8]，胆管空腸吻合術後や，血液や胆汁培養から検出された場合に考慮する[8]．

胆嚢炎では胆嚢内腔と胆管の交通は断たれ，胆汁へ多くの抗菌薬が含まれようとも胆嚢内へは到達しにくく，良好な胆汁移行性が予後改善に貢献するというエビデンスも乏しい[10]．

菌血症では計 14 日間の抗菌薬治療が推奨され，感染源がコントロールされれば複雑性腹腔内感染症として 4〜7 日間の治療期間が推奨される[11, 12]．

> **市中発症の経験的治療の場合**
> アンチバイオグラム（大腸菌の薬剤感受性など）により，下記のいずれか
> ・アンピシリン／スルバクタム（ユナスピン®） 1回 1.5〜3 g 6時間ごと 静注
> ・セフメタゾール（セフメタゾン®） 1回 1〜2 g 6〜8時間ごと 静注
>
> **院内／医療ケア施設発症の empirical therapy の場合**

[*8]：私は軽症のときはカバーしていません．アンピシリン／スルバクタムやピペラシリン／タゾバクタムを使用すると結果的に *Enterococcus feacalis* のカバーはできてしまいますね．

> ESBLs産生菌や緑膿菌を考慮を要する場合，下記のいずれか
> - ピペラシリン／タゾバクタム（ゾシン®）　1回4.5g　6時間ごと　静注
> - セフェピム（マキシピーム®）　1回1～2g　12～8時間ごと　静注＋メトロニダゾール（アネメトロ®）　1回500mg　6～8時間ごと　静注
> - メロペネム（メロペン®）　1回1g　8時間ごと　静注

入院か？　外来か？

保存的加療の場合も入院での経過観察が適切である[*9].

本症例にどう対応したか

自宅独居の高齢男性，結石性胆管炎の敗血症で，起因菌は *Klebsiella pneumoniae* と判明．アンピシリン／スルバクタムで計14日間の治療を行い軽快した．

> ### 私の失敗談
>
> **肝胆道系酵素の上昇≠胆管炎**
> 　悪心・嘔吐で受診した，特に既往のない57歳女性．発熱なく腹部所見も乏しかったが肝胆道系酵素が軒並み上昇しており，造影CTで胆管拡張や結石は認めなかったが，胆管炎の診断で消化器内科へ入院した．翌日に急激な呼吸不全とショックへ陥り，僧帽乳頭筋断裂による僧帽弁閉鎖不全症の診断で緊急手術となった．初診時の肝胆道系酵素の上昇はうっ血肝の所見と考察され，検査所見にアンカリングせず，病態の全体視が重要であると痛感した．
> **血液培養が教えてくれた胆管炎**[*10, 11]
> 　原発性硬化性胆管炎で胆管空腸吻合術後の60歳男性．当日の発熱で受診し，自己解釈モデルは胆管炎であったが，腹部所見や血液検査で異常なく，血液培養を行って後日フォロー予定で帰宅とした．翌日に血液培養でグラム陰性桿菌が検出され，慌てて呼び戻し入院となった．CTや上部消化管内視鏡，尿検査で感染巣が見つからず，再検査で肝胆道系酵素の上昇を認め，後日，起因菌が *Enterobacter* と判明し，胆管炎に伴う菌血症と診断．血液

[*9]：あとはご本人やその家族の価値観ですね．致命的な経過をたどる可能性が高いので入院での経過観察を強く勧めても，絶対入院しないという方はおられます．しかし，そのなかには在宅で治療が完遂し，平穏無事に過ごされる方もいます．

培養の重要性，初診で胆管炎は否定しえないこと，患者の自己解釈モデルにも耳を傾ける大切さを学んだ．

文献

1) Strasberg SM, et al：Clinical practice. Acute calculous cholecystitis. N Engl J Med 358(26)：2804-2811, 2008.〈胆囊炎初期は無菌性炎症だがその後に二次性に細菌感染を生じる〉
2) 窪田忠夫：ブラッシュアップ急性腹症．中外医学社，2014.〈腹痛診療のバイブルともいえる外科指南書〉
3) Trowbridge RL, et al：Does this patient have acute cholecystitis? JAMA 289(1)：80-86, 2003.〈成人全体の胆囊炎に対するマーフィー徴候〉
4) Adedeji OA, et al：Murphy's sign, acute cholecystitis and elderly people. J R Coll Surg Edinb 41(2)：88-89, 1996.〈70歳以上の胆囊炎に対するマーフィー徴候〉
5) Sherly A, et al：Surgical and Nonsurgical Management of Gallstones. Am Fam Physician 89(10)：795-802, 2014.〈胆囊炎におけるマーフィー徴候の感度と特異度〉
6) Parker LJ, et al：Emergency department evaluation of geriatric patients with acute cholecystitis. Acad Emerg Med 4(1)：51-55, 1997.〈急性胆囊炎・胆管炎の臨床症候のまとめ〉
7) Attasaranya S, et al：Choledocholithiasis, ascending cholangitis, and gallstone pancreastitis. Med Clin North Am 92(4)：925-960, 2008.〈画像検査の感度・特異度〉
8) 急性胆管炎・胆囊炎診療ガイドライン改訂出版委員会（編）：急性胆管炎・胆囊炎診療ガイドライン2013．医学図書出版, 2013.〈言わずと知れたTokyo Guidelines 2013〉
9) Saik RP, et al：Spectrum of cholangitis. Am J Surg 130(2)：143-150, 1975.〈シャルコー三徴すべて出そろう頻度は高くない〉
10) Dooley JS, et al：Antibiotics in the treatment of biliary infection. Gut 25(9)：988-998, 1984.〈抗菌薬の胆汁移行性と抗菌薬選択について〉
11) Sawyer RG, et al：Trial of Short-Course Antimicrobial Therapy for Intraabdominal Infection. N Engl J Med 372(21)：1996-2005, 2015.〈腹腔内感染症において中央値4日の治療と8日の治療でアウトカムに差がなかった〉
12) Solomkin JS, et al：Diagnosis and management of complicated intra-abdominal infection in adults and children：guidelines by the Surgical Infection Society and the Infectious Diseases Society of America. Surg Infect 11(1)：79-109, 2010.〈胆囊炎の抗菌薬治療について〉

（山口裕崇・山口征啓）

＊10：私も経験あります！
＊11：腎盂腎炎と一緒で"敗血症的"あるいはバイタル安定で"菌血症的"などだけのこともあります．病歴，フィジカルで臓器を特定できず，採血・画像でもはっきりしないこともありますので，組み合わせでの判断が大切ですね！　血培，尿培養などを取って抗菌薬を開始せざるをえないケースもあります．後に胆道系酵素が上がったり，腹痛がはっきりしてきたり，血液培養と尿培養の菌種が異なることがヒントになったり，ということもあります．後に軌道修正する可能性を考えても，診療所でも血培を行うことはとても大切です．

COLUMN 11

Infectious Diseases in Primary Care に参加して

　ハーバード大学の感染症コースとして有名なのは，毎年 5 月に行われている Infectious Diseases in Adult（5 日間・感染症医向け）だが，この Infectious Diseases in Primary Care は 10 月に行われ，3 日間のコースで一般内科医，家庭医などを対象としている．参加者は 250 人程度で，ほとんどは米国内から，一部海外からといった状況だった．米国内の場合，専門医資格更新のための単位取得といった側面もある．

　Course director の 1 人である Paul E. Sax 先生の Antibiotic Update for Office Practice から始まる講義はどれもよく構成されており，感銘を受けた．講義内容は上気道炎，咽頭炎，尿路感染症などのわが国でもおなじみの疾患だけでなく，ライム病，非専門医のための HIV といった，米国で診療を行ううえで必須の内容，また，外来や救急での感染対策まで多岐にわたった．参加者は真剣に聞き入り，フロアからの質問は多く，ロビーでも積極的に質問をしている参加者の姿が印象的であった．

　この 10 年，わが国の感染症診療はずいぶん様変わりした．昨今では若手医師が集中的に学ぶためのコースは IDATEN のセミナー，日本感染症学会主催の感染症サマースクールなどが全国各地で行われている一方で，非専門医，開業医向けのコースでは学ぶ機会は限られている（国立国際医療研究センター AMR 臨床リファレンスセンターによるセミナーは全国各地で行われている）．またわが国の場合，3 日連続で参加できる医療従事者は多くはない．より短期間のコースを開設するなど，わが国の実情に合った形で感染症診療の知識をアップデートできるコースの構築方法を模索しながら，帰国の途についた．

（羽田野義郎）

感染性心内膜炎

感染性心内膜炎は歩いて外来にやってくる

> **とりあえずこれだけは!**

- 経過で分類すると急性と慢性に分けられる
- 急性の感染性心内膜炎は重症であり，致死率も高い
- 慢性の感染性心内膜炎は状態がよいことが多い
- 血液培養が診断の鍵

急性と慢性に分けて考える

　感染性心内膜炎（infectious endocarditis：IE）は稀な印象をもっている医師が多いように思うし，筆者もそうであった．IE は年 3〜10/10 万人ほどの発生率とされているが[1]，感染症内科医の consultation により診断数が増加するという報告[*1] もあり，見逃されている IE は少なくないと考えられる[2]．

　また，IE は重症であると考えている医師も多いように思うが，慢性の IE では状態がよいことが多い．本項では，外来においての IE のマネジメントを概説したい．

　急性の IE は起因菌が黄色ブドウ球菌であることが多く，急激に進行し，多臓器にわたって膿瘍をきたすことが多い．いわゆる敗血症の状態である．

[*1]：問診，フィジカル，血培を大事にする医師が増えれば，感染症内科医でなくともきっと診断数は増えるはずです！

一方で，慢性のIEは数か月以上も発熱は続くが，状態はよいことが多い．なかには外来で初めて発熱に気がつく患者もいる．しかし，血液培養を行えば菌血症が判明する．菌血症は血中に細菌が存在する状態であり，重症であることが多いが，慢性IEのように状態が良好な症例もある．慢性IEについては急に状態が増悪する可能性は高くないので外来で診断をすることが可能である．急性・慢性の症例について以下に提示する．

急性IEの診断ポイント

Case 1

患者　36歳女性．
主訴　発熱，全身倦怠感．
現病歴　入院9日前に38℃以上の発熱が出現，軽度の頭痛と軟便もあった．入院6日前に解熱しないため，近医を再診したところレボフロキサシン（クラビット®）が処方され，微熱になり，倦怠感も改善した．入院前夜に39℃の発熱が出現，入院当日に近医にて再びクラビット®が処方されたが，夜間に倦怠感が強くなり，当院救急外来を受診した．
既往歴　アトピー性皮膚炎[*2]．
身体所見　体温40℃，血圧120/61 mmHg，脈拍98/分，SpO_2 100%（室内気）．眼瞼結膜に貧血なし，眼球結膜に黄疸なし．咽頭発赤なし．心音整，雑音なし．肺音清，ラ音なし．腹部は平坦・軟で圧痛なし．四肢に浮腫なし，腋窩，鼠径にリンパ節触知せず．皮膚に紅斑と掻破痕あり．
検査所見　白血球16,200/μL，CRP 11.22 mg/dL．胸部X線にて異常陰影なし．
　救急外来では熱源不明で，精査目的に入院となった．入院翌日に血液培養が陽性化した．経胸壁心エコー（TTE）より三尖弁に疣贅を認めた．血液培養はメチシリン耐性黄色ブドウ球菌（MRSA）と同定され，入院2日目のフォロー血液培養からもMRSAが検出された．修正Duke基準よりIEと診断した．
　なお，入院3日目に診察したところ，収縮期心雑音を聴取した．血液培養の陰性から

[*2]：「持続する発熱」と「アトピー性皮膚炎」のキーワードで，すでにIEがかなり怪しいです……．

表1 感染性心内膜炎の症状，所見

症状	頻度（%）
38℃以上の発熱	96
新規心雑音	48
塞栓 event	17
眼瞼結膜下点状出血	5
爪線状出血	8
Janeway 斑	5
ESR 上昇	61
CRP 上昇	62

〔Murdoch DR, et al：Clinical presentation, etiology, and outcome of infective endocarditis in the 21st century：the International Collaboration on Endocarditis-Prospective Cohort Study. Arch Intern Med 169(5)：463-473, 2009 より一部改変〕

> 抗 MRSA 薬を 4 週間投与した．

症状・身体所見：非特異的な所見が多い

　IE の症状と身体所見を**表1**に示す[3]．抗菌薬中止後に再燃する発熱は IE によくみられる経過である[*3]．再燃・再投与を繰り返しているうちに弁破壊が進行した症例をよく経験する．筆者は，抗菌薬中止後に再燃する発熱では診断が不明瞭で，血液培養を採取しないままの抗菌薬投与は禁忌であり，そのような状態の患者であれば，速やかに後方機関に紹介すべきであると考える．抗菌薬投与後に再燃する発熱は IE を必ず鑑別にあげたい．

　IE の身体所見として新規の心雑音やジェーンウェイ（Janeway）斑などの塞栓所見が重要であるが，感度が低い．漫然と身体所見を行っても診断できないが，本症例では

[*3]：後医は名医というように，病歴を整理するとわかることが多いのですが，1 回目の再燃などは意外に難しいですよね．そこで想起できるかどうかにかかっています．

IEを疑って診察することで心雑音を聴取できた[*4]．鑑別疾患を想起した攻める身体所見を行うことが肝要である．また，初期には認められなくとも，経過中に点状出血などの特異的な所見が出てくることがある．不明熱の症例では十分な身体所見を繰り返すことが重要である[*5]．

急性IEの鑑別疾患：随伴症状に乏しい発熱のカテゴリー

発熱や倦怠感などの非特異的な症状であり，症状からIEと診断するのは困難である．しかし，随伴症状の乏しい発熱というカテゴリーで鑑別疾患をあげることは可能である[4]．IEのほかには尿路感染症，胆管炎，肝膿瘍，高齢者の肺炎，初期の蜂窩織炎，初期の細菌性腸炎がある．

検査：血液培養が最重要である！

IEの診断は修正Duke基準に基づいて行う．大基準にある血液培養と心エコーがdiagnostic testである．

心エコーはTTEと経食道心エコー（TEE）がある．TTEは簡便であるが，TEEと比べて感度が落ちる．また，心エコーでも15%の疣贅を見逃すとされている[5]．**血液培養は誰でも採取が可能であり，血液培養を3セット採取すれば，感度は96〜98%である**．外来でIEを診断するには，血液培養がなければ不可能に近い．Culture-negative IEや一部の培養困難な細菌を除けば，血液培養は陽性化すると考えてよい．抗菌薬の投与前に血液培養が採取できればIEの診断は困難ではない．しかし，血液培養の採取前に抗菌薬が投与されてしまうと**医原性の不明熱をつくってしまう**．血液培養の採取は悪寒戦慄のある患者，熱源不明，慢性経過の発熱，点滴抗菌薬の投与前，原因不明の状態変化の際に有効である点に留意したい．特に高齢者では，意識障害や転倒など，感染症を想起しにくい主訴で受診することがある．不明熱だけでなく，原因不明の状態変化でも血液培養の採取を心がけると感染症の経過の多彩さが実感できる．

[*4]：疑って身体所見をとりにいくと，感度はかなり上がります．鑑別をあげつつ診察することが重要です．

[*5]：経胸壁心エコーで疣贅を検出できないレベルでも，身体診察でIEの診断がつくことは結構ありますよ．探しにいきましょう．

慢性 IE の診断ポイント

Case 2

患者　69 歳女性．
主訴　呼吸困難．
現病歴　受診 1 か月前から倦怠感，労作時呼吸困難（DOE）が強くなってきた．3 日前から DOE が増悪，当科を紹介受診した．
既往歴　心房細動．
内服歴　ワーファリン®, エンビナース®
身体所見　体温 36.1℃，血圧 96/69 mmHg，脈拍 134/分，呼吸回数 24/分，SpO_2 98%（室内気）．眼瞼結膜に貧血なし，眼球結膜に黄疸なし，点状出血なし．頸静脈怒張あり．心音不整，心尖部に収縮期雑音あり．肺音清，ラ音なし．腹部は平坦・軟で圧痛なし．四肢に浮腫あり，Janeway 斑なし．
検査所見　白血球 10,400/μL，CRP 5.54 mg/dL．胸部 X 線にて心拡大，左側優位の胸水を認めた．

　DOE の原因として心不全を考えた．TTE にて僧帽弁逆流症（MR）と僧帽弁逸脱症を認めた．しかし，問診すると 2 か月以上前から発熱が継続していたことが判明した．MR があるので，IE も考慮して血液培養 2 セットを採取．受診翌日に血液培養からグラム陽性球菌が検出された．患者に連絡し，緊急入院となった．血液培養を採取[*6]したのちアンピシリンを開始した．

　なお，再診時に初診時には指摘できていない左眼瞼の点状出血を認めた．1 日で発生した可能性もあるが，IE を考えて身体所見をとることで発見できた所見であった．正直なところ，初診時には IE を積極的には考えてはおらず，血液培養を採取してよかったと思う瞬間であった[*7]．

　血液培養から *Streptococcus sanguinis* と同定され，翌日の TTE で僧帽弁に疣贅を認めた．感受性の判明後，ペニシリン G 1,800 万単位/日とした．入院 5 日目に僧帽弁置換術が施行された．経過良好でフォローの血液培養陰性化から 4 週間後に退院

---

*6：抗菌薬投与前に血液培養を再度採取し持続菌血症を確認したのですね！
*7：これを経験すると血液培養なしでは診療できなくなります．

された．

> **クリニックではどうする？**
>
> 　IE は無治療では致死的疾患であり，入院治療が必須である．早期に疑い，後方機関につなげることが重要である．
> 　急性 IE を疑う際には速やかに後方機関に紹介する．クリニックでの抗菌薬投与が必要なときには血液培養を投与前に採取する[*8]．
> 　慢性 IE であれば，血液培養を採取し，状態がよければ結果を待つ．いずれにしても抗菌薬投与前の血液培養の採取が肝要である．

原因微生物と鑑別疾患

　急性 IE の原因菌は黄色ブドウ球菌が多いが，慢性 IE は口腔内連鎖球菌が多く，次にその他の連鎖球菌が続く．グラム陰性桿菌は稀である．熱源不明のグラム陽性球菌血症があれば，IE を必ず鑑別にあげたい．
　慢性の IE の鑑別疾患は不明熱に準ずる．詳細は割愛する．

治療

　IE と診断したのであれば，原則として入院加療である．慢性 IE では抗菌薬は基本的に微生物が同定されたのちに投与する．本項では抗菌薬の選択については割愛し，後方機関に搬送する途中にも重篤化しそうなときの経験的治療のみ記載する．**投与前に血液培養を採取しておきたい**．

> ・セフトリアキソン（ロセフィン®）　1 回 2 g ± バンコマイシン（バンコマイシン®）　1 日 1 g

[*8]：急性 IE を疑った場合は血培を取らず（もちろん抗菌薬も投与せず！），緊急で後方機関に送ります．下記にもあるとおり，搬送中にも重篤化しそうな場合に限り，必ず血培採取のあとに抗菌薬を投与します．

不明熱への抗菌薬投与を「待つ」という選択肢

　急性と慢性に分けてIEを概説したが，今回の2症例ともに血液培養から診断に結びついている．筆者は研修医に，抗菌薬投与前の血液培養が重要であるのはIEを見逃す可能性があるからと指導している．塞栓からすべての臓器に症状・所見を起こしうる．また筆者は，不明熱の紹介に対して近医からの状態のよい患者には事前に抗菌薬を投与しないか，事前に血液培養を採取していただくようにお願いしている*9．最近では**不明熱の患者に抗菌薬を投与しないで紹介される症例**が増えてきていると実感しており，この場を借りてお礼を申し上げたい．

文献

1) Cahill TJ, et al：Infective endocarditis. Lancet 387(10021)：882-893, 2016.〈最新のレビュー〉
2) Yamamoto S, et al：Impact of infectious diseases service consultation on diagnosis of infective endocarditis. Scand J Infect Dis 44(4)：270-275, 2012.〈感染症内科医のコンサルトによりIEが増加した報告．適切な診断でIEは増加する〉
3) Murdoch DR, et al：Clinical presentation, etiology, and outcome of infective endocarditis in the 21st century：the International Collaboration on Endocarditis-Prospective Cohort Study. Arch Intern Med 169(5)：463-473, 2009.〈最新の国際サーベイランス〉
4) 山本舜悟(編著)：かぜ診療マニュアル　第2版．日本医事新報社，2017.〈外来においての発熱の鑑別疾患：かぜ診療のタイトルであるが，その実は外来での発熱の鑑別疾患，対応をわかりやすく説明している〉
5) Habib G, et al：Recommendations for the practice of echocardiography in infective endocarditis. Eur J Echocardiogr 11(2)：202-219, 2010.〈心エコーについての推奨〉
6) Baddour LM, et al：Infective Endocarditis in Adults：Diagnosis, Antimicrobial Therapy, and Management of Complications：A Scientific Statement of Healthcare Professionals From the American Heart Association. Circulation 132(15)：1435-1486, 2015.〈ガイドライン〉

（中島隆弘・大場雄一郎）

＊9：この後医から"上手に"前医にフィードバックするのは非常に大切だと思います．前医も，フィードバックを受けやすい状況をいかにつくるかが大切だと思います．

敗血症

素早く認識し，確実に対処する！

> **とりあえずこれだけは！**

- 敗血症の認識は，感染症を疑わないと始まらない
- 急性疾患の状態評価は，体温よりも呼吸数に注目する
- 血液培養はどのフォーカスであっても，敗血症を想起した時点で必須である
- 敗血症を想起した時点で，診療可能な場に患者を移すべきである
- 初回抗菌薬投与は投与前の血液培養採取のうえで，可能な限り早期に行う

　敗血症は，2016年に定義が更新された．「敗血症および敗血症性ショックの国際コンセンサス定義第3版（Sepsis-3）」が第45回米国集中治療医学会において報告され，JAMA誌にも同時掲載された[1]．同年末にはその内容も盛り込んだ日本版の『敗血症診療ガイドライン』が公開された[2]．本項では症例をもとに，『日本版敗血症診療ガイドライン2016』と15年ぶりの大幅な変更となった敗血症の定義を交え，外来という限られたリソースでどこまで診療を継続するか，を検討する．

> **Case**
>
> **患者**　82歳男性．
> **主訴**　尿が出ない，膝が痛い．
> **既往歴**　前立腺癌術後フォロー5年以上．
> **現病歴**　受診前日の深夜，左膝周辺に激痛があり，伸ばすことができなかった．外観上著変がなく，一晩自宅で経過観察していた．朝から膝の疼痛はやや軽快．しかし尿

がまったく出なくなり，かかりつけの外来を受診した．

はじまりは泌尿器科外来[*1,2]であった．一見，本項と無関係にみえる主訴と現病歴である．前立腺癌治療後の患者で，既知の排尿障害はない．外来担当医はまずは主訴に沿って，膀胱エコー・採血を行った．

- バイタルサイン：体温 37.2℃．それ以外記載なし．
- 膀胱エコー：残尿 100 mL 未満．少なくとも尿閉ではない，という結論に至ったものの，1 時間後の採血結果に驚愕する．

検査所見 WBC 11,500/μL, Hb 11.1 g/dL, Plt 126,000/μL, TP 5.2 g/dL, Alb 2.5 g/dL, T-bil 1.1 mg/dL, AST 306 IU/L, ALT 77 IU/L, Cr 2.20 mg/dL, BUN 40 mg/dL, Na 136 mEq/L, K 3.6 mEq/L, Cl 99 mEq/L, CRP 25.80 mg/dL.

炎症は高い．乏尿の原因は不詳だが具合は悪そうだ，ということで，救急科に相談が来た．救急科でバイタルサインを再検すると，以下の状態であった．

意識レベル GCS E 3 V 4 M 6, 体温 37.4℃, 血圧 114/86 mmHg, 脈拍 130 回/分, 呼吸数 30 回/分, SpO_2 85%．

身体所見 左膝関節腫脹と圧痛あり，膝関節と下腿全体も痛がる．

明らかに頻呼吸に低酸素が併存していた．救急医は検査値のレビューを行い，急性腎不全と血小板減少を指摘し，とある疾患とそれによる敗血症を想起した．

- 関節穿刺液グラム染色：グラム陽性連鎖球菌多数．
- 下肢 CT：左下肢筋肉内およびその周囲に液貯留，気腫像あり．軟部組織濃度上昇の範囲は下腿から膝関節周囲を巻き込み，大腿・小骨盤腔まで至っている．

　この患者は救急室に移送後すぐに意識混濁となり，血圧・酸素ともに低下し，緊急挿管・大量輸液・カテコラミン開始・広域抗菌薬投与のうえ，集中治療目的に転院した．翌日，血液培養・関節穿刺液培養から *Streptococcus pyogenes* が検出された．

　本症例の患者は敗血症にもかかわらず，一般診療所と変わらないセッティングに独

[*1]：患者さん自身が判断して泌尿器科を受診されたのか，外来で振り分けられたのかわかりませんが，これもあるあるですよね．原因臓器を患者さん自身が特定して専門医を受診するのは時に危険だということは一般市民の方々に広く啓発したいです．

[*2]：今回のケースのようなことは時に起こりますので，各専門医も最低限のトレーニングは必要ですよね．

表1 SOFA スコア

スコア	0	1	2	3	4
呼吸器 PaO_2/FiO_2 (mmHg)	>400	≦400	≦300	≦200 呼吸補助	≦100 呼吸補助
凝固能 血小板数 (×10^3/μL)	>150	≦150	≦100	≦50	≦20
肝機能 ビリルビン (mg/dL)	<1.2	1.2〜1.9	2.0〜5.9	6.0〜11.9	>12.0
循環器 平均動脈圧 (mmHg) カテコラミン (μg/kg/分)	≧70	<70	DOA≦5 または DOB	DOA>5 または Ad≦0.1 または NAD≦0.1	DOA>15 または Ad>0.1 または NAD>0.1
中枢神経 Glasgow Coma Scale	15	13〜14	10〜12	6〜9	<6
腎機能 血清クレアチニン (mg/dL) 〔尿量 (mL/日)〕	1.2<	1.2〜1.9	2.0〜3.4	3.5〜4.9 (<500)	>5.0 (<200)

DOA:ドパミン,DOB:ドブタミン,Ad:アドレナリン,NAD:ノルアドレナリン
〔Singer M:The Third International Consensus Definitions for Sepsis and Septic Shock (Sepsis-3). JAMA 315(8):801-810, 2016 より一部改変〕

歩でやってきて,非常に重症であった[3,4].本症例のケアを題材に,外来で診る敗血症を解説する.

診断 疑わないと始まらないアルゴリズム

　Sepsis-3 における敗血症の定義は「感染症により重篤な臓器障害が引き起こされる状態」とされ,『日本版敗血症診療ガイドライン 2016』はそれを踏襲している.診断確定には Sequential (Sepsis-related) Organ Failure Assessment (SOFA) スコア(表1)を使

---

*3:実際,診療所でもあります.General appearance を非常に重視していて,カルテに第一印象を必ず書くようにしています.
*4:そう,general apperance は必須です!

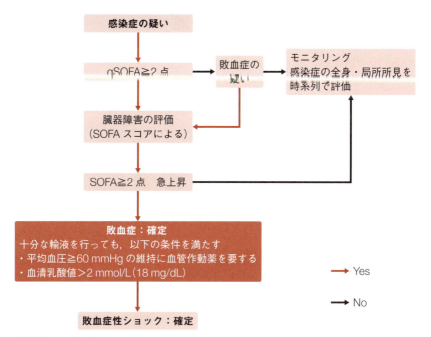

図1 敗血症診断アルゴリズム
〔日本版敗血症診療ガイドライン2016作成特別委員会:日本版敗血症診療ガイドライン2016 日本救急医学会雑誌 28:S1-S232, 2017 より一部改変〕

用し,ICU以外の病棟・外来において,敗血症の検出を行うためのツールとしてquick SOFAスコア(qSOFA)を提唱している〔GCS(Glasgow Coma Scale)15未満,収縮期血圧100 mmHg以下,呼吸数22/分以上〕[1].これらを使用した敗血症の診断アルゴリズムも示しておく(図1).本症例は意識障害+著明な頻呼吸であり,少なくとも受診からERコンサルトまでのどこかでqSOFA≧2項目を満たしていた.それでも敗血症の判断が遅れたという点に,落とし穴が存在する.それは,「感染症を疑う」という最初のステップが主観的であるという点である.**敗血症の診断には「感染症を疑う」ことが大前提となっており,いかに患者がqSOFAを満たしていようとも,感染症を疑わなければアルゴリズムが始まらないのだ.**

発熱でなく，呼吸数が早期発見の鍵

　ならば，いつ感染症を疑うか．「発熱があるとき」というのはどうか？
　通常，発熱をきっかけに感染症を疑うことは多い．もしこの患者が39℃を超えていれば，感染症→ qSOFA → SOFA の流れに乗せることは比較的容易であったであろう．しかしながら，敗血症という重篤な感染症において，必ずしも発熱は高頻度でない．わが国の報告[3]でも，敗血症と診断された患者で深部体温 37.5℃ 以上となるのは 56%，36.5℃ 以下の低体温を呈したものが 25% であり，28 日死亡率はむしろ低体温群が高くなっていた．このように，発熱がないことで感染症を除外するのは，敗血症の可能性のある症例では危険である[*5, 6]．
　では，何をきっかけに感染症を疑えばよいか[*7]．患者の状態評価では呼吸数を必ず確認してほしい．"Respiratory rate：the neglected vital sign"[4] では，呼吸数は感染症に限らず，あらゆる病態において鋭敏に反応するバイタルサインで，入院患者で毎分 27 回を超える呼吸数は院内心停止のリスクが高く，急性期の患者においては脈拍や血圧よりも変動が早いとされる．しかし，"the neglected vital sign" と呼ばれてしまうほどに呼吸数は記録も記憶もされないことが少なくない．原因不明の不調や臓器障害に頻呼吸を伴っていれば，さしあたって感染症も考慮し，qSOFA の評価をする．それができていれば，本症例でも敗血症の初期対応をもう少し早められたかもしれない．
・平熱でも低体温でも，呼吸数が早ければ敗血症を含む重篤な病態を考える．
・感染症を疑ったら，qSOFA スコアを確認する．

検査・初期治療　そこは加療を続けてよいセッテイングか？

　次は敗血症そのものの重症度評価と，フォーカス検索を行っていくこととなる．採血の項目は血算＋肝腎機能＋血液培養（2 セット）が必須で，重症と思えば動脈血ガス分析も行いたい．いずれも SOFA スコアの評価項目であり，敗血症性ショックの診断根拠

---

*5：逆に発熱がある重症患者を感染症と決めつけないことも大切です！　特にショック・プレショックでは基本に忠実に鑑別しましょう！
*6：発熱に引っ張られすぎないことが重要です．
*7：診療所外来では，すべての患者の呼吸数を測りませんが，general appearance から軽症ではないと判断したり，強い気道症状，呼吸苦がある場合などは積極的に測ります．

となるためである．SOFA スコア評価前でも敗血症の疑いが十分高ければ，最初の採血のときに末梢静脈路の確保と血液培養検体の確保を同時に行い，十分量の細胞外液輸液を開始する．病歴聴取・身体診察を必要なものにフォーカスを絞って行い，肺炎を疑うのであれば喀痰培養を，尿路感染が示唆されれば検尿・尿沈渣・尿培養を，胆道系感染を想定するのであれば胆道系酵素やアミラーゼおよび腹部エコー・CT を追加する．いずれのフォーカスを想起していても，血液培養は必須である．そもそも迅速な検査が不能な外来設備なら，可能な施設に移送する必要があり，明らかに入院が必要な状態と思われれば，緊急入院が可能な施設に送るべきである．本症例においては，記載のない血圧・呼吸状態・意識状態を差し引いても，すでに SOFA スコア 3 点で敗血症と診断しうる状態であった．

・採血検査は SOFA スコアの評価ができる項目を必須とし，疑うフォーカスがあればそれに関連した検体検査や画像検査を迅速に行う．
・血液培養(2 セット)はどのフォーカスであっても，敗血症を想起した時点で必須である．
・敗血症を想起した時点で，診療可能な場に患者を移すべきである．

抗菌薬・感染巣コントロール　投与は素早く！　検体採取は確実に！

　敗血症の覚知・診断・重症度判定と初期輸液の開始をもって，初回抗菌薬投与となる．『日本版敗血症ガイドライン 2016』では，診断から 1 時間以内の抗菌薬投与を推奨している．シビアな時間設定だが，抗菌薬投与が遅れれば死亡率が上がる事実は観察研究で示されている[5]ので，可能な限り早めるべきである．投与すべき抗菌薬の選択はフォーカス別の各論に譲る．耐性菌リスクのある患者背景(施設入所や直近の入院歴，免疫不全や最近の抗菌薬投与など)がある場合は，それを考慮した抗菌薬選択が必要となる．フォーカスの絞り込みが困難で，重症度が高い場合は，広域抗菌薬や抗菌薬併用を選択せざるをえないこともある．そのような場合でも，培養検体さえ事前に採取できていればのちに起因菌が同定でき，最適治療に持ち込むことができる．入院設備のない医療機関の外来で，転送を前提に敗血症患者を診療する場合でも，1 時間以内の初回抗菌薬投与が望ましい．転送までに時間を要する場合は，培養検体を確保してから初回抗菌薬の投与を行うが，すぐに転送できるのであれば，転送先に任せてもよいであろう．いずれにしても，抗菌薬投与前の培養検体採取を行っていただきたい[*8]．

抗菌薬以外に考慮すべきポイントとして，早期の切開排膿やドレナージおよび切除が必要な疾患もある．本症例は *Streptococcus pyogenes* による壊死性筋膜炎だが，内科的加療のみでは死亡率は非常に高く，予後改善には早期かつ積極的な外科的ドレナージが必須である．同様に，閉塞性尿路感染では閉塞起点の解除が，急性閉塞性化膿性胆管炎では内視鏡的逆行性胆管膵管造影やファーター乳頭切開が，腹腔内膿瘍ではドレナージがなければ基本的には改善が見込めない．いずれも敗血症急性期からの実施が必要なことが多いので，注意していただきたい．

- 初回抗菌薬投与は投与前の血液培養採取のうえで，可能な限り早期に行う．
- 抗菌薬以外の感染巣コントロールの要否も検討する．

文献

1) Singer M：The Third International Consensus Definitions for Sepsis and Septic Shock（Sepsis-3）．JAMA 315(8)：801-810, 2016.〈Sepsisの定義改変に関する報告．以前の定義に含まれるSIRSの問題点をあげ，qSOFAやSOFAの導入を述べている〉
2) 日本版敗血症診療ガイドライン2016作成特別委員会：日本版敗血症診療ガイドライン2016．日本救急医学会雑誌 28：S1-S232, 2017. http://www.jaam.jp/html/info/2016/pdf/J-SSCG2016_ver2.pdf〈日本版のガイドライン．Sepsis-3におおよそ準拠している．ぜひご一読いただきたい〉
3) Kushimoto S：The impact of body temperature abnormalities on the disease severity and outcome in patients with severe sepsis：an analysis from a multicenter, prospective survey of severe sepsis, Crit Care 17(6)：R271, 2013.〈日本の救急センター・ICUからの報告．重症敗血症の疾患定義はSepsis-3より前のものだが，診断時の体温と予後の関連を報告している〉
4) Cretikos MA, et al：Respiratory rate：the neglected vital sign. Med J Aust 188(11)：657-659, 2008.〈もっと呼吸数をよく見ろよ！という心の叫び（たぶん）．なぜ呼吸数が大事なのか滔々と語る〉
5) Kumar A：Duration of hypotension before initiation of effective antimicrobial therapy is the critical determinant of survival in human septic shock. Crit Care Med 34(6)：1589-1596, 2006.〈抗菌薬投与と死亡率の関係をみた非常に有名な後ろ向きコホート．グラフが作為的にみえるくらいきれい〉

（麻岡大裕・大場雄一郎）

---

*8：後方機関が血培を取らない可能性があるケースでは，診療情報提供書には「菌血症の可能性があるので，血培2セット採取が必要です」としっかり記載します．搬送前に診療所で血培を取っておくこともあります．

椎体炎

長期間の治療が必要なため，最初が肝心

> **とりあえずこれだけは!**

- 原因微生物はブドウ球菌や大腸菌が多い
- 原因微生物を特定し，治療を行うことが重要
- 治療期間は患者背景に応じて検討
- MRIでのフォローはルーチンでは必要ない

発熱は常にあるわけではない

　椎体炎は血行性に細菌が播種することが原因として最も多く，そのほかには隣接した感染巣からの波及，脊椎の術後の感染などによって生じる．血行性感染の原因としては皮膚軟部組織感染症，尿路感染症，感染性心内膜炎，呼吸器感染症などがある．臨床症状としては脊椎の疼痛や圧痛を認めることが多い一方，**発熱を認めるのは50％未満と多くない**[1]．

原因微生物

　黄色ブドウ球菌やコアグラーゼ陰性ブドウ球菌（CNS）が最も多い原因微生物で，大腸菌もそれに続いて多いと報告されている．CNSや*Propionibacterium acnes*は術後，特にデバイス関連の感染症の際に問題となる[2]．結核菌，地域によっては*Brucella*属，脊椎術後や免疫抑制ではグラム陰性桿菌や*Candida*属も考える必要がある[1]．

血液培養陰性，次の一手は？

血液検査所見では赤沈の亢進は 90% 以上で認める一方で，白血球数の増加は 50% 未満でしか認めない．血液培養は非常に重要な検査の 1 つであり[*1]，30～78% で陽性になると報告されている[2]．X 線検査は残念ながら感度は高くない．MRI は感度が高く，典型的には T2 で高信号を認める[*2]．もし椎体炎が疑われるケースで血液培養が陰性の場合は，CT ガイド下での生検を考慮する必要がある[*3]．

治療　バイオアベイラビリティの見極めが重要

椎体炎の治療は可能な限り原因微生物を同定して抗菌薬を選択するべきである．ガイドラインで推奨されている抗菌薬を 表1 に示す[3]．椎体炎の治療は点滴療法が一般的だが，バイオアベイラビリティのよい薬であれば内服への切り替えも検討できる．バイオアベイラビリティのよい抗菌薬にはフルオロキノロン系薬，リネゾリド[*4]，クリンダマイシン[*5]，メトロニダゾールなどがあり，これらを用いることができる[*6]場合は早期に経口へ移行することも可能である．経口のβラクタム系抗菌薬はバイオアベイラビリティが悪いものも多く，初期治療には推奨されていない．点滴から内服治療への切り替えの適切なタイミングについては原因微生物や患者背景によっても異なると思われ，まだはっきりとしたエビデンスはない．症状が改善し，硬膜外膿瘍や傍脊柱膿瘍がドレナージされていて，CRP が低下していれば 2 週間で安全に内服に切り替えることができるとする報告もある[4]．

[*1]：椎体炎では必ず，必ず血培．
[*2]：発症早期には高信号にならないことが知られています．MRI で所見がなくても臨床的に疑われ，代替診断がつかない場合は椎体炎として対応，1, 2 週後に MRI をフォローしましょう．
[*3]：けっこうしていただいています．施設により，閾値がまちまちです．
[*4]：リネゾリドは後発品でも 1 錠 6,169.6 円．気軽に処方するのはやめましょう．やむをえず処方するときは，必ず患者さんに十分な説明を！
[*5]：クリンダマイシンの保険用量は 300 mg 1 日 3 回が MAX なので，それではやや少ない可能性があります．必要時は 600 mg 1 日 3 回での使用を検討します（保険請求は "返戻" になってしまいますが……）．
[*6]：経口レボフロキサシンにスイッチしてから，便秘に対して Mg 剤が出され治療失敗というケースを自分も周囲も経験していますので，患者さんにはくれぐれもぬかりなき説明を！

表1 椎体炎治療に推奨される抗菌薬

微生物	第一選択薬	代替治療
MSSA	セファゾリン 1〜2 g 静注 8 時間ごと セフトリアキソン 2 g 静注 24 時間ごと	バンコマイシン 15〜20 mg/kg 静注 12 時間ごと（βラクタムに I 型アレルギーがある場合） リネゾリド 600 mg 経口/静注 12 時間ごと クリンダマイシン 600〜900 mg 静注 8 時間ごと 経口治療 レボフロキサシン 500〜750 mg 24 時間ごと+リファンピシン 600 mg/日
MRSA（メチシリン耐性）	バンコマイシン 15〜20 mg/kg 静注 12 時間ごと（血中濃度のモニター必要）	ダプトマイシン 6〜8 mg/kg 静注 24 時間ごと リネゾリド 600 mg 経口/静注 12 時間ごと 経口治療 レボフロキサシン 500〜750 mg 24 時間ごと+リファンピシン 600 mg/日
Enterococcus species（ペニシリン感受性）	ベンジルペニシリンカリウム 2,000〜2,400 万単位静注 持続投与もしくは 6 回に分けて アンピシリン 12 g 静注 持続投与もしくは 6 回に分けて	バンコマイシン 15〜20 mg/kg 静注 12 時間ごと（血中濃度のモニター必要） ダプトマイシン 6〜8 mg/kg 静注 24 時間ごと リネゾリド 600 mg 経口/静注 12 時間ごと
Enterococcus species（ペニシリン耐性）	バンコマイシン 15〜20 mg/kg 静注 12 時間ごと（血中濃度のモニター必要）	ダプトマイシン 6 mg/kg 静注 24 時間ごと リネゾリド 600 mg 経口/静注 12 時間ごと
Pseudomonas aeruginosa	セフェピム 2 g 静注 8〜12 時間ごと メロペネム 1 g 静注 8 時間ごと	シプロフロキサシン 750 mg 経口 12 時間ごと（もしくは 400 mg 静注 8 時間ごと） アズトレオナム 2 g 静注 8 時間ごと（重度のペニシリンアレルギーもしくはキノロン耐性の場合） セフタジジム 2 g 静注 8 時間ごと

（つづく）

表1（つづき）

微生物	第一選択薬	代替治療
腸内細菌科	セフェピム 2 g 静注 8〜12 時間ごと	シプロフロキサシン 500〜750 mg 経口 12 時間ごと（もしくは静注 400 mg 12 時間ごと）
β溶血性連鎖球菌	ベンジルペニシリンカリウム 2,000〜2,400 万単位静注持続投与もしくは 6 回に分けて セフトリアキソン 2 g 静注 24 時間ごと	バンコマイシン 15〜20 mg/kg 静注 12 時間ごと（血中濃度のモニター必要）
Propionibacterium acnes	ベンジルペニシリンカリウム 2,000〜2,400 万単位静注持続投与もしくは 6 回に分けて セフトリアキソン 2 g 静注 24 時間ごと	クリンダマイシン 600〜900 mg 静注 8 時間ごと バンコマイシン 15〜20 mg/kg 静注 12 時間ごと（血中濃度のモニター必要）
Salmonella species	シプロフロキサシン 500〜750 mg 経口 12 時間ごと（もしくは静注 400 mg 12 時間ごと）	セフトリアキソン 2 g 静注 24 時間ごと

〔Berbari EF, et al：2015 Infectious Diseases Society of America (IDSA) Clinical Practice Guidelines for the Diagnosis and Treatment of Native Vertebral Osteomyelitis in Adults. Clin Infect Dis 61 (6)：e26-46, 2015 より一部改変〕

各症例に応じた治療期間を考慮

　椎体炎の適切な治療期間についてはまだ明確でない点も残っている．米国感染症学会のガイドラインでは，静注もしくはバイオアベイラビリティのよい内服薬を用いて合計 6 週間の治療が推奨されている[3]．ただし，筆者は全例 6 週間治療とするのではなく，**患者背景や原因微生物，膿瘍の有無などに応じてさらに長期の治療を行うことも考慮するべきと考えている**[*7]．

＊7：最低 6 週間，以後は状況に応じてということですね．

MRI にだまされない，臨床所見と赤沈を参考に

　治療後のフォローアップについては，治療後4週間で治療への反応を評価することが推奨されている[3]．4週後の時点で赤沈が25〜33%以上低下していれば治療失敗の可能性が低下し，50%以上低下していれば失敗は稀とされている．赤沈[*8]が50 mm/時以上のとき，CRPが2.75 mg/dL以上の場合は治療失敗の可能性があるものの，これらのマーカーは特異的なものではないため必ずしも失敗とは限らない．そのため，**必ず臨床症状と併せて評価**する必要がある．症状が改善しておらず（例：発熱が持続している，疼痛が持続もしくは悪化している），炎症反応が高値である場合は治療失敗である可能性が高くなる．MRIは**治療評価との関連性は乏しく**，治療が成功している例でもMRIの所見は改善していない，場合によっては悪化しているように見えることもある．MRIは治療失敗や硬膜外膿瘍が疑われる場合（例：背部痛の悪化や新たな神経症状の出現[*9]）に考慮する[3]．

文献

1) Bennett JE, et al：Mandell, Douglas, and Bennett's Principles and Practice of Infectious Diseases, 8th Edition. pp1302-1315, Saunders, 2015.〈感染症の成書〉
2) Zimmerli W：Clinical practice. Vertebral osteomyelitis. N Engl J Med 362(11)：1022-1029, 2010.〈椎体炎について症例を交えてわかりやすく記載されている〉
3) Berbari EF, et al：2015 Infectious Diseases Society of America (IDSA) Clinical Practice Guidelines for the Diagnosis and Treatment of Native Vertebral Osteomyelitis in Adults. Clin Infect Dis 61(6)：e26-46, 2015.〈米国感染症学会のガイドライン〉
4) Babouee Flury B, et al：Is switching to an oral antibiotic regimen safe after 2 weeks of intravenous treatment for primary bacterial vertebral osteomyelitis? BMC Infect Dis 14：226, 2014.〈経口へのスイッチについての研究〉

（片浪雄一）

＊8：編者は入院中は1〜2週に1回，その後も外来でフォローしています．
＊9：神経所見は常に大事ですね．治療開始後のMRIは臨床的によくなっていてもだいたい増悪しているように見える印象です．臨床症状で決めましょう．

化膿性関節炎

意外と死亡率が高く，関節機能にも影響が…

> **とりあえずこれだけは!**

- 化膿性関節炎は死亡率が意外と高い
- もともと関節構造に異常があればリスクになる
- 原因微生物では黄色ブドウ球菌と連鎖球菌が多い
- 穿刺液のグラム染色，培養結果を参考に抗菌薬選択を

化膿性関節炎とは

　化膿性関節炎は**死亡率**が7～15％，重篤な並存疾患がある場合などでは30～50％と報告されている．また，既存の関節疾患の有無や原因微生物にもよるが，最大50％で感染後に永続的に関節の機能が低下してしまう．化膿性関節炎は一般的には感染性心内膜炎などの菌血症への罹患中に血行性に感染し，関節に異常がある場合，感染のリスクが高くなるが，健常な関節でも生じる．その他の感染ルートとしては，手術や外傷などにより直接感染する場合や，隣接する皮膚や骨の感染から広がる場合などがある[1]．

リスク因子

　リスク因子としては関節リウマチ，高齢，糖尿病，慢性腎不全，関節の手術歴，関節の外傷，感染性心内膜炎，免疫抑制剤，iv drug user（静注薬物使用者）などがある．このなかで最も重要なリスク因子としては関節リウマチのような**関節構造の異常**があげら

れる*¹．また，皮膚軟部組織感染症も化膿性関節炎の重要なリスク因子の1つである[2]．

原因微生物

非淋菌性の関節炎の原因菌として最も多いのは黄色ブドウ球菌（*Staphylococcus aureus*）で，地域や基礎疾患などにもよるが化膿性関節炎の37〜65%はこの菌が原因と報告されている．また，iv drug userや高齢者，整形外科処置に関連した感染などではMRSAの割合が増加してきているとの報告もある．連鎖球菌を含むグラム陽性菌がその次に多く，なかでもA群溶血性連鎖球菌やその他のβ溶血性連鎖球菌が重要である．グラム陰性桿菌は原因菌の5〜20%であり，特に新生児，高齢者，iv drug userや免疫抑制患者から検出される[1]．

症状

化膿性関節炎の患者は経過1〜2週間での関節の疼痛や関節機能障害といった症状を訴えて受診することが多く，その他の症状としては関節の腫脹や発赤，熱感などがある．発熱や倦怠感を伴うことも多いが，悪寒戦慄を伴うような高熱は多くない．また，抗酸菌や真菌が原因となる場合は受診が遅れることもある．受診時に37.5℃以上の発熱があるケースは60%程度と報告されており，**発熱は化膿性関節炎の診断には必須ではない**[2]．

入院か？　外来か？

死亡率を考えると，**化膿性関節炎が疑われる患者は原則速やかに入院し，関節穿刺にて評価するとともに，静注での抗菌薬治療を開始する必要がある．**

---

*1：「解剖学的に異常のある部位に感染あり」．原則ですね．

表1 グラム染色所見と推奨される抗菌薬

グラム染色	好ましい抗菌薬	代替治療
グラム陽性球菌	バンコマイシン　15〜20 mg/kg/日　8〜12時間ごと	ダプトマイシン　6〜8 mg/kg/日 リネゾリド　600 mg 静注/経口　12時間ごと
グラム陰性球菌	セフトリアキソン　2 g　24時間ごと	セフォタキシム　1〜2 g　8時間ごと
グラム陰性桿菌	セフタジジム　2 g　8時間ごと セフェピム　2 g　8時間ごと ピペラシリン／タゾバクタム　4.5 g　6時間ごと	アズトレオナム　2 g　8時間ごと フルオロキノロン系薬（シプロフロキサシン　400 mg 静注　8時間ごと, もしくは750 mg 経口　12時間ごと. レボフロキサシン　750 mg 静注/経口　24時間ごと）. カルバペネム系薬（メロペネム　1 g　8時間ごと.
グラム染色で菌が見えない場合	バンコマイシン＋セフタジジムもしくはバンコマイシン＋セフェピム	ダプトマイシンもしくはリネゾリド（クリンダマイシン）＋アズトレオナムもしくはピペラシリン／タゾバクタムもしくはフルオロキノロンもしくはカルバペネム

〔Bennett JE, et al：Mandell, Douglas, and Bennett's Principles and Practice of Infectious Diseases, 8th Edition. pp1302-1315, Saunders, 2015 より一部改変〕

治療[*2]

　抗菌薬は**グラム染色所見を参考**に可能性が高い微生物をターゲットとして，アンチバイオグラムといった地域の感受性パターンも考慮して選択する．最近の入院歴やMRSAの発生率が高い地域では，MRSAのリスクがある場合はエンピリック治療としてグリコペプチド系抗菌薬などの抗MRSA薬を考慮する必要がある．黄色ブドウ球菌による人工関節感染の場合にはグリコペプチド系抗菌薬に加えてリファンピシンを併用することが推奨されている[3]．グラム染色所見に基づいたエンピリック治療の例を 表1 に示す[1]．培養結果の判明後は，より狭域な抗菌薬へde-escalationしていく．例えば黄色ブドウ球菌がMSSAと判明すればバンコマイシンから第1世代セファロスポリン（例：セファゾリン）へ変更し，MRSAであった場合には血中濃度をモニターしながらバンコマ

＊2：ドレナージも忘れずに！　整形外科にコンサルトしましょう．

イシンを継続することになる．

治療期間

　治療期間は感染している関節，原因菌，基礎疾患や免疫状態などが影響し，適切な期間についてのデータはまだ多くはない．6週間の治療を推奨しているものや[2]，2〜4週間の点滴での治療を推奨しているものもある[1]．ただし，黄色ブドウ球菌やグラム陰性桿菌が原因菌の場合は点滴治療は4週間が望ましいとされている[1]．最初の2週間もしくは症状が改善するまで点滴で治療し，その後，経口抗菌薬への変更という選択肢のほか，臨床所見や炎症反応が落ち着いていれば経口抗菌薬に変更してさらに4週間治療する方法もある[2]．フルオロキノロン系薬やリネゾリド（クリンダマイシン）といったバイオアベイラビリティがよい抗菌薬を用いれば早期に経口への治療に切り替えることも可能である．後ろ向き研究ではドレナージが成功している場合，7日間，8〜21日間，21日以上の点滴での治療を行った患者間で，再発や後遺症の発生率に差がなかったと報告されている．この報告では14日以内に点滴を終了し，その後内服に切り替えた患者でも再発や後遺症の発生率に差はなかった[4]．免疫抑制状態ではなく，適切にドレナージができており，バイオアベイラビリティが良好な抗菌薬が使用可能な状況であれば早期に経口治療へ切り替えることも検討できると思われる．

文献

1) Bennett JE, et al：Mandell, Douglas, and Bennett's Principles and Practice of Infectious Diseases, 8th Edition. pp1302-1315, Saunders, 2015.〈感染症の成書〉
2) Mathews CJ, et al：Bacterial septic arthritis in adults. Lancet 375(9717)：846-855, 2010.〈化膿性関節炎のマネージメントについてまとめられている〉
3) Osmon DR, et al：Diagnosis and management of prosthetic joint infection：clinical practice guidelines by the Infectious Diseases Society of America. Clin Infect Dis 56(1)：e1-e25, 2013.〈人工関節感染のガイドライン〉
4) Uçkay I, et al：Short parenteral antibiotic treatment for adult septic arthritis after successful drainage. Int J Infect Dis 17(3)：e199-205, 2013.〈早期に経口治療への切り替えが可能かもしれないとする研究〉

（片浪雄一）

第4章

退院後が肝心！
長期マネジメントが
求められる疾患の
フォローの仕方

結核

少なくとも2年半はお付き合いしましょう

とりあえずこれだけは！

- 結核患者で喀痰抗酸菌塗抹検査が陽性ならば感染症法第三十七条による公費負担になり，陰性あるいは退院基準を満たした患者は同第三十七条の二による公費負担になる
- 抗結核薬の副作用は，忘れた頃にやってくる
- 結核治療後の患者では常に再発を疑って診療する
- 結核患者は治療後少なくとも外来で2年経過をみたい

結核患者の入院と外来の分かれ道

　結核患者が入院になるということは，言わずもがな喀痰の抗酸菌塗抹検査が陽性で，結核菌のPCR法またはLAMP法が陽性ということだ．裏を返せば，喀痰抗酸菌塗抹検査が陰性であったり，また結核菌のPCR法またはLAMP法が陰性であったりすれば，外来治療が可能である．

　さて，プライマリ・ケアで結核患者を外来診療する場合，2パターン考えられる．まず，結核病棟に入院していた患者が退院してあなたの外来へやってくるパターン．この場合，専門病院でしかるべき治療が導入されており，なおかつ厚生労働省の退院基準を満たしていることを意味する（表1）[1]．おそらく診療情報提供書には治療期間や注意すべき副作用について言及があると思うので，それを遂行すれば問題ない．

表1 厚生労働省の結核患者の退院に関する基準

退院させなければならない基準（以下のいずれかを満たした場合）
①病原体を保有していないこと
②当該感染症の症状が消失したこと ・咳，発熱，結核菌を含む痰の症状が消失した場合

退院させることができる基準（以下のすべてを満たした場合）
①2週間以上の標準的化学療法が実施され，咳，発熱，痰などの臨床症状が消失している
②2週間以上の標準的化学療法を実施したあとの異なった日の喀痰の塗抹検査または培養検査の結果が連続して3回陰性である（3回の検査は，原則として塗抹検査を行うものとし，①による臨床症状消失後にあっては，速やかに連日検査を実施すること）
③患者が治療の継続および感染拡大の防止の重要性を理解し，かつ，退院後の治療の継続および他者への感染の防止が可能であると確認できている

〔健感発0907001号．厚生労働省健康局結核感染症課長通知の要約より〕

2パターン目は，当初からあなたのもとにかかっている患者で，感染症法第三十七条の二に該当する感染リスクの低い患者だ．この場合，初期治療から維持治療までをあなたがマネジメントすることになるだろう．その際，結核指定医療機関でなければ，申請書を保健所に提出する必要がある．

喀痰抗酸菌塗抹検査が陽性で入院を要するケースの場合，結核の発生届のほか，感染症法第三十七条による公費負担を申請する必要がある．一方，退院基準を満たした場合や最初から喀痰抗酸菌塗抹検査が陰性の場合，感染症法第三十七条の二による公費負担を申請する．具体的な負担範囲については割愛するが，異なる書類であるためプライマリ・ケアではこの違いを押さえていただきたい．公費負担の発生日は保健所での申請受理日になるため，診断確定後速やかに書類を提出する[*1]必要がある．ちなみに潜在性結核感染症に対する治療（イソニアジドあるいはリファンピシンの単剤治療）を導入する場合も，通常第三十七条の二の結核医療費公費負担申請書を提出する．

---

*1：週末はとりあえずFAXという方法もあります．

結核治療の進捗状況を確認する

　結核の標準治療について，重要なポイントのみを記載しておく．基本的に，体力に問題のない結核患者は2か月の初期強化治療〔イソニアジド（INH：H）5 mg/kg/日・リファンピシン（RFP：R）10 mg/kg/日・エタンブトール（EB：E）15 mg/kg/日・ピラジナミド（PZA：Z）25 mg/kg/日〕のあと，4か月の維持期治療（INH・RFP）を行う〔標準治療(A)：2HREZ＋4HR〕．80歳以上の高齢者やPZAが使えない高尿酸血症などのケースでは，初期強化治療は2HREとなり，その代わり維持期治療が7HRに延長する〔標準治療(B)：2HRE＋7HR〕．どちらの化学療法レジメンも，結核再発例，糖尿病患者，担がん患者，透析中，ステロイドや免疫抑制薬内服など難治性が予想される場合などには治療期間を3HR追加すべきである．EBの代わりにストレプトマイシン（SM）を用いることもあるが，現実的にSMの筋注を外来で実施する例は多くなく，9割以上がEBを使用したレジメンだろう．

　これらをふまえると，結核病棟から患者が退院した場合，初期強化治療の終盤か維持治療の序盤のどちらかに該当することになる．重要なのは，「処方を続ければいいんだ」と同じレジメンをDO（継続処方）してしまうことで，いつの間にか初期強化治療が3か月続いているという事態もありうる[*2]（もちろん，途中で担当保健師が気づくだろうが）．そのため，重要なのは外来患者が結核治療プロトコルのどの時点にいるのかを把握することである．

例：X年4月3日より2HREZで治療開始，同年5月10日に退院し，5月14日にあなたの外来を受診した場合

　5月14日〜6月1日[※]　HREZ　（4月3日〜6月1日までが60日間）
　6月2日〜9月30日[※]　HR　　（6月2日〜9月30日までが120日間）

※1か月＝30日で計算．1か月をカレンダー形式でカウントする場合もあるが，その場合，治療期間はやや長めになるのでクリティカルな問題ではない（過少投与でないため）．

[*2]：結核治療に限らずDO処方による期限オーバーの漫然処方には注意ですね．電子カルテの処方コメント欄に，備考として〇月△日より開始，□月×日まで使用予定と書くと，医師も薬剤師も患者さんも忘れずに済むのでオススメです．

なお，外来で結核患者を診る場合，定期的に感染症法第三十七条の二の結核医療費公費負担申請書を提出しなければならない．また，適宜喀痰検査と胸部 X 線写真撮影をしておく必要がある．たとえ結核性リンパ節炎の患者であっても，経過中に肺病変が出現していないことを確認するために胸部 X 線写真を定期的（例えば 3 か月ごと）に撮影することが望ましい[*3]．

標準治療の具体的な処方例を以下に示す．

標準治療(A)：一般的な結核で 4 剤併用療法を用いる場合（体重 60 kg の場合）

- 初期強化治療 2 か月 (2 HREZ)
    イソニアジド（イスコチン®）(100 mg)　1 回 3 錠　1 日 1 回　朝食後
    リファンピシン（リファジン®）(150 mg)　1 回 4 カプセル　1 日 1 回　朝食後
    エタンブトール（エブトール®）(250 mg)　1 回 3 錠　1 日 1 回　朝食後
    ピラジナミド（ピラマイド®）　1 回 1.5 g　1 日 1 回　朝食後
    ピリドキサール（ピリドキサール）(10 mg)　1 回 2 錠　1 日 1 回[※]　朝食後

- 維持期治療 4 か月 (4 HR)
    イソニアジド（イスコチン®）(100 mg)　1 回 3 錠　1 日 1 回　朝食後
    リファンピシン（リファジン®）(150 mg)　1 回 4 カプセル　1 日 1 回　朝食後
    ピリドキサール（ピリドキサール）(10 mg)　1 回 2 錠　1 日 1 回[※]　朝食後

[*3]：経過中に X 線・喀痰検査をしないと，保健所から通達が来ます．

処方例

標準治療（B）：高齢者（80歳以上）の結核，高尿酸血症を合併している結核でPZAを除く3剤併用療法を用いる場合（体重60 kgの場合）

- 初期強化治療2か月（2 HRE）
  イソニアジド（イスコチン®）（100 mg）　1回3錠　1日1回　朝食後
  リファンピシン（リファジン®）（150 mg）　1回4カプセル　1日1回　朝食後
  エタンブトール（エブトール®）（250 mg）　1回3錠　1日1回　朝食後
  ピリドキサール（ピリドキサール）（10 mg）　1回2錠　1日1回[※]　朝食後

- 維持期治療7か月（7 HR）
  イソニアジド（イスコチン®）（100 mg）　1回3錠　1日1回　朝食後
  リファンピシン（リファジン®）（150 mg）　1回4カプセル　1日1回　朝食後
  ピリドキサール（ピリドキサール）（10 mg）　1回2錠　1日1回[※]　朝食後

※イソニアジド使用時に末梢神経障害予防のためにピリドキサールを用いる．用量には諸説あり，基礎疾患がなければ不要という意見もある．

忘れた頃にやってくる抗結核薬の副作用

　入院中は初期強化治療中には問題なかったのに，晩期に抗結核薬による副作用が出現することがある．気をつけておきたいのは，**皮疹，肝機能障害（AST・ALT上昇），視力障害**だ．

　皮疹は，よほど重篤でなければステロイド含有軟膏などを用いて残りの治療期間を終えてもらうことが多い．ただし，明らかに膨疹を形成していたり，重篤な皮疹の場合には

抗結核薬を中止せざるをえない．その場合，**全剤一気に中止する**．疑わしい薬剤だけやめてしまうと，耐性結核を誘発しかねない．

　肝機能障害は，AST・ALT ともに 200 IU/L までは耐えうると考えられるが，重要なのはその悪化速度である．無理に継続することで重篤な肝炎を招かないよう注意したい．ちなみに，アルコール常用者の場合，退院してから"祝い酒"を飲んで AST・ALT が上昇することがある[*4]ので，**アルコール性肝炎を否定することが重要だ**．

　視力障害は，高齢者であれば白内障症状が出てきただけというケースもあるので，EB による視神経障害だと決めつけるのは早計である．退院してから，可能であれば定期的[*5]に眼科を受診してもらい，視神経症を発症していないか観察することが望ましい．

　副作用によって治療をいったん中断した場合，結核治療を導入した専門病院や保健所に今後の治療方針を相談することが望ましい．

治療が終わったら，ハイ，さようなら？

　治療が終わったとき，合併症の有無や結核菌の排菌期間を確認すべきである．治療開始後 2 か月以降の喀痰で培養陽性の場合，再発リスクが高いので維持期治療を 3 か月追加する（例：+3HR）[2]．無実の証明，というわけではないが，今後の参考のために治療終了時には喀痰抗酸菌塗抹検査，胸部 X 線写真の結果を残しておきたい．

　外来フォローアップで問題となるのは，**結核の再発**である．再発は，治療が不必要な菌が陰性化した結核が再増悪することを意味する．しかし，はたしていつまで再発を考慮してフォローアップすればよいのか．半年？　1 年？　これには明確なエビデンスはないが，エキスパート・オピニオン・レベルでは**治療終了後 2 年間程度**とされている．つまり，治療期間も入れると，最短でも 2 年半は結核患者をフォローし続ける必要があると考えられる．治療終了後 3 か月ごとに 1 年間，その後は半年ごとに 1 年間，合計 2 年間は経過を診ることが望ましい．理由は，治療終了後 2〜3 年以内の再発・再感染例が多いためである[3,4]．もちろん，合併症の有無によってはフォローアップ期間を延長することもある．

[*4]：退院後晩酌していて軽度肝機能障害は意外と経験します．
[*5]：私自身はフォローのタイミングは眼科医に任せてしまっていることが多いです．

少なくとも 2 年半はお付き合いしましょう

ちなみに，結核治療が終了したあとでも，大量飲酒や過労・ストレスが再発の原因になることもある[5]．特に結核治療後にアルコールを完全にやめる人は少数派なので，要注意だ．

教訓：肺癌と結核の合併

私は研修医に「胸部Ｘ線写真を見たら肺癌と肺結核を疑え」と教えているが，これには深い理由がある．1つ目の理由は，両者の見逃しは医師として許されないものだからだ．胸部異常陰影を見たとき，安易な診断はせずに，常にこれらの疾患を疑ってかかるべきだと教えている．

2つ目の理由は，これらの疾患はそれぞれ合併することがあるからだ．肺結核の治療を開始したにもかかわらず，病変が増大することがあり，精査してみると，結節影から肺癌が検出された症例があった．また，抗がん剤が効いている部分とそうでない部分が混在している肺癌患者の喀痰から，結核菌が検出された例もあった．特に2つ目の理由は注意していただきたい．「診断がついた」と思って安心していると，寝首をかかれることがある[*6]．

文献

1) 健感発0907001号．厚生労働省健康局結核感染症課長通知の要約．〈厚生労働省が定めた退院基準が書かれている〉
2) Blumberg HM, et al：American Thoracic Society/Centers for Disease Control and Prevention/Infectious Diseases Society of America：treatment of tuberculosis. Am J Respir Crit Care Med 167(4)：603-662, 2003.〈米国のガイドライン．空洞がある例で治療開始2か月以降の培養陽性例は標準治療で打ち切ると再治療率21％と記載されている〉
3) Verver S, et al：Rate of reinfection tuberculosis after successful treatment is higher than rate of new tuberculosis. Am J Respir Crit Care Med 171(12)：1430-1435, 2005.〈治療後3年以内の再発例が多いことを示唆する研究〉
4) Millet JP, et al：Tuberculosis recurrence after completion treatment in a European city：reinfection or relapse? PLoS One 8(6)：e64898, 2013.〈結核の再発エピソードの多くは3年以内であるという報告〉
5) 佐々木結花，他：肺結核再治療の検討．結核 78(12)：723-732, 2003.〈結核再発の要因は初回治療時の菌陰性化の遅れが主要因であるとする報告〉

（倉原　優）

---

*6：変だな？　と思ったときに思考停止しないことが大切です！

非結核性抗酸菌症（NTM 症）

結核よりタチが悪い？

とりあえずこれだけは！

- 非結核性抗酸菌には色々な菌種がある
- 非結核性抗酸菌はヒト-ヒト感染しない
- 治療法として外科手術も選択肢に入れる
- エタンブトールの長期投与による視力障害に注意
- 肺 MAC 症は半永久的に診療しなくてはいけないことが多い

非結核性抗酸菌症は単一疾患ではない

　非結核性抗酸菌（non-tuberculous mycobacteria：NTM）症は，結核と間違えられることが多いが，あえてここでは異論を唱えたい．そもそも NTM 症とは，何種類もある NTM のなかの 1 つに過ぎないわけで，それをまとめて論議するのはちょっとナンセンスだからだ[*1]．

　例えば，代表的な NTM 症である *Mycobacterium avium* complex 症（MAC 症）は，閉経後の痩せ型の中高年女性の中葉・舌区に起こりやすく，典型的には気管支拡張症を合併している（これを Lady Windermere 症候群と呼ぶ）．肺結核と類似の気道散布

[*1]：こういう視点，大事だと思います！（感想です）

影をとることもあるが，空洞や上葉病変はそれほど頻度が高くないため，肺 MAC 症と肺結核を誤認することは呼吸器臨床ではそう多くない．しかし，*M. kansasii* の 90% は結核と鑑別困難な陰影をとる[1,2]．「間違いなく結核だろう」と考えた喀痰抗酸菌塗抹検査陽性例が同菌への感染だったと証明された若年男性患者の症例を何度も経験したことがある．この 2 菌種だけでも臨床像が異なるのに，NTM 症としてあたかも同一の感染症のように扱われるのは少し不自然に感じる[*2]．

治療の部分では，代表的菌種である MAC 症と *M. kansasii* 症を個別に取り上げたい．

ちなみに，喀痰の抗酸菌塗抹検査が陽性になったということで，結核の専門病院に紹介される症例があるが，明らかに結核らしい陰影でなければ結核菌の PCR 法または LAMP 法の結果を待ちたいところだ．もちろん，陽性・陰性いずれの結果に転んでも，当該診療に慣れていないようであれば紹介してもよいが．ただ，**NTM 症はプライマリ・ケアで十分診療が可能な疾患**[*3] であるため，本項でぜひとも知識を会得していただきたい．なお，NTM 症はヒト–ヒト感染しないので，結核病棟に隔離する必要もマスクをする必要もない（咳エチケットとしてマスクをすることはお勧めできるかもしれない）．

NTM 症の診断：基本は培養 2 回

喀痰抗酸菌塗抹検査が陽性でも結核菌の PCR 法あるいは LAMP 法が陰性であれば，NTM 症の可能性が高い．稀に *M. chelonae* などの環境に存在する抗酸菌のコンタミネーションのこともあるので注意が必要だ．MAC 症は PCR 法でも診断が可能だが，基本的には培養結果をもって同症の診断とするのが標準である．気管支鏡などの特殊な検査をしない限り，喀痰検査では 2 回の培養陽性があれば確定診断とする（表1）[3]．

指針は金科玉条ではないため，血液検査なども参考にして治療適応を判断することもある．血液検査では MAC 抗体（キャピリア®MAC 抗体）を参考にすることが多い．この抗体は，NTM 細胞壁を構成する糖脂質抗原である GPL（glycopeptidolipid）で，結核菌や *M. kansasii* 以外の NTM が共通に有する GPL-core を抗原とした血中 IgA 抗体を測定する方法である．わが国の多施設共同研究において，この抗体のカットオフ値

[*2]：いやあ，おっしゃるとおりです．申し訳ありません！
[*3]：最近増えてきていますし，プライマリ・ケア医としてケアしたい疾患ですね．

表1 肺非結核性抗酸菌症診断に関する指針 2008

A. 臨床的基準（以下の 2 項目を満たす）

1. 胸部画像所見（HRCTを含む）で, 結節性陰影, 小結節性陰影や分枝状陰影の散布, 均等性陰影, 空洞性陰影, 気管支または細気管支拡張所見のいずれか（複数可）を示す. ただし, 先行肺疾患による陰影がすでにある場合は, この限りでない.
2. 他の疾患を除外できる.

B. 細菌学的基準（菌種の区別なく, 以下のいずれか 1 項目を満たす）

1. 2 回以上の異なった喀痰検体での培養陽性.
2. 1 回以上の気管支洗浄液での培養陽性.
3. 経気管支肺生検または肺生検組織の場合は, 抗酸菌症に合致する組織学的所見と同時に組織, または気管支洗浄液, または喀痰での 1 回以上の培養陽性.
4. 稀な菌種や環境から高頻度に分離される菌種の場合は, 検体種類を問わず 2 回以上の培養陽性と菌種同定検査を原則とし, 専門家の見解を必要とする.

以上の A, B を満たす.
〔日本結核病学会非結核性抗酸菌症対策委員会, 他：肺非結核性抗酸菌症診断に関する指針― 2008 年．結核 83（7）：525-526, 2008 より〕

を 0.7 U/mL に設定したところ, 感度・特異度はそれぞれ 84.3%, 100% だったとされている[4]. インターフェロンγ遊離アッセイ（クォンティフェロン®, T-SPOT®）も結核の除外診断に有用であるが, *M. kansasii*, *M. szulgai*, *M. marinum* には ESAT-6, CFP-10 が存在するため**偽陽性になりうる**ことは知っておいたほうがよい.

さて, MAC が検出されたら, そのあとに**クラリスロマイシンの感受性を必ず確認することが重要**[*4]である. 結核とは異なり, MAC 症に対するキードラッグはクラリスロマイシンだからだ. *M. kansasii* は結核菌用の薬剤感受性検査において, イソニアジドやストレプトマイシンに耐性と判定されることがあるが, **リファンピシンが感受性であれば問題はない**.

NTM 症の治療：結核と同じく, 多剤併用が基本

NTM 症の治療でまず最初の分岐点は, **目の前の患者に治療を導入すべきか否か**である. こんなことは成書に書いていないかもしれないが, 90 歳の女性の肺 MAC 症をあえて治療する専門医は少ない. その理由は, この疾患は月単位・年単位で治療効果を

---

*4：診断されたら必ず感受性検査を行いましょう！ キードラッグであるクラリスロマイシンのなんとなく単剤治療はやめましょう！（感受性のあるない問わず）

判定する疾患であり，もし疾患が増悪してもそれが影響を与えるのはかなり先の話になるからだ[*5]．寿命がさほど残されていない超高齢者では，副作用の懸念とその治療効果の緩徐さから，あえて治療を導入しない選択肢もありうる．若々しく体力のある80歳であれば治療を導入することが多いが，総じて80～85歳あたりが治療適否の分水嶺になることが多いように感じている．ただし，この議論は国際的にもいまだ結論が出ていない．

治療を導入する場合，結核と同じく多剤併用療法が基本である．忘れないでいただきたいのは，病変が片側の1葉で年齢が若い場合（50歳未満など）は，**外科的切除を考慮すること**だ．また，クラリスロマイシン耐性のMAC症では積極的に外科的切除を検討すべきである．

化学療法については，以下にMAC症と *M. kansasii* 症を分けて記載する．

■ MAC症の治療

MAC症の場合，リファンピシン・エタンブトール・クラリスロマイシンの3剤併用療法が基本である．抗酸菌の専門家はこのレジメンのことをR・E・CAM（アールイーカム）と呼ぶことが多い．リファンピシンとエタンブトールの用量は結核と同じくそれぞれ10 mg/kg/日，15 mg/kg/日である．クラリスロマイシンは800 mg/日が基本だが，体重が軽い高齢者の場合は400～600 mg/日に減量することもある．重症例の場合，このレジメンにアミノグリコシド系抗菌薬の注射を併用することがあるが，週2回あるいは3回の筋注を外来で実施するのは難しく，入院で実施したほうが無難かもしれない．治療期間は排菌陰性化から1年とされているが，それを超えて治療を継続する例も少なくない．というのも，治療をやめると悪化するケースがあるからだ．個人的には排菌陰性化から1年にさらに3～6か月ほど追加して治療を続行するようにしている[*6]．

MAC症（体重60 kgの場合）
- リファンピシン（リファジン®）（150 mg） 1回4カプセル 1日1回 朝食後
- エタンブトール（エブトール®）（250 mg） 1回3錠 1日1回 朝食後（長期治療のため視力障害に注意）

[*5]：余命を考えた治療計画というのは超高齢社会では大切ですね．
[*6]：そうなのですね！ 勉強になります．

> - クラリスロマイシン（クラリス®）（200 mg）　1回2錠　1日2回　朝・夕食後
> ※上記にストレプトマイシン，カナマイシン各15 mg/kg/日以下を週2回または週3回の筋注併用可．

■ *M. kansasii* 症の治療

　M. kansasii 症の場合，イソニアジド・リファンピシン・エタンブトールの3剤併用療法が行われることが多い．これは結核の標準治療（B）と同じである（256ページ参照）．MAC症と同じく，排菌陰性化から1年程度治療されることが多い．*M. kansasii* 症は予後良好なNTM症であるが，再発率は14％と意外に高いというデータも示されている[5]．

> *M. kansasii* 症（体重60kgの場合）
> - イソニアジド（イスコチン®）（100 mg）　1回3錠　1日1回　朝食後
> - リファンピシン（リファジン®）（150 mg）　1回4カプセル　1日1回　朝食後
> - エタンブトール（エブトール®）（250 mg）　1回3錠　1日1回　朝食後（長期治療のため視力障害に注意）
> - ピリドキサール（10 mg）　1回2錠　1日1回　朝食後

※イソニアジド使用時に末梢神経障害予防のためにピリドキサールを用いる．用量には諸説あり，基礎疾患がなければ不要という意見もある．

　ここに示したNTM症のいずれの治療も，エタンブトールを長期に用いるため，プライマリ・ケアでは視力障害に注意しなければならない．ただし，国内で用いられている15 mg/kg/日のような低用量では，その発生率は0.3％程度とされている[6]．

外来は半永久的？

　予後のよい *M. kansasii* 症はともかくとして，MAC症は半永久的に診療することが多い．これは，糖尿病や高血圧をフォローアップするのと同様に，MAC症を有する気

管支拡張症の患者は，治療が効果を発揮して病変が改善したとしても，治療後しばらくして再増悪することが多いためである．なかには，ほとんど治療効果が認められないまま長期間横ばいを維持する例もある．そのため，診療を途切れさせるわけにはいかず，「結核よりもタチが悪い」と感じることも多い．

　私がこれまで診てきた NTM 症，特に MAC 症の患者はそのほとんどがほぼ半永久的に通院している．途中で診療が途切れてしまい，そののち耐性緑膿菌を保菌した状態で再受診されると，なんともいえないつらさを感じる．

文献

1) Christensen EE, et al：Initial roentgenographic manifestations of pulmonary *Mycobacterium tuberculosis*, *M. kansasii*, and *M. intracellularis* infections. Chest 80(2)：132-136, 1981.〈300人以上の NTM 症の画像所見に関する報告〉
2) 井上恵理，他：肺 *Mycobacterium kansasii* 症と肺結核症における「拡がり 1」の画像の比較・検討．結核 88(8)：619-623, 2013.〈*M. kansasii* 症と肺結核の画像所見の違いを検討した文献〉
3) 日本結核病学会非結核性抗酸菌症対策委員会，他：肺非結核性抗酸菌症診断に関する指針―2008 年．結核 83(7)：525-526, 2008.〈わが国における NTM 症の診断指針〉
4) Kitada S, et al：Serodiagnosis of *Mycobacterium avium*-complex pulmonary disease using an enzyme immunoassay kit. Am J Respir Crit Care Med 177(7)：793-797, 2008.〈MAC 抗体に関するわが国の代表的論文〉
5) 鈴木克洋，他：肺カンサシ症の治療．結核 81(1)：41-43, 2006.〈国内の *M. kansasii* 症の臨床像について最もよくまとまった文献〉
6) Yang HK, et al：Incidence of toxic optic neuropathy with low-dose ethambutol. Int J Tuberc Lung Dis 20(2)：261-264, 2016.〈韓国におけるエタンブトール視神経症の頻度について論じた文献〉
7) 日本結核病学会非結核性抗酸菌症対策委員会：肺非結核性抗酸菌症に対する外科治療の指針．結核 83(7)：527-528, 2008.〈NTM 症に対する外科治療指針〉

〈倉原　優〉

第5章

外来レベルを
さらに高めるために
知っておきたいこと

高齢者の診かた

コモンを制するものが感染症を制す

とりあえずこれだけは!

- 高齢者における感染症は症状に乏しく，あったとしても非特異的なことが多い
- 肺炎で咳，痰などの症状や胸部X線での異常陰影など，単一の所見を信用しすぎない
- 無症候性細菌尿が多いため，尿路感染症はあくまで除外診断と心得る
- 褥瘡感染では表層の培養結果に飛びつかない．表面の感染をみたら深部の感染を疑う

Case

患者 89歳女性．特別養護老人ホームに入所している．
既往歴 高血圧，糖尿病，脳梗塞
現病歴 認知症があり簡単な単語でのやりとりができる程度の疎通性である．普段は車いすへ軽介助で移乗し，刻んだ食事を介助してもらい摂取している．ここ2日ほど呼びかけへの応答が乏しく，食事量も少なくむせることが多い．
仙骨部に褥瘡があり週に1回在宅医が経過を診ていたが，1週間前から滲出液が増加し，悪臭がする．夕方，食事摂取後，急に顔面蒼白になり呼吸も促迫してきたため，慌てて施設職員が救急要請した．
身体所見 血圧135/70 mmHg，脈拍120/分・整，呼吸数26/分，体温37.4℃，SpO_2 94%（マスク6 L）．

> 全身状態はぐったりして閉眼，痛み刺激で発語と顔をしかめる動作あり．喉がゴロゴロして時折咳嗽がみられる．項部硬直なし．咽頭発赤なし．扁桃腫大なし．右肺で rhonchi を聴取する．
> 腹部は平坦・軟，触診や肝臓・脾臓の叩打で圧痛を感じている様子はない．仙骨に径 10 cm 程度のポケット状の褥瘡があり周囲は発赤している．内部から膿汁の流出がみられる．
> **検査所見** 尿は混濁尿で WBC 3+，沈渣で WBC 50〜99/HPF，細菌 2+．尿のグラム染色では中型のグラム陰性桿菌が多数見え，貪食も認めた．喀痰グラム染色は複数菌が確認できたが，上皮多数で評価が困難な検体であった．
> ポータブルの胸部 X 線では右下肺に新規の透過性低下を認めた．

感染症診療の原則

　これは実際に経験した症例であるが，病歴も身体所見も非常に複雑であり，パッと診断することは難しい．こういった状況でこそ，原則に戻って考えるべきである．つまり「どんな患者の，どの臓器・部位に，どんな菌が感染を起こしているか」を想定するのである．高齢者診療ではこの「どんな患者の」が「高齢者の」となったにすぎない．では，高齢者における感染症の頻度，特徴について知っておこう．

高齢者感染症の頻度について

　まず，高齢者の診断の正確性についてみてみる（図1）．これは救急外来（ER）に搬送された 65 歳以上の 104 人を対象として，救急医の初期診断と入院後の最終診断が一致しているかを評価したものである．両者には大きな乖離があり高齢者の感染症をワンポイントで診断することは難しいということがわかる．
　もう一つ，介護施設に入所している高齢者の感染症の内訳を示す（表1）．高齢者は多数の併存疾患をかかえていることが多く，感染症も多様性に富んでいるのだが，やはり呼吸器感染症，尿路感染症，皮膚軟部組織感染症といったコモンな感染症が多いのがわかる．「コモンを制するものが感染症を制す」といわれており[*1]，これらについてはのちほど掘り下げて述べていく．

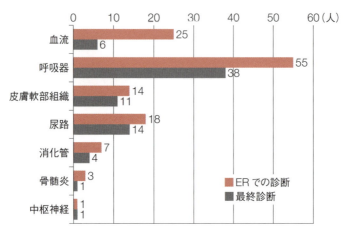

図1 搬送された高齢者の感染症におけるERと入院後の診断の乖離
〔Caterino JM, et al：Disagreement between emergency physician and inpatient physician diagnosis of infection in older adults admitted from the emergency department. Acad Emerg Med 19(8)：908-915, 2012 より一部改変〕

表1 高齢者介護施設での感染症の頻度

感染部位	有病率(%)	発症率(1,000/入所日数)
すべての感染	1.6〜32.7	2.7〜9.5
呼吸器	0.3〜3.7	0.46〜4.4
尿路	0.6〜21.8	0.1〜2.4
皮膚軟部組織	1.0〜8.8	0.9〜2.1
消化器	—	0.04〜0.9

〔Nicolle LE, et al：Infection control in long-term care facilities. Clin Infect Dis 31(3)：752-756, 2000 より一部改変〕

高齢者で感染症を疑うときとは

　高齢者の感染症においては，非典型的な症状しかなく，はっきりとした局所所見に乏しく，普段とのわずかな変化でしか異常がとらえられないことがある．この場合，逆に認

＊1：言われています！（笑）

知症状の悪化や身体機能の低下（たとえば，もともとかろうじて呼びかけに応えることができていた → 返事をしなくなる，なんとか歩行できていた → 歩行できなくなる，など）といった，一見感染症とあまり関係なさそうな情報が重要になってくる．いってしまえば，「いつもと違う状態」であることがすでに感染症を否定できない状況であるといえるだろう*2．もちろん，肺炎であれば咳や痰といった局所の症状を呈することもある．

こうした感染症の典型像と非典型像が混在するのが高齢者の感染症の特徴といえる．また複数の問題が同時に存在するため，目の前で起こっている症状が原因なのか結果なのかがわかりにくく，往々にして本人自ら訴えられないことなども，問題を複雑にしている原因だろう．

見通しのよい診療をするためには，患者のいまの状態を筋道立てて説明できねばならない．そのために，積極的に情報を集め*3，経過を推測する能力が求められる．

高齢者の発熱

一般的に，発熱があれば感染症を認知する一助になるかもしれないが，はたして高齢者においてはどうであろうか．

高齢者では若年者と比べて中心体温や体温の日内変動が小さいことが知られており，また年齢を経るごとに平均体温は低下する傾向にある．

米国感染症学会（IDSA）による高齢者の感染症についてのガイドラインでは，① 1 回の口腔温＞37.8℃，②複数回の口腔温＞37.2℃ または直腸温＞37.5℃，③基礎体温から 1.1℃ 以上の上昇，を感染の指標にすることが提案されている[1]．

一方で高齢者の菌血症で体温を調べたところ基礎体温から「1℃ の上昇」「＞38℃」「＞38.3℃」の感度はそれぞれ 93.3%，83.5%，71.4% であったとの報告もある[2]．

つまり，高齢者は感染の際にも発熱しにくく，発熱したとしても高体温をきたしにくいといえる．高齢者の感染症を見逃さないためには，普段の体温から 1℃ 程度の変化にも敏感になることが必要*4 と考えられる．

---

*2：家族の「いつもと違う」は，パッと見が大丈夫でも重要視するサインですね．
*3：普段介護されていない方が患者さんを連れてこられることがあるので，そんなときは，電話などで，普段介護されている方に連絡して，積極的に情報収集するのが大切です．情報収集する努力を怠って「普段の状況は不明」とだけカルテに書くのはやめましょう．

高齢者の肺炎

高齢者肺炎の身体所見

　高齢者では亀背[*5]などで胸郭のコンプライアンスが低下し，横隔膜の動きも弱くなる．これにより機能的残気量の増加と1回換気量の低下を引き起こし，呼吸仕事量の増加につながるため，若いときに比べて呼吸の予備能がなくなる．

　肺炎を起こしていても非特異的な症状が多く，他の感染と見分けるのが困難なことがある．下気道感染症状（咳，痰）で搬送された52人に対して3人の医師が診察し，肺炎診断に対する診察の精度を評価した研究によると，感度は47〜69％，特異度は58〜75％であり，診断の難しさがわかる[3]．

　バイタルサインのなかでは特に呼吸数に注意するとよいかもしれない．呼吸数＞25/分を超えている場合にはSpO_2＜90％の低酸素がないか，ひいては肺炎がないかを疑う必要があるといわれている[1]．

　特に認知症のある高齢者では，1回換気量も少なく指示どおりの呼吸もできず，呼吸音を聴取することが困難なことがある．このような場合，咳の直後は1回換気量が増えて呼吸音を聞きとりやすいため，筆者は患者が咳をしたあとの吸気に意識を集中[*6]して聴診している．

　Gurgling sound（声門上でのゴロゴロ音）に注目したおもしろい研究があるので紹介したい[4]．入院時にgurgling soundが聴取された患者では，その後院内肺炎（hospital-acquired pneumonia：HAP）を発症する危険が高い[*7]という報告である．この研究では，gurgling soundはHAPの独立した予測因子であり（オッズ比はなんと140），gurgling soundのあった群の55％でHAPを発症したのに対し，gurgling soundがない群では1.7％しか発症しなかった．またgurgling soundがみられる群では高齢，施設入所，認知症の患者が多いとの結果であった．認知症で意思疎通できず，喉がゴロゴロしている患者は，なんとなく「誤嚥性肺炎を起こしていそうだな」と感じるし，現場感覚

[*4]：よく36℃台の体温でも「普段体温が低いから」と心配される方がおられますが，この訴えは真摯に受け止めるべきですね．
[*5]：余談ですが，亀背（lumbar kyphosis）は咽喉頭胃酸逆流症や逆流性食道炎のリスクです（PMID：26739854）．そして，逆流性食道炎は肺炎のリスクです（PMID：9287965）．
[*6]：集中！
[*7]：おもしろいですね！

とも一致していると思う．肺の呼吸音が聞こえないときにも，gurgling sound[*8, 9]には気をつけるべきだろう．

高齢者肺炎の画像診断

　肺炎を疑って胸部X線を撮る機会は多いと思うが，高齢者の場合はしばしば立位保持が困難である．X線室でクオリティの高い撮影ができず，ポータブル胸部X線に頼らざるをえないことも多いのではないだろうか．肺炎を疑った施設入所者でX線の異常があるのは75〜90％であったという報告もあるが，高齢者では慢性肺疾患があるなどの理由で，肺炎を胸部X線から正しく判断するのは困難[*10]であると思われる[1]．

　また，肺エコーが高齢者の肺炎の診断においても有用であるという研究報告もある[5]．肺エコーと胸部X線の診断精度を評価したところ，全体としては肺炎の高齢者に対する胸部X線の感度47％，特異度93％であったのに対し，肺エコーの感度は92％，特異度は94％であった．さらに胸部X線の感度は高齢者がフレイルであるほど低下する傾向だったが，肺エコーは患者の状態にかかわらず高い感度・特異度を保っていた（図2）[*11]．

まとめ

　総じて高齢者の胸部X線の解釈には注意が必要であり，見落としや過剰評価してしまいがちといえる．可能なら過去の画像も参考にすべきだろう．今後，高齢者肺炎においても肺エコーの重要性が増すかもしれない．

[*8]：Rattleと呼ぶこともあります．看護師さんはよく咽頭ゴロゴロ音と呼んだりします．
[*9]：当地域では「ゴロ音」です．地域差があるのかも？
[*10]：本当に難しいです．胸部X線で肺炎なしと判断してもCTをとると肺炎を指摘されるということはよくあります．
[*11]：おもしろいです！　肺エコー，最近やってみるようになり，割と簡単に使えることを実感しています．

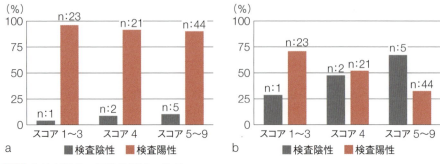

図2 高齢者肺炎の画像診断率の比較
a：肺エコーの陽性・陰性率，b：胸部X線の陽性・陰性率

高齢者の尿路感染症

　高齢者の尿路感染症は頻度が高いが，診断に苦慮する感染症の一つである．理由は，やはり特徴的な臨床症状が出にくいこと，高齢者での無症候性細菌尿の多さである．

　ところで，高齢者の無症候性細菌尿を治療することは意味がないのだろうか？　半ば常識化している知識だが，コクランレビューでも無症候性細菌尿の治療は副作用を増やすだけで，症候性の尿路感染症，合併症，死亡率には影響しないことが示されている[6]．

　無症候性細菌尿は若年女性では5％未満だが，市中の70歳以上の女性では10〜16％，施設入所の女性では25〜50％と高頻度になる．男性でも施設入所者となると15〜40％ほどと，頻度に性差がなくなる．また尿道カテーテルを長期に留置した場合には，ほぼ100％細菌尿をきたす[*12]．

　ERを受診した70歳以上の女性で，初期診断が尿路感染症であった153人のうち，最終的に培養検査から尿路感染症と診断できたのは57％であったという報告がある[7]．時に高齢者の発熱が尿路感染症と「ゴミ箱診断」されてしまう可能性は高く，常に注意する必要があるだろう．

＊12：30日以上の尿道カテーテル留置により100％細菌尿をきたし，30日未満では9〜23％というデータがあります（PMID：17002033）．不要なカテーテルは早めに抜きましょう！

では,若年者と高齢者で症状の違いはあるのだろうか.もちろん頻尿,尿意切迫感,残尿感,血尿などの尿路症状があれば疑いやすいが,高齢者ではより非特異的な症状しかない場合がある.

また,高齢者では初期症状として下腹部痛,背部痛,便秘といった,一見尿路感染症と関係のなさそうな症状をきたしやすいという報告もあり,尿路症状に頼って診断をすることは難しいかもしれない[8]*13.男性で尿路感染を疑えば,ぜひ直腸診で前立腺の圧痛がないかを確認したい.

高齢者の尿路感染症は,あくまで除外診断であることを肝に銘じる必要がある.可能なかぎり他疾患を除外したうえで,さらに初期評価で判明していない疾患の可能性を考えつつ,経過をみる姿勢をもちたい.

高齢者の皮膚軟部組織感染症

高齢者にも若年者と同様にせつ・よう,蜂窩織炎といった一次性の皮膚軟部組織感染症(skin and soft tissue infection:SSTI)をきたすことはある.さらに高齢者に多いケースとして,皮膚の褥瘡などの潰瘍病変に伴って生じるSSTIなどを考える必要がある.

褥瘡の好発部位を図3に示す.病院のベッドで寝ている患者さんには仙骨・大転子・踵といった部位に圧がかかりやすい.これが3〜4時間続けば,深部組織での血液の灌流が行えなくなり,褥瘡を引き起こしてしまう.

なお,圧力は表皮に向かうほど狭い範囲に集約されるので(図4),見た目は小さな褥瘡であっても,その下にある骨や筋肉,脂肪組織は広範囲に圧迫されて傷んでいることがある.見た目だけでは病変の過小評価につながる可能性があることを認識しておく*14.

褥瘡が感染しているかを明確に判断することはなかなか難しいが,概ねSSTIの徴候である,「発赤」「腫脹」「熱感」「局所の圧痛」といった所見が手がかりになる.加えて膿性排液があるか,悪臭がするかどうかも判断の基準になる.しばしば発熱などの全身症状を認めないこともあるので注意する.

---

*13:嘔吐・発熱で受診されることもけっこうあります.感染性胃腸炎の流行期に,下痢もないのに安易に腸炎とせず腎盂腎炎を鑑別に!
*14:大事ですね!

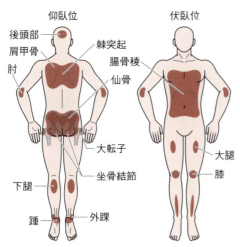

図3 褥瘡の好発部位

〔Livesley NJ, et al：Infected pressure ulcers in elderly individuals. Clin Infect Dis 35(11)：1390-1396, 2002 より一部改変〕

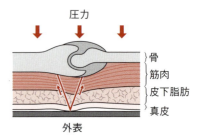

図4 褥瘡と圧力

外表の狭い範囲の褥瘡でも深部では広範囲な圧力がかかっている

〔Livesley NJ, et al：Infected pressure ulcers in elderly individuals. Clin Infect Dis 35(11)：1390-1396, 2002 より一部改変〕

褥瘡感染の検体のとり方は難しい

　褥瘡感染の場合，表層には感染の有無にかかわらず細菌がコロナイズしていることが多く，真の病原菌を見分けるのが困難である．表層のスワブ検体は偽陽性というノイズを増やすだけになりがちで，一般的に推奨されない．深部検体の生検ができれば最も有用と思われる[*15]．

　大部分の褥瘡感染では多菌種が検出され，グラム陰性桿菌（E. coli, Proteus, Pseudomonas など）やグラム陽性球菌（Streptococci, Staphylococci），嫌気性菌（Bacteroides, Peptostreptococcus, Clostridium など）が関与する．治療の際はこれら複数菌に対して有効な抗菌薬を選択する必要がある．

　また，長期療養型介護施設での5年間の前向き研究では，複数菌菌血症の原因として2番目に多かったのが褥瘡感染であったという報告がある．褥瘡感染は複数菌菌

＊15：褥瘡表面を生理食塩水できれいに洗浄してから検体を採取するのが重要です（吸引検体のときも！）．

血症の原因になりうることを認識すべき*16 だろう[10]．

まとめ

　高齢者の診療では特徴的なSSTIとして常に褥瘡感染を考える必要がある．その際，表層検体の採取は原因菌を特定できずノイズになってしまうので注意する．さらに複数菌が関わる感染症であることを意識したい．

本症例にどう対応したか

　本症例のように複数の感染源が想定される場合，empiric therapyは広範囲の疾患や起因菌をカバーせざるをえないことがある*17．本症例ではまず誤嚥性肺炎，褥瘡感染はありそうであるが，尿路感染症については合併しているかの判断は難しい．

　褥瘡部の深部検体を採取できることが望ましいが，起因菌の解釈は判断に迷うことが多くあり，ケースバイケースの対応を要する．

　本症例では耐性表在菌・腸内細菌や嫌気性菌まで含めたカバーを考慮し，また地域のアンチバイオグラム*18も参考に治療戦略を決定した．

---

*16：褥瘡感染の複数菌菌血症，先日経験しました！　複数菌菌血症といえば，腹腔内感染症，カテーテル関連血流感染症も疑います．
*17：広域になることを避けるために，軽症例ではすべての起因菌を治療のターゲットにするかどうかを決めるというのも戦略だと思います（時間軸を利用した対応を行う）．また，目の前の超高齢患者や認知症患者の感染症治療を継続すべきかどうか，というところも論点になります．認知症高齢者の肺炎治療を行うことで生命予後は改善するがQOLは低下するという報告があります（PMCID：PMC2914628）．人の価値観はさまざまです．患者・家族の価値観を踏まえ，多職種で構成するチームで方針決定をサポートする必要があります．最近発表された日本呼吸器学会の成人肺炎診療ガイドラインでも"積極的治療を行わない選択肢"について述べられるようになりました．
*18：本人の過去の培養結果があれば，それも参考にしたいですね．

処方例

腎機能良好な場合

〈empiric therapy〉[*19]

- アンピシリン／スルバクタム（ユナシン-S）　1回3g　6時間ごと静注

　もしくは

- タゾバクタム／ピペラシリン（ゾシン®）　1回3.375～4.5g　6時間ごと静注

必要に応じて，バンコマイシン　ローディング25～30mg/kgのち，1回15～20mg/kg　1日2～3回投与を考慮する．

文献

1) High KP, et al：Clinical practice guideline for the evaluation of fever and infection in older adult residents of long-term care facilities：2008 update by the Infectious Diseases Society of America. Clin Infect Dis 48(2)：149-171, 2009.〈高齢者感染症についての米国のガイドライン〉
2) Lu SH, et al：Fever presentation and associated factors in patients with healthcare-associated bacteraemia. Int J Nurs Pract 22(1)：98-107, 2016.〈高齢者の菌血症で体温を調査〉
3) Wipf JE, et al：Diagnosing pneumonia by physical examination：relevant or relic? Arch Intern Med 159(10)：1082-1087, 1999.〈高齢者肺炎を身体所見だけで診断できるか調べた研究〉
4) Vazquez R, et al：Gurgling breath sounds may predict hospital-acquired pneumonia. Chest 138(2)：284-288, 2010.〈上気道のゴロゴロ音とHAP発症率との関係を調べた〉
5) Ticinesi A, et al：Lung ultrasound and chest x-ray for detecting pneumonia in an acute geriatric ward. Medicine (Baltimore) 95(27)：e4153, 2016.〈肺エコーの有用性を提案している前向き研究〉
6) Zalmanovici Trestioreanu A, et al：Antibiotics for asymptomatic bacteriuria. Cochrane Database Syst Rev 4：CD009534, 2015.〈無症候性細菌尿のコクランレビュー〉
7) Gordon LB, et al：Overtreatment of presumed urinary tract infection in older women presenting to the emergency department. J Am Geriatr Soc 61(5)：788-792, 2013.〈無症候性細菌尿の不適切な治療について調べた〉
8) Rowe TA, et al：Diagnosis and management of urinary tract infection in older adults. Infect Dis Clin North Am 28(1)：75-89, 2014.〈高齢者の尿路感染の特徴についてのレビュー〉
9) Livesley NJ, et al：Infected pressure ulcers in elderly individuals. Clin Infect Dis 35(11)：1390-1396, 2002
10) Muder RR, et al：Bacteremia in a long-term-care facility：a five-year prospective study of 163 consecutive episodes. Clin Infect Dis 14(3)：647-654, 1992.〈高齢介護施設での菌血症の原因についての研究〉

（野本英俊・有馬丈洋）

[*19]：在宅だと編者はセフトリアキソンを使います．

子どもの診かた

劇的な「スゴ技」はないけれど

とりあえずこれだけは!

- 保護者が「子どもの様子がいつもと違う」と言うときは要注意
- 年齢によるバイタルサイン，疫学の変化を意識する
- 泣かせない診察を心がける

Case

患者 7か月男児．

主訴 発熱．

現病歴 来院前日に発熱が出現，機嫌も徐々に悪くなってきたため救急外来を受診．鼻汁，咳嗽などの気道症状なし．離乳食はあまり食べないが母乳はよく飲んでいる．尿も普段と変わらず出ている．普段は保育園に通っているが，周囲で流行している感染症は特にない．周産期歴に特に問題はない．母親によると「以前もかぜを引いて熱が出たことはあったが，そのときとは様子が違うのが気になる」とのこと．

身体所見 血圧 90/60 mmHg，脈拍 140/分，呼吸数 24/分，体温 39.0℃, SpO$_2$ 99%（室内気）．ぱっと見の第一印象はややぐったり．不機嫌．項部硬直なし．咽頭発赤なし．呼吸音清，心雑音なし．腹部は平坦・軟，明らかな圧痛はなさそう．おむつをはずして四肢の動きを観察すると右下肢の動きが悪い．母親に話を聞いたところ「おむつ替えの際に泣くのが気になっていた」とのこと．

検査所見 尿検査で膿尿，細菌尿なし．股関節の超音波検査にて右股関節に液体貯

> 留があり，化膿性股関節炎の疑いにて整形外科に紹介．洗浄ドレナージが行われ，そのとき採取された膿のグラム染色では多数の多核球と，ブドウの房状のグラム陽性球菌（GPC cluster）を認めた．

外来で小児をみるコツ

　最初に残念なお知らせであるが，小児の外来診療には臨床能力を劇的に上げる「スゴ技」は存在しない（と筆者は考えている）．基本的には日々の診療を地道にコツコツ行っていくなかで，自問自答を繰り返し，少しずつその技量を上げていくしかない．しかしながら，そんななかでもいくつかの項目を意識しながら診療をすることで，日々の外来を効率的に，かつ見落としを少なくする工夫はあると思っている[*1]．そこで本項では筆者の考える「外来で小児を診るポイント」について述べたいと思う．

　子どもは大人のミニチュアではないという言葉を一度は聞いたことがあるのではないだろうか．一言で小児といっても400 gで生まれた超低出生体重児から，体重80 kgはあろうかという中学生までが小児の範疇に含まれ，小児科がカバーしている領域は幅広い．特に新生児，乳児，幼児くらいまでは症状を正確に訴えることができず，泣き叫んでしまい診察に対する協力が得られないこともしばしばある．また，免疫能が未熟で予備力も少ないため，急激に状態が悪くなるケースもしばしば経験する．これらのことから小児の外来診療に苦手意識をもっている医師も多いのではないだろうか．

　しかしながら，小児は成人に比べればはるかに既往歴が少なく，比較的シンプルなケースが多い．また，子どもは素直なので変に我慢したり，何かを隠したりすることは少なく，元気なのか，そうでないのか判断しやすいことも多い．さらに，本人がしゃべれなくとも，日々その子のことを注意深く観察している保護者から重要な情報が得られることが多い．小児の診療が難しくないとは言わないが，いくつかポイントを押さえることによって苦手意識を減らし，効果的な外来診療が行えるようになる可能性は十分にある．

　小児はよくかぜを引く．ある報告では，人は4歳頃までは年に平均4～6回はかぜを引くそうである[1]．これが大人になると年の平均は小児の約半分の2～3回なので，小

[*1]：内科医の編者としては，原則を知ることは本当に大事です．

児はかぜを引きやすいといえる．また，大人だったら多少体調が悪くてもいちいち病院を受診しないことも多いと思うが，自分のことは我慢できても子どもがつらそうにしているのは我慢できないのが親心であり，早くなんとかしてあげたいとの思いから病院を受診することが多い．つまり，小児の外来にはかぜ（いわゆるウイルス性の普通感冒）があふれており，そのなかから治療介入が必要な細菌感染症，重症感染症をいかに見逃さないか[*2]というのが最も重要なポイントだと考える．では，これらを見逃さないためにはどのようなことを意識する必要があるのだろうか？

「子どもの様子がいつもと違う」を軽視することなかれ

　小児は通常，保護者と一緒に受診する．小学生くらいからは自分で症状を正確に訴えられるようになってくるが，幼児期あたりまでは難しいことが多い．そんななかで最も正確で豊富な情報を提供してくれるのは，普段身近に接している保護者（たいていの場合は両親）である．**毎日一緒に過ごしている保護者からみて，いつものかぜのときと違う，何かがおかしいと感じている場合は，かなりの確率で「何か」が起こっている**．このような状況では安易に両親の訴えを否定してはならない．その後の経過，身体所見，検査など総合的に判断して，医学的に妥当性をもって違うといえる状況になるまでは，何かあると考えて対応する必要がある．また，**医師としての勘も非常に重要**である．自分が普段診ているかぜと何かが違うと感じたならば，その第一印象は大切にすべきである．実際に小児における検討で，家族の心配の度合いや，診療医の印象が重症細菌感染症の存在と関連していたという報告がある[2]．

年齢によるバイタル，疫学の変化に敏感になる

　小児の外来において年齢の要素は非常に重要である．例えば，心拍数，呼吸数などのバイタルサインは年齢によって大きく変化する．小児のバイタルサインの正常値については報告ごとに若干違いがあるが，代表的なものの1つであるCanadian Triage and Acuity Scale paediatric guidelinesによるものを表1に示す[3]．例えば，発熱で外来

[*2]：なるほど，勉強になります！

表1 小児の年齢別呼吸数・心拍数の目安

年齢	心拍数			呼吸数		
	正常範囲	1SD*	2SD	正常範囲	1SD	2SD
0〜3か月	90〜180	65〜205	40〜230	30〜60	20〜70	10〜80
3〜6か月	80〜160	63〜180	40〜210	30〜60	20〜70	10〜80
6〜12か月	80〜140	60〜160	40〜180	25〜45	17〜55	10〜80
1〜3歳	75〜130	58〜145	40〜165	20〜30	15〜35	10〜40
3〜6歳	70〜110	55〜125	40〜140	16〜24	12〜28	8〜32
6〜10歳	60〜90	45〜105	30〜120	14〜20	10〜24	8〜26

＊SD：標準偏差
〔Warren DW, et al：Revisions to the Canadian Triage and Acuity Scale paediatric guidelines（PaedCTAS）. CJEM 10(3)：224-243, 2008 より一部改変〕

を訪れた成人患者の心拍数が130/分あったらそれは明らかに異常であるが，1歳児の場合なら正常時の心拍数としてありうるため，それだけで異常とはいえない．小児の診療に慣れていないと，バイタルの数字を見てそれが明らかに異常なのかどうなのか判断がつかないことはよくある[*3]と思われる．外来で小児を診る機会がある場合，年齢ごとのバイタルサインの正常値をカードにして携帯しておくと便利である[*4]．

バイタルサインの変化のみならず，年齢による疫学の変化も非常に重要である．年齢により重症感染症の頻度や，その原因微生物は大きく変化する．例えば新生児，早期乳児（3か月未満）は髄膜炎，敗血症，尿路感染症などの重症細菌感染症の頻度が高く，この年齢層が発熱で救急外来を受診したら基本的には髄液検査まで含めた full sepsis work-up，入院による経過観察の対象となる．原因微生物に関しても，例えば新生児の髄膜炎，敗血症では，細菌としてはB群溶連菌，大腸菌，リステリアが，ウイルスとしては単純ヘルペス，エンテロウイルス，パレコウイルスが重要である．そこで，検査結果が判明するまでの初期治療としてはこれらの細菌をカバーする目的でアンピシリン＋セフォタキシム（単純ヘルペスを考える場合はそれに加えてアシクロビル）を使用することが多い．しかしこれらの微生物は，学童期の小児の発熱ではあまり原因にならない．この

＊3：本当にそのとおりです．いつも確認しています！
＊4：表1 と成長曲線を手元に置いておきたいですね！

ように，年齢による疫学の変化を知ることで，より適切な診療が可能になる．

小児の外来診察のポイント

　乳幼児は，つらいのにそれを我慢して隠そうとしたりすることはあまりない．つらいときはつらい顔をしており，ぐったりしていることが多い．第一印象，見た目の重要性はPediatric Advanced Life Support（PALS）でも強調されている[4]．逆に，たとえ高熱であっても，機嫌よくおもちゃで遊んでいるという状態であれば，重篤な感染症が隠れている可能性はかなり低くなる．ただし，多くの小児は病院に来ただけで不機嫌になっていることが多く，無理に診察をしようとするととたんに泣き出してしまい正確な評価が難しくなる．**まず診察室に呼ぶ前にドアの向こうにいる子どもの声に耳を澄ませよう**．笑い声や元気な声が聞こえてくれば，大きな安心材料となる．また，クループによる犬吠様咳嗽など，特徴的な「音」が聞こえてくることもある．

　患者を呼んだあとは，**いきなり診察を始めてはならない**．子どもが泣いてしまうと得られる情報がたんに少なくなってしまう．まずは顔色や機嫌はどうか，皮膚の張りはどうか，四肢の動かし方に左右差はないか，歩様はどうか，発疹は出ていないか，特徴的な姿位〔急性喉頭蓋炎の際のsniffing position（匂いを嗅ぐときのように顔を突き出すような姿勢）やtripod position（両手をついて前のめりで座っている姿勢）〕をとっていないかなどをそれとなく観察する（じろじろ見るとそれだけで泣いてしまうこともあるので，あくまでさりげなく）．そこであまり重症感がなければまずは保護者からゆっくりと情報を聞き出す．見た目が不良の場合は，問診は後回しにしてすぐに診察や酸素投与，点滴確保，採血などの介入を始める．

病歴聴取のポイント

　小児の感染症の多くはウイルス感染であり，身近な人からの感染であることが多いため，周囲の感染症の流行に敏感になるべきである．家族や友人，保育園や幼稚園で同様の症状の人がいないか，特定の感染症が流行っていないかを確認する．国立感染症研究所感染症疫学センター[5]や各自治体のホームページでも感染症の発生動向に関する情報が提供されており，診療の参考になる．また，予防接種歴[*5]もきわめて重要である．規定の回数を接種していれば，その病原体による感染症に罹患している可能性はかなり低い．海外渡航歴や動物との接触歴は小児でも重要なので，発熱で外来を

受診した患者に対しては原則確認する．ほかにも，小児は体重あたりの細胞外液量が多く，経口摂取が落ちると比較的早く脱水に陥るため食欲，特に水分摂取がどの程度できているかには注意が必要である．まだおむつを使用している年齢の場合は，四肢の動かし方に左右差がないか，また，おむつ替えのときに痛がる様子がないかも確認する．これをきっかけに化膿性股関節炎が発見されることがある．

身体診察のポイント

　まず泣かせないこと，これが特に重要である．泣かせることで診察上メリットがあるとすれば咽頭がよく見えることくらいで，いったん泣きだすと腹壁が硬くなり腹部の触診の精度はきわめて落ちるし，聴診所見も取りづらくなる．暴れてしまっては中耳の診察もままならなくなる．泣かせないためには保護者に抱っこ*6 してもらい患児が一番安心している状態から診察を始めるとよい．診察室に子どもが好きなキャラクターのおもちゃ*7 を用意しておき，それで気をそらせるのも有効である．おもちゃは四肢の動きを観察したい場合に，手を伸ばすかなどを見るときにも重宝する．また，子どもたちの間で最近流行っているおもちゃやアニメの知識を得ておくのも意外と役に立つ．おしゃべりができる年齢の子どもに対しては，その話題を出すことで一気に打ち解けて診察が容易になることがある．いざ身体所見をとり始めるときには，とにかく泣いてしまうと所見がとりづらくなるものを優先するとよい．診察順は成人とあまり変わらないと思われるが，まず視診，次に聴診（聴診器を温める*8．冷たい聴診器を当てただけで泣いてしまう子もいる），打診，触診である．どれも漫然と診るのではなく，年齢や状況からどのような疾患が考えられるのかを意識しながら診察をするようにする．咽頭・口腔内は泣いていても所見がとれることが多いので，基本的には最後に診察するようにする*9．また多くの小児は中耳の診察も嫌がるので，筆者は基本的な診察が終わったあと，耳を診て，最後に口を診るという流れで診察している．このあたりの順番やコツは，小児科医はそれぞれこだわりがあるところなので，もし近くに小児の診療経験の豊富な先生がいたらぜひ診察のコツを聞いて

＊5, 9：大事ですね！
＊6：編者はお腹の診察もお母さんの膝の上のままでやっています．
＊7：感染制御的には気になるところですが，うちもおもちゃを使っています．口に入らない程度の大きさのおもちゃで，気に入ったらそのままあげるようにしています．おもちゃの補充は自前だったり職員から募ったりしています．
＊8：冬場は使い捨てカイロで温めています．父親に教えてもらいました．

表2 小児に特有の副作用がある抗菌薬

抗菌薬	小児特有の副作用	コメント
セフトリアキソン	新生児期の核黄疸	血中に結合しようとするビリルビンと競合し、遊離ビリルビンを増加させることで、血液脳関門の未熟な新生児では核黄疸のリスクを上昇させる.
ST合剤	新生児期の核黄疸	セフトリアキソンと同様のメカニズムで、国内の添付文書上も未熟児・新生児禁忌となっている. 米国の添付文書では2か月未満で禁忌となっており、筆者も基本的には2か月未満では処方していない.
テトラサイクリン系	8歳未満での歯牙黄染, エナメル質形成不全	歯の発達段階にある小児に使用するとカルシウムとキレートを形成することで永久的な歯牙黄染を引き起こすといわれているため8歳未満では基本的に使用すべきではない.
マクロライド系	新生児期・早期乳児期の肥厚性幽門狭窄症	添付文書は禁忌の扱いとなっていないが、肥厚性幽門狭窄症のリスクを上げるため注意が必要である.
キノロン系	軟骨障害の恐れ	動物実験で軟骨障害があったことから、わが国ではレボフロキサシン, シプロフロキサシンは小児禁忌となっている. トスフロキサシンやノルフロキサシンには小児適応がある（ノルフロキサシンは乳児期以降）が、海外での使用経験が少なく、データに乏しい.
ピボキシル基のある抗菌薬	低カルニチン血症, 低血糖	ピボキシル基がカルニチンの排泄を促進し、それによる低血糖が起こる. なかには痙攣を起こし、後遺症を残した症例の報告もある. 長期使用で起こりやすいが、短期使用でも起こりうる.

みるとよい. きっと有用なテクニックを教えてくれると思われる.

　基本的にはできるだけ念入りに診察すべきだが，**一部診察をしないほうがいい状況もある**．代表的なのは喉頭蓋炎や重症のクループが疑われる場合であり，このような状況では泣かせるだけで一気に呼吸状態が悪くなる恐れがあるため，無理に診察せず，緊急での気道確保が可能な施設への速やかな搬送を考慮する．

小児特有の副作用を知ろう

　小児の感染症の治療を考えるうえで，抗菌薬の小児特有の副作用について知っておくことは重要である．**表2**に小児特有の副作用が知られている抗菌薬についてまとめ

た．特にピボキシル基のある抗菌薬による低カルニチン血症に伴う低血糖は，それにより永続的な後遺症を残した症例もあり非常に大きな問題*10 である．医薬品医療機器総合機構から注意喚起が出ているので6)，ぜひ確認していただきたい．現在，世界的に薬剤耐性（antimicrobial resistance：AMR）菌が問題となっており，わが国も AMR 対策アクションプランとして，不必要な抗菌薬を削減していこうという運動が巻き起こっていることはご存じかと思う．そのなかで小児の外来診療における抗菌薬の適正使用は大きなポイントになっている．耐性菌をつくり出さないために，そして本来不要なはずの抗菌薬による副作用で子どもたちを苦しめることがないように，本当に必要な場合にのみ抗菌薬を使用するという姿勢が重要である．

文献

1) Heikkinen T, et al：The common cold. Lancet 361(9351)：51-59, 2003.〈かぜの総説〉
2) Van den BA, et al：Diagnostic value of clinical features at presentation to identify serious infection in children in developedcountries：a systematic review. Lancet 375(9717)：834-845, 2010.〈小児の発熱に対する診断，治療の系統的レビュー〉
3) Warren DW, et al：Revisions to the Canadian Triage and Acuity Scale paediatric guidelines (PaedCTAS). CJEM 10(3)：224-243, 2008.〈小児のバイタルサインの正常値〉
4) American Heart Association：PALS プロバイダーマニュアル AHA ガイドライン 2015 準拠．シナジー, 2018.〈PALS のプロバイダーマニュアル〉
5) 国立感染症研究所感染症疫学センターホームページ http：//www.nih.go.jp/niid/ja/from-idsc.html〈国立感染症研究所の感染症疫学センターによる感染症の流行情報〉
6) 医薬品医療機器総合機構：PMDA からの医薬品適正使用のお願い No.8. 2012. https://www.pmda.go.jp/files/000143929.pdf〈医薬品医療機器総合機構からのピボキシル基のある抗菌薬に対する注意喚起〉

（庄司健介）

---

*10：事実として大事ですね．

COLUMN 12

学校保健安全法（保護者から治癒証明書を求められた場合の対応など）

　学校保健安全法にはインフルエンザをはじめとした対象疾患の出席停止期間の目安に関する記載はあるものの，治癒証明書に関する記載はなく，実は治癒証明書の提出に法的根拠はない．患者や家族にとって治癒証明書をもらうためだけの受診は，病院で別の感染症に罹患してしまうリスクや，受診料や文書料を払わなければならないというデメリットがある．また，医療機関側にも，インフルエンザの流行期などに大勢の患者が治癒証明書をもらいに来ることによる負荷の増大が起こりうる．そのため筆者は，状況が許せば患者には治癒の目安となる状況，期間を伝え，その条件をクリアすれば（治癒証明書なしに）登校可能である旨を伝えるようにしている．ただし，自治体や学校が規則として治癒証明書の提出を求める場合があり，その際は記載せざるをえないことが多い．場合によっては自治体，学校側と治癒証明書の扱いについて相談する場を設けてもよいのではないだろうか．

（庄司健介）

妊産婦の診かた

妊婦・授乳婦さんって何を処方していいの？

> **とりあえずこれだけは！**
>
> - 不要な薬は使わない
> - 妊婦・授乳婦への処方は，患者の不安に配慮する
> - 添付文書は鵜呑みにしない
> - よほどのことがない限り授乳は中止させない
> - 妊婦・授乳婦への薬の安全性の検索方法を知り，普段から備えておく

妊婦・授乳婦への薬

　妊娠・授乳中の薬で懸念されるのは，胎児・乳児への影響である．妊婦・授乳婦に対しては特に「リスクを考慮しても薬剤の効果が，病状の改善に必要である」と判断するときに処方しなければならない．

　自然流産の発生率は約15％，先天異常の発生率は2〜3％といわれている．母親は奇形をもつ児が誕生すると，妊娠中に薬剤使用をしていたとすれば，必ずと言っていいほど薬が原因ではないかという思いになる[*1]．処方時に，そのデータもふまえたうえで，必要性を説明して同意を得ることが重要である．

[*1]：妊娠・授乳中のお母さんの立場で考えるのは難しいけれど大事です．

妊娠の週数と薬物の関係

妊娠は、薬剤の影響から考えると大きく3つの時期に分けられる。以下の時期を考慮して、薬剤の処方を検討する。

①All or none の法則が働く時期(妊娠0〜3週)：妊娠検査薬でも検査に反応しない、つまり妊娠しているかわからない時期である。この時期に薬剤の影響を受けると受精能力を失ったり、受精したとしても着床せず妊娠早期に流産として淘汰される。これを all or none の法則といい、胎児への影響を考慮する必要は基本的にない。挙児希望の患者へは十分にこの説明をする必要がある。

②催奇形性が問題になる時期(妊娠4〜9週)：この期間は器官形成期を含み、薬剤による構造的異常において最も注意すべき時期である。催奇形性のある薬剤の投与が必要な場合は特に慎重になる必要がある。

③胎児毒性が問題になる時期(妊娠10週〜出産)：胎盤通過性によって生じる薬剤の影響を胎児毒性という。抗菌薬では、クロラムフェニコールが妊娠後期に使用された場合、グレイ症候群や新生児の血小板減少を起こすことが知られている。

医薬品添付文書の禁忌って本当？

添付文書の「妊婦、産婦、授乳婦等への投与」の項の記載例として、「投与しないこと(投与禁)」「投与しないことが望ましい(投与禁希望)」「治療上の有益性が危険を上回ると判断される場合にのみ投与すること(有益性投与)」といった表現がよく使われている。流通している医薬品のうち、わが国では約25%が「投与禁」、約15%が「投与禁希望」、約半数が「有益性投与」とされている。しかし、現実的な薬の効果を考えると、本当に投与してはならないものと、そうでないものが混在しており、諸外国と比較して実状と乖離した記載が多い[1]。

妊娠・授乳中の薬の安全性の調べ方

妊娠中に薬剤を服用することの安全性について臨床試験を行うことは倫理的に困難であり、使用経験をもとに解析したデータを参照することとなる。一般的に古い薬のほうがデータの蓄積があるため、安全性だけでなく副作用報告も集積している。新しい薬

のほうが副作用報告が少ないため安全にみえることがある．現在のところ，日本語で妊娠・授乳中の薬剤について最もまとまっている書籍は『妊娠と授乳』[1]であり，いつ妊婦・授乳婦が病院やクリニックを受診しても困らないように1冊常備しておくことをお勧めする(筆者は患者に，薬の該当ページを見せてコンセンサスを得るようにしている)．

　海外のものでは，この分野の成書といえるBriggs著『Drugs in Pregnancy & Lactation, 11th ed.』や，「Lact Med(無料)」というウェブサイトも参照されることをお勧めする．また「UpToDate®」では検索窓に"疾患名+pregnancy"と入れるだけで，妊婦へのマネジメントが出てくる疾患も多い．さらに"薬剤名+drug information"と入れると，"Pregnancy Implications"や"Breast-Feeding Considerations"という項目が出てくるので便利である．「DynaMed®」でも薬剤の説明のなかに"Warnings/Precautions"という項目があり，pregnancy, lactationと分けて記載されている．

　また長期的投与を検討して困った場合などは，(時間は必要だが)厚生労働省の「妊娠と薬情報センター」に書類で情報提供を依頼するとよいだろう．

授乳中の投薬で安易に授乳をやめさせない

　抗菌薬に限らずほとんどの薬は授乳しながら内服可能であるが，抗菌薬を処方して短期間授乳中止を指示するケースをよく目にする[*2]．しかし，この指示には根拠はない．授乳中止により乳汁がうっ滞して乳腺炎を起こし，新たな感染症を生み出すことにつながるため，よほどのことがない限り授乳は中止させない(たとえ抗菌薬内服の原因疾患が乳腺炎であっても，最も重要な乳腺炎の治療は授乳継続によりドレナージを行うことである)．

　授乳婦が内服した薬は母乳中に移行するが，その量は微量であることが多く，乳児に与える影響は少ないことが多い．

妊娠中の抗菌薬[1]

ペニシリン系，セフェム系

　わが国で認可されているペニシリン系，セフェム系抗菌薬は妊婦・授乳婦への投与[*3]

[*2]：抗菌薬に限らず，薬を処方するときに授乳を中止させてしまっているケースはよくあります．

は安全だと考えられる．治療可能なら，できる限りこの 2 系統を使用するとよい．

マクロライド系

わが国では初期の妊婦健診でクラミジア検査がルーチンで行われている．アジスロマイシン 1,000 mg 単回内服が処方されることが多い．「産婦人科診療ガイドライン――産科編 2017」によるとアジスロマイシン，クラリスロマイシンの投与が推奨されているが，クラリスロマイシンは流産率が上昇したという結果も報告がある[2]．しかし，一方で先天性奇形の発生上昇はないという報告もあり，今後の疫学研究が待たれる．

キノロン系，ニューキノロン系

動物実験で関節症を発症するという報告があり，ヒトでも症例報告があるが，ヒトの妊娠中の軟骨への悪影響や先天性奇形の増加は報告されていない[3]．フルオロキノロンを使用した，先天異常，自然流産，未熟児，胎児ジストレスの差はなかったが，催奇形性のリスクは実際のリスクを上回る可能性がある[4]．基本的に，セフェム系やマクロライド系でカバーできることが多いため，一般的に妊娠中の処方は禁忌である．

カルバペネム系

妊娠中に使用された報告が非常に少ないため，安全性に関しての十分な評価がされていない．ESBL 産生菌などの感染の場合には使用されることもあるが，安全性について評価されている抗菌薬がある場合は，より安全な薬剤の使用を検討する．

サルファ系

妊娠中に母親がスルファメトキサゾール／トリメトプリムを使用した場合に先天性奇形（神経管欠損，心血管奇形，尿路障害，口唇口蓋裂，内反足）の発症リスクが増加することについて，いくつかの研究で有意な関連性が示されている．したがって，ST 合剤に関しては妊娠中の処方は禁忌である[*4]．

[*3]：妊婦への投与で児への低カルニチン血症を引き起こしうるピボキシル基がついている経口第 3 世代セフェム，経口カルバペネムは注意です．
[*4]：妊娠中の処方が禁忌，ということは妊娠の可能性がある女性についても基本的には使用しないようにしています．膀胱炎への ST 合剤など，使いがちですが注意です．

妊娠中の抗ウイルス薬

　ここではプライマリ・ケアでよく処方されるインフルエンザと単純ヘルペスについて述べる．

抗インフルエンザ薬
　妊婦は，重篤な合併症やインフルエンザによる死亡のリスクが高く，「産婦人科診療ガイドライン——産科編 2017」も，CDC[5]も抗インフルエンザ薬とインフルエンザワクチンの接種を推奨している．処方薬では服用のしやすさと安全性に関するデータの蓄積という観点で，オセルタミビルの内服が第一選択薬にあげられる．

抗ヘルペスウイルス薬
　妊娠中は単純ヘルペスウイルス感染が再発しやすい．ヘルペスの母子感染は胎内感染が 5%，生後水平感染が 10%，産道感染が 85% となるが，新生児ヘルペスは死亡例も多く，生存しても後遺症を残すことがある．
　性器ヘルペスが発症した場合は，「妊娠初期には，性交を控えさせ，アシクロビル軟膏を塗布する」「妊娠中期・後期の初発では，抗ウイルス療法が勧められる」と「産婦人科診療ガイドライン——産科編 2017」では記載されている[6]．一方で，米国産婦人科学会のガイドラインでは，妊娠 36 週以降の妊婦で活発な再発性性器ヘルペス感染を認める場合に抗ウイルス薬抑制療法を推奨している．
　アシクロビルやバラシクロビルは催奇形性のリスクを上昇させないという報告があり，比較的安全に使用ができる（ファムシクロビルはヒトでのデータが不足しているため推奨できない）．

妊娠・授乳中の解熱鎮痛薬

　妊娠初期には非ステロイド性抗炎症薬（NSAIDs）による流産率が上昇するが，先天異常の発生率を上昇させないという研究結果も複数ある．アセトアミノフェンには有害性の指摘が少なく，アセトアミノフェンを使うことがより安全だと考えられる．
　妊娠後期にはプロスタグランジン合成阻害作用で胎児動脈管を収縮させ，遷延性肺高血圧症を惹起する可能性があるため，NSAIDs は避け，アセトアミノフェンの使用が

望ましい．

授乳中においては，解熱鎮痛薬が乳汁中に移行する量はわずかであり，基本的にアセトアミノフェンやNSAIDsが内服可能である．ただし，超大量アスピリン（2,600 mg/日）を内服した場合，乳児に出血傾向がみられた[1]という報告があるので注意する．

妊婦・授乳婦の感染症のピットフォール

検査データ
■ 血圧
妊娠20週までに高血圧や蛋白尿が認められた場合には，妊娠による変化ではなく，もともと高血圧や腎疾患が存在していた可能性を考える必要がある．診察時の血圧が140/90 mmHg以上だった場合は妊娠高血圧症候群の可能性を疑う．妊娠高血圧症候群は母親も児も合併症のリスクが高まる．母親の合併症としては，子癇，脳血管障害，常位胎盤早期剥離，HELLP症候群などがあり，児の合併症としては胎児発育不全，胎児機能不全などがあげられる．上気道炎などで受診した際も必ず血圧測定を行い，血圧高値となっている場合には産婦人科へ相談が必要である．

■ 白血球
妊娠中～後期では，好中球が増えるために正常な妊婦でも白血球としては9,000～15,000/mLに上昇，産後6日目までに正常値まで低下することが知られている[*5]．感染症を疑って採血する場合には，上記を考慮して他の所見とともに検討する必要がある．

■ 血糖・尿糖
妊娠中に血糖が高い場合，妊娠糖尿病（gestational diabetes mellitus：GDM）の可能性がある．妊婦検診では尿糖が定期的に測定され，陽性の場合はブドウ糖負荷試験（75 g OGTT）が行われる．GDMであれば巨大児や子宮内胎児死亡などのリスクにつながる．血糖値が高かったり，尿糖が陽性であれば精密検査が必要であり，かかりつけ産婦人科への相談が必要となる（表1）．

＊5：自然経過を知っていないと，感染症のoverdiagnosisやunderdiagnosisにつながります．

表1 妊娠中の糖代謝異常と診断基準

1) 妊娠糖尿病 gestational diabetes mellitus（GDM）
   75 g OGTT において次の基準の1点以上を満たした場合に診断する.
   ① 空腹時血糖値　　≧92 mg/dL　　（5.1 mmol/L）
   ② 1時間値　　　　≧180 mg/dL　　（10.0 mmol/L）
   ③ 2時間値　　　　≧153 mg/dL　　（8.5 mmol/L）
2) 妊娠中の明らかな糖尿病 overt diabetes in pregnancy（註1）
   以下のいずれかを満たした場合に診断する.
   ① 空腹時血糖値≧126 mg/dL
   ② HbA1c 値≧6.5%
   ＊随時血糖値≧200 mg/dL あるいは 75 g OGTT で 2時間値≧200 mg/dL の場合は，"妊娠中の明らかな糖尿病"の存在を念頭におき，①または②の基準を満たすかどうか確認する.（註2）
3) 糖尿病合併妊娠 pregestational diabetes mellitus
   ① 妊娠前にすでに診断されている糖尿病
   ② 確実な糖尿病網膜症があるもの

註1. 妊娠中の明らかな糖尿病には，妊娠前に見逃されていた糖尿病と，妊娠中の糖代謝の変化の影響を受けた糖代謝異常，および妊娠中に発症した1型糖尿病が含まれている．いずれも分娩後は診断の再確認が必要である.
註2. 妊娠中，特に妊娠後期は妊娠による生理的なインスリン抵抗性の増大を反映して糖負荷後血糖値は非妊時よりも高値を示す．そのため，随時血糖値や 75 g OGTT 負荷後血糖値は非妊時の糖尿病診断基準をそのまま当てはめることはできない．
妊娠中の糖代謝異常と診断基準の統一化について
（日本糖尿病・妊娠学会と日本糖尿病学会との合同委員会：2015年8月1日発出）

〔日本産科婦人科学会，他：産婦人科診療ガイドライン――産科編 2017. p27, 日本産科婦人科学会，2017 より〕

妊娠中の X 線撮影と造影剤

　妊娠中の放射線が胎児へ与える影響は，国際放射線防護委員会が提言し，最も安全とされる数値を発表している．影響は週数によって異なり，リスクは器官形成期に最も高まり，妊娠 24 週以降ではリスクはかなり低くなる．また造影剤は通常，非イオン性低浸透圧造影剤であり，診断上有益性が上回ると判断される場合にのみ投与されることとされている．含まれるヨードの影響を考慮して，妊娠後期で使用した場合は出生後 1 週に甲状腺機能について注意深くモニターすることが推奨される[8]．

妊娠中の無症候性細菌尿

　無症候性細菌尿は，妊婦の 2～10% で起こり，治療しなければ 30% の母親が急性

腎盂腎炎を発症する[9)*6]．無症候性細菌尿は，低出生体重および早産に関連している．尿培養で 10^5 CFU/mL 以上の菌量ならば，抗菌薬による治療（セファレキシンなどで3～7日程度）を行う．

処方したのに結局内服してない!?

処方しても調剤薬局で「妊娠中です」というと，「添付文書では禁忌とされています」と伝えられることを筆者もよく経験する[*7]．また最終的に自宅に帰って，夫などから「本当に飲んでいいのか」といわれて飲んでいないこともある．

授乳中の抗菌薬服用について安全性を説明したにもかかわらず，15% が抗菌薬を内服せず，7% が授乳を中止していたとの報告もある[10)]（筆者の実感としては日本ではもっと多いと思われる）．

筆者は患者へ「調剤薬局で妊娠中と伝えると，薬剤師から『添付文書には飲まないほうがよいと記されている』と告げられるかもしれませんが，今の状況であれば飲んだほうがメリットが大きいので，必ず薬を飲みきるようにお願いします．もしご不安であればお電話ください」と必ず説明している．

文献

1) 伊藤真也，他：薬物治療コンサルテーション　妊娠と授乳　改訂2版．南山堂，2014．〈日本語で書かれており，最も使用しやすい妊娠・授乳と薬の本〉
2) 日本産科婦人科学会，他：産婦人科診療ガイドライン―― 産科編 2017．pp338-339，2017．〈産婦人科医の多くが参照しているガイドライン．無料でネットで閲覧可能〉
3) Bar-Oz B, et al：The safety of quinolones ― a meta-analysis of pregnancy outcomes. Eur J Obstet Gynecol Reprod Biol 143(2)：75-78, 2009.〈キノロンが妊娠初期に使用されても奇形などの問題は増加しなかった〉
4) Loebstein R, et al：Pregnancy outcome following gestational exposure to fluoroquinolones：a multicenter prospective controlled study. Antimicrob Agents Chemother 42(6)：1336-1339, 1998.〈フルオロキノロンに曝露した200人の妊婦に対する調査〉
5) CDC：Recommendations for Obstetric Health Care Providers Related to Use of Antiviral Medications in the Treatment and Prevention of Influenza, 2016.〈CDCからのインフルエンザ診療に関する推奨〉
6) 日本産科婦人科学会，他：産婦人科診療ガイドライン―― 産科編 2017．pp362-363，2017．〈産婦

---

*6：無症候性細菌尿は妊婦では治療を行いましょう．
*7：調剤した薬を渡すのは医師の診察後なので，最終的にマネジメントを変えられてしまうことがあります．処方箋の備考欄に「妊娠中ですが内服が必要な薬です」と付け加えるのもよいでしょう．

人科医の多くが参照しているガイドライン．無料でネットで閲覧可能〉
7) Clark JH, et al：A 16-day-old breast-fed infant with metabolic acidosis caused by salicylate. Clin Pediatr 20(1)：53-54, 1981.〈生後 16 日で母の超大量アスピリン内服により児に影響が出たという報告〉
8) 中山明子：妊娠中の X 線．中山明子，他（編）：お母さんを診よう．pp103-106, 南山堂, 2015.〈拙著ですが，妊娠・授乳にまつわる事柄，患者への説明の仕方などが一通り記載してある〉
9) Smaill FM, et al：Antibiotics for asymptomatic bacteriuria in pregnancy. Cochrane Database Syst Rev 8：CD000490, 2015.〈妊娠中の無症候性細菌尿に対する抗菌薬治療について〉
10) Ito S, et al：Maternal noncompliance with antibiotics during breastfeeding. Ann Pharmacother 27(1)：40-42, 1993.〈20 年以上前の報告だが，現在の日本はこの状況に近いと思われる〉

〔中山明子〕

海外渡航者の診かた

疾患名をあぶり出す3つのポイント

> **とりあえずこれだけは！**
>
> - まずは渡航歴を聞こう！
> - 感染対策が必要かどうかをすぐに判断すべし！
> - 渡航地・潜伏期・曝露歴の3つから鑑別を絞ろう！
> - 「やばいヤツや！」と思ったらすぐに保健所に連絡！

　近年海外旅行がより一般化しており，2016年に出国した日本人は1,700万人，訪日外国人は2,400万人……すなわち合計4,100万人もの人が日本と他国とを行き交っていることになる．したがって，「もはや海外渡航歴のある患者は決して珍しくない」と心得るべしッ！*1

　マラリア，デング熱などの熱帯感染症は「海外渡航歴」がないと鑑別診断としてあげられないわけで，海外渡航者の診かたで最も大事なのは「海外渡航者であることを認識すること」といえる．海外渡航歴は「過去半年くらいで海外に行きましたか？」「行ってません」とほんの10秒あれば聞けるので，特に渡航者の症状として頻度の高い発熱・下痢・皮疹[1]の症状のある患者にはまず海外渡航歴を聴取する習慣*2をつけよう．

---

*1：大都市以外でも外国人の患者さんはそこそこいます．そういう時代になりましたね．
*2：問診につきる！

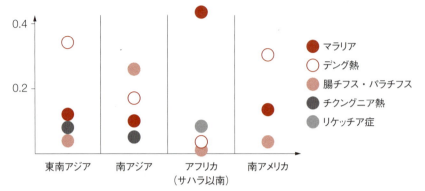

図1 海外渡航後に病院を受診した発熱患者の渡航地と感染症の頻度の関係
〔Leder K, et al：GeoSentinel surveillance of illness in returned travelers, 2007-2011. Annals of internal medicine 158(6)：456-468, 2013 より一部改変〕

渡航歴・潜伏期・曝露歴の聴取で疾患名をあぶり出せ！

　海外渡航歴を聴取する際のポイントは3つである．すなわち渡航地・潜伏期・曝露歴．これっきゃ騎士（ナイト）[*3]．

　まず渡航地だが，輸入感染症は地域によって疫学が大きく異なる．**図1**は各地域を渡航後に受診した患者の発熱疾患の原因の頻度をみたものである．東南アジアと南アメリカではデング熱，南アジアでは腸チフス，アフリカではマラリアが多いということがおわかりいただけるだろうか．これを知っておくだけでも診断に大きく近づける．また，こうした情報を知らなくても，厚生労働省検疫所が作成したFORTH（http://www.forth.go.jp/）というサイトをみれば各国でどのような感染症が流行しているかという情報を得ることができる．

　潜伏期の聴取は輸入感染症では特に効力を発揮する．輸入感染症は潜伏期が短い群，中くらいの群，長い群に分けて考えることで鑑別疾患をグッと狭めることができるのだ（**表1**）[2]．

＊3：みやすのんき先生の『やるっきゃ騎士』．月刊少年ジャンプのセクシー系マンガ．小学生の頃，友達と集まって読み，ほとばしる思いをどうしてよいかわからずにひたすら模写し続けたという記憶があります．ナツい！

表1 主な輸入感染症の潜伏期

短い（10日未満）	中くらい（11〜21日）	長い（30日以上）
デング熱，チクングニア熱，ジカ熱，ウイルス性出血熱，旅行者下痢症，黄熱，リケッチア症，インフルエンザ，レプトスピラ症	マラリア（特に P. falciparum），レプトスピラ症，腸チフス，麻疹，トリパノソーマ症，ブルセラ症，トキソプラズマ症，Q熱	マラリア（特に非熱帯熱マラリア），結核，ウイルス性肝炎（A，B，C，E型），類鼻疽（Melioidosis），急性HIV感染症，住血吸虫症，フィラリア症，アメーバ肝膿瘍，リーシュマニア症

〔Spira AM：Assessment of travellers who return home ill. Lancet 361（9367）：1459-1469, 2003 より一部改変〕

　3つ目の曝露歴は，海外で何を原因に，どのような病原体に曝露した可能性があるのか？　ということである．曝露歴から想起すべき代表的な疾患としては，食事では旅行者下痢症，腸チフス，A型肝炎[*4]，蚊ではマラリア，デング熱，チクングニア熱，ジカ熱，淡水曝露ではレプトスピラ症や住血吸虫症，性交渉歴ではB型肝炎やHIV感染症，などがある．

あなたのクリニックも（やばい感染症に）狙われている!?

　渡航地，潜伏期，曝露歴を聴取してすぐさま警戒すべきは「やばい感染症ではないか」ってこと．つまり，エボラとかMERSとかそういう，ヤツである．「いやいや，うちのクリニックにそんなやばいの来ないっしょ〜」とか思っていては甘い[*5]．現に日本におけるエボラ出血熱の疑似症2例目はリベリア渡航後に発熱し，最初はクリニックを受診して海外渡航歴を聴取されずに帰宅したのち，保健所に連絡し国立国際医療研究センターに搬送されたのである[3]．そう……クリニックにもいきなりやばい感染症の患者が受診する可能性はあるのだッ！　**表2**のような渡航地，潜伏期，曝露歴が当てはまる場合はすぐさま保健所に連絡あるのみッ！　また，マラリアの可能性がある場合も，診療経験のある医療機関に紹介することが望ましい（国立国際医療研究センター病院はいつでもお引き受けしてます〜☆）．

[*4]：食事によるものは，旅行者下痢症だけではないということは覚えておきましょう．
[*5]：これ，僕（北）に対して言ってそうですね（笑）．

表2 注意すべき輸入感染症とその流行地域・潜伏期・曝露歴・感染対策

輸入感染症	流行地域	潜伏期	曝露歴	必要な感染対策
エボラ出血熱	西アフリカ ウガンダなど	21日以内	エボラ出血熱患者との接触歴，コウモリ	特定または第一種感染症指定医療機関に隔離 厳格な接触予防策
中東呼吸器症候群（MERS）	アラビア諸国	14日以内	ヒトコブラクダ，MERS患者との接触歴	特定・第一種・第二種感染症指定医療機関に隔離 飛沫予防策（エアロゾル発生手技を行う際にはN95マスクを着用）
H5N1鳥インフルエンザ	東南アジア エジプトなど	10日以内	野鳥・家禽	特定・第一種・第二種感染症指定医療機関に隔離 飛沫予防策（エアロゾル発生手技を行う際にはN95マスクを着用）
H7N9鳥インフルエンザ	中国	10日以内	野鳥・家禽	特定・第一種・第二種感染症指定医療機関に隔離 飛沫予防策（エアロゾル発生手技を行う際にはN95マスクを着用）

文献

1) Leder K, et al：GeoSentinel surveillance of illness in returned travelers, 2007-2011. Annals of internal medicine 158(6)：456-468, 2013.〈世界中のトラベルクリニックの巨大なサーベイランス「GeoSentinel」の最新報告〉
2) Spira AM：Assessment of travellers who return home ill. Lancet 361(9367)：1459-1469, 2003.〈海外渡航後の患者のアプローチに関する総説〉
3) Kutsuna S, et al：Experiences of response measures against the 4 suspected cases of ebola virus disease from West Africa in the National Center for Global Health and Medicine, Tokyo, Japan. Jpn J Infect Dis 71(1)：62-64, 2018.〈国立国際医療研究センターで診療したエボラウイルス病類似症のまとめ〉

（忽那賢志）

感染対策

外来でできる対策は？

診療所，費用，針刺し対策

> **とりあえずこれだけは！**
>
> - 感染対策は標準予防策に始まり，標準予防策に終わる
> - 待合室や受付では呼吸器衛生・咳エチケット，手指衛生，患者配置，環境の維持管理などが重要である
> - 診察室や処置室では手指衛生，個人防護具の適切な使用，安全な注射手技，患者に使用した医療器具の取り扱いなどが重要である
> - 針刺し・体液曝露事故への対応のルールづくりをしておく
> - 院内感染対策のための指針は義務．内容をもう一度見直そう

感染対策は標準予防策に始まり，標準予防策に終わる

2009年5月，神戸市内のクリニックを高校生が発熱を主訴に受診した．この高校生はのちに国内第1例目の新型インフルエンザ患者であったことが判明した．2014年11月には，東京都内のクリニックを60代の男性が発熱を主訴に受診した．診察・投薬を終え，患者が帰宅してから，その患者にリベリアへの渡航歴があり，エボラウイルス感染症の健康監視対象者であったことが発覚した．

筆者は一類感染症患者などを診療する第一種感染症指定医療機関で勤務している．この話をするとたいていの人は「怖いところで働いているんですね，気をつけて」と気づかってくれるのだが，われわれは「一類感染症患者かもしれません」という事前情報を得て診療しているので，いわゆる「フル装備」で対応している．それよりも本当に怖い

表1 標準予防策の構成要素

1. 手指衛生(hand hygiene)
2. 個人防護具の適切な使用
3. 呼吸器衛生・咳エチケット
4. 患者配置
5. 安全な注射手技
6. 環境の維持管理
7. 患者に使用した医療器具の取り扱い
8. リネン,食器類の適切な取り扱い
9. 腰椎穿刺時の感染防止手技

のは,上記のような第一線で働いているクリニックや一般病院の外来[*1]である.2015年に韓国で起きた死亡者38人を含む186人のMERS(中東呼吸器症候群)患者のアウトブレイクは,複数の市中病院で発生した.このときは医療従事者を含む4次感染者まで確認されている.

「患者がどんな感染症をもっているか,あるいはもっていないかを100%知る方法はない」というのが標準予防策の基本的な考え方である.標準予防策は,血液や尿,便,体液などの「湿性生体物質」や傷のある皮膚,粘膜には感染性があるものと考え,**表1**に示す各種要素から構成される[1].外来における感染対策は,標準予防策に始まり,標準予防策に終わるといっても過言ではない[*2].

待合室や受付における感染対策

外来において患者はまず受付を訪れ,そして待合室で時間を過ごす.ここでは**表1**の標準予防策のなかでも特に(2)個人防護具の適切な使用,(3)呼吸器衛生・咳エチケット,(4)患者配置,(6)環境の維持管理,といった項目が重要になる.

[*1]:「一類感染症患者はクリニックには来ない」という思い込みは捨てましょう.どこでも可能性はあります.
[*2]:基本に忠実に行うことが実は一番難しかったりしますが,これに尽きると私も思います.

呼吸器衛生・咳エチケット

呼吸器衛生・咳エチケットでは，①医療施設はティッシュ，手指消毒薬，足踏み式の蓋付きゴミ箱を提供する，②咳やくしゃみのときにティッシュや袖で覆い，ティッシュをゴミ箱に捨て，手指衛生を行うよう啓発するポスターを掲示する，といったことが必要になる．もちろん患者には個人防護具の1つであるサージカルマスクを着用してもらうことも重要である．

患者配置

咳やくしゃみで発生する飛沫は最低でも約1 mは飛散するため，インフルエンザ，マイコプラズマ，百日咳など飛沫感染が想定される患者は，ほかの患者と1 m以上離れて待機してもらう[*3]．また飛沫などに触った指先を自分の口や鼻に入れたりすることで感染が成立することもあるため，手指衛生や清掃・消毒などの環境の維持管理も重要である．

環境の維持管理

特に待合室に置く玩具や本などは病原体で汚染され，患者間の感染の原因になりうる．**玩具などは容易に洗浄および消毒できるものを選び**，ぬいぐるみなどの毛皮玩具は避ける．聴診器なども可能であれば患者ごとにベルや膜をアルコール綿で消毒するとよい．

外来における環境表面は多くの場合，後述するスポルディング（Spaulding）の分類ではノンクリティカルに分類される．しかし，単に中性洗剤とぞうきんで拭くだけでは微生物を塗り広げるだけになるので，一般的には低水準消毒薬など一般細菌に活性を有する消毒薬を含有する製品で清拭することが望ましい．ただし，**ノロウイルスやアデノウイルスなどのエンベロープのないウイルスやクロストリジウム・ディフィシルなどの芽胞を有する細菌では低水準消毒薬はもちろん，アルコールも無効なので，次亜塩素酸ナトリウムを使用**することが推奨される．

米国を中心に紫外線照射や過酸化水素の燻蒸による環境消毒が見直されている．しかしわが国で使用されているような二酸化塩素などの環境（空中？）消毒の有効性は，

[*3]：区画を分けるのもありかもしれませんね．

完全に密閉された閉鎖空間では実験的に示されているようだが，実際に一定の換気がある診察室や処置室では濃度が保てず，臨床的有効性に関するエビデンスはない．

診察室・処置室における感染対策

　診察や処置においては標準予防策（表1）のなかでも(1)手指衛生，(2)個人防護具の適切な使用，(5)安全な注射手技，(7)患者に使用した医療器具の取り扱い，といった項目が重要になる．

手指衛生（hand hygiene）

　手指衛生には，石けんと流水を用いて行う手洗い（hand washing）と，擦式アルコール製剤を用いて行う手指消毒（hand disinfection）の2種類がある．医療施設で第一選択となるのは擦式アルコール製剤を用いて行う手指消毒である．この理由として①消毒効果が高い，②簡便である（手洗い場や石けんを見つける必要がなく，アルコールを持っていればいつでもどこでも行える），③手荒れが少ない（同じ回数行えば確実に流水と石けんのほうが手が荒れる），といったことがあげられる．

　ただし，ノロウイルスやアデノウイルスなどのエンベロープのないウイルスや，バシラス属，クロストリジウム属などの芽胞を形成する細菌ではアルコールが無効と考え，流水と石けんによる手洗いを優先する．

　「いつ手指衛生を行うか」についても現在では明確に定義されている（図1）[2]．「患者ゾーン」というと，どうしても病室をイメージしてしまうが，実際には患者がいればその周辺が患者ゾーンである．したがって，外来診療，リハビリテーション，採血などあらゆる場面で，患者が存在すればその周囲の患者ゾーンを意識し，適切なタイミングで手指衛生を行うことが重要である．稀に事務方や薬剤師，検査技師のなかには「われわれは関係ない」という人がいるが，とんでもない．患者に接触する機会があればその前後には手指衛生が必要である．

個人防護具の適切な使用

　標準予防策において手指衛生と同等に重要なのが個人防護具である．個人防護具には，手袋，マスク，ガウン，エプロン，ゴーグル，フェイスシールドなどさまざまな物があり，湿性生体物質への曝露リスクに応じて適切に選択しなければならない．また着脱に

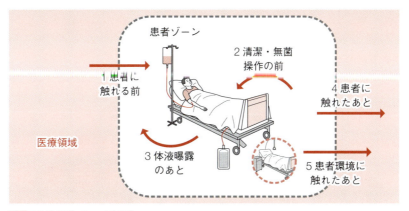

図1 手指衛生5つの瞬間
〔World Health Organization：WHO Guidelines on Hand Hygiene in Health Care：First Global Patient Safety Challenge：Clean Care Is Safer Care. World Health Organization, Geneva, Switzerland, Patient Safety；2009より一部改変〕

ついても適切なタイミングで行うことが重要である．よく手袋を着けっぱなしで色々なところを歩き回っている人を見かける．自分の手は守られているかもしれないが，手袋にはさまざまな微生物が付着しているため，逆にそれをあちこちに付けまわっている可能性もある．個人防護具については，①適切な選択，②適切な着脱のタイミング，を心がけてほしい．また手袋の着脱の前後にはそれぞれ手指衛生が必要である[*4]．滅菌手袋，未滅菌手袋，手袋不要の使い分けについては，WHOが提唱している「手袋ピラミッド」（図2）を参考にしてほしい．

安全な注射手技

外来で問題になる医療関連感染症の多くが注射手技に基づくものである．そして，その多くは本来1人の患者に使用し，残った場合は廃棄すべき注射薬を何人もの患者に使用している最中にセラチアなどの細菌あるいはC型肝炎ウイルスなどのウイルスで汚染し，そのまま複数の患者に投与してしまうことによって発生している．このことから米国疾病管理予防センター（Centers for Disease Control and Prevention：CDC）では「1

---

*4：手袋を装着する「前」の手指衛生も大切です！　手指衛生なしで手袋の箱に手をつっこむと，大量の手袋と箱が一気に汚染します．

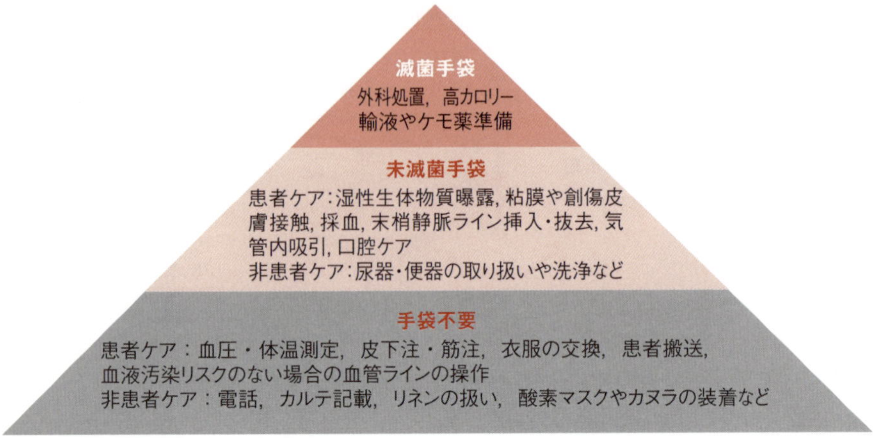

```
                滅菌手袋
             外科処置，高カロリー
             輸液やケモ薬準備

                未滅菌手袋
         患者ケア：湿性生体物質曝露，粘膜や創傷皮
         膚接触，採血，末梢静脈ライン挿入・抜去，気
         管内吸引，口腔ケア
         非患者ケア：尿器・便器の取り扱いや洗浄など

                 手袋不要
      患者ケア：血圧・体温測定，皮下注・筋注，衣服の交換，患者搬送，
      血液汚染リスクのない場合の血管ラインの操作
      非患者ケア：電話，カルテ記載，リネンの扱い，酸素マスクやカヌラの装着など
```

図2 手袋ピラミッド[*5]
〔http://www.who.int/gpsc/5may/Glove_Use_Information_Leaflet.pdf より一部改変〕

表2 安全な注射処置に関する CDC ガイドライン

- たとえ針を交換するとしても，同じ注射器から 2 人以上の患者に薬剤を投与してはならない．
- いったん注射器を患者の輸液ラインに接続したら，それは汚染されたものと考え，ほかの患者に使用したりバイアルから薬剤を取るのに使用してはならない．
- 使用済みの注射器や針をバイアルから薬剤を取るのに使用してはならない．
- 単回使用のバイアルを 2 人以上の患者に使用してはならない．
- 複数回使用のバイアルでも可能であれば単一患者専用とする．
- 注射用バッグやボトルを 2 人以上の患者で共有しない．
- 静注薬剤の準備および投与時は適切な感染対策手技を遵守する．
- 脊柱管や硬膜下腔にカテーテルを挿入したり薬物を投与するときはサージカルマスクを着用する．

〔Centers for Disease Control and Prevention：The One & Only Campaign. より〕

本の注射器―1 本の注射薬―1 人の患者」として"one and only campaign"を展開している（**表2**）[3]．

なお，注射薬を調整する場合は厳密な清潔状態が確保される場所で行い，汚染された事務机などで調整することのないよう注意されたい（**図3**）．

[*5]：実は予防接種時に手袋をしなければならないという根拠はありません．

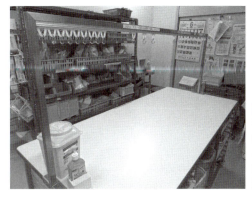

図3 清潔・衛生が保たれた点滴準備台
手指衛生用のアルコールと，加薬に使用する針などを廃棄する針廃棄容器が置かれている[*6]．点滴をつり下げるフックには余計なものはつり下げられていない．点滴準備前後には清拭クロスなどで適宜清拭を行う．

表3 スポルディングの分類

器具分類	用途	例
クリティカル器具	無菌の組織や血管に挿入するもの	手術用器具，循環器または尿路カテーテル，移植埋込み器具，針など
セミクリティカル器具	粘膜または健常でない皮膚に接触するもの	呼吸器系療法の器具や麻酔器具，軟性内視鏡，喉頭鏡，気管内挿管チューブ，体温計など
ノンクリティカル器具	健常な皮膚とは接触するが，粘膜とは接触しないもの	ベッドパン，血圧計のマンシェット，松葉杖，聴診器など．またベッド柵やテーブルなどの環境表面はノンクリティカル表面と呼ぶ

患者に使用した医療器具の取り扱い

　外来における医療関連感染症には洗浄，消毒，滅菌が不適切であることに関連して起こるものも多い．わが国でも小手術に使用した器具を水洗いだけで使い回した事例や，内視鏡の処理が不十分なために発生した医療関連感染症があとを絶たない．何を消毒し，何を滅菌するかは，基本的には**スポルディングの分類**（表3）に基づいて判断し，また**消毒・滅菌の前に十分に洗浄を行う**ことが重要である．

　消毒薬はどの微生物を対象とするかによって，**低水準**，**中水準**，**高水準**に分類される．さらに**生体**に使用するのか，**物品**に使用するのかによっても分かれる（表4）．例え

[*6]：あくまでも加薬に使用する針のみをここに捨ててください．血液汚染している針を捨ててはいけません．

表4 主な消毒薬の用途と微生物に対する効果

用途（対象）			消毒レベル	消毒薬（一般名）	微生物に対する効果				
皮膚	医療器具・環境				一般細菌	結核菌	芽胞	ウイルスエンベロープ	
	金属	非金属						有	無
×	○	○	高	グルタルアルデヒド	○	○	○	○	○
×	×	○	中	次亜塩素酸ナトリウム	○	○	△	○	○
○	○	○		消毒用エタノール	○	○	×	○	△
○	○	○	低	ベンザルコニウム塩化物	○	×	×	△	×
○	○	○		クロルヘキシジングルコン酸塩	○	×	×	△	×
△	○	○		塩酸アルキルジアミノエチルグリシン	○	○	×	△	×

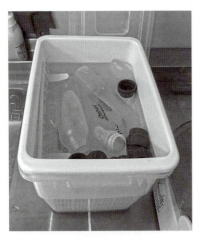

図4 次亜塩素酸ナトリウムによるシャワーボトルの浸漬消毒
浮いているところはまったく消毒できていない．

ばアルコールは生体および物品の両方に使用できるが，ポビドンヨードは生体のみに，次亜塩素酸ナトリウムは物品にしか使用できない．また消毒効果を十分に発揮するには①時間，②濃度，③温度，を適切に守ること，および次亜塩素酸ナトリウムなどの**浸漬消毒には，消毒する物品をきちんと浸漬する**（浮かないようにする）ことがきわめて重要である（図4）．

針刺し・体液曝露事故の対応

　針刺し・体液曝露事故時には速やかな対応が必要である．受傷した箇所は流水でしっかりと洗い流す．消毒をしても感染率は変わらない．感染率は一般的にB型肝炎が30%，C型肝炎が3%，HIVが0.3%などと報告されている．**B型肝炎に対して職員は自分の抗体価を確認し，陰性ならワクチンを接種しておくことが望ましい**．針刺し事故が起きた場合は，まず速やかに患者の同意を得たうえでHBs抗原，HCV抗体，HIV抗原抗体検査を行う[*7]．B型肝炎に対しては受傷者が抗体を保有していれば対処は不要であるが，抗体陰性の場合はワクチン接種あるいはグロブリン投与を行う．またHIVに関しては，もし患者が陽性であればなるべく速やかに予防内服を開始する．自院での対応が難しければ，迅速に検査ができる近隣の病院に診療を依頼する方法もある．

院内感染対策のための指針をつくっているか？

　2007(平成19)年4月から施行されている改正医療法には，**診療所においても院内感染対策のための指針を作成し，従業者に対する院内感染対策のための研修を受講させる**よう規定されている．また感染症の発生状況を監視するほか，感染対策のマニュアルの整備などの院内感染対策の推進のために必要な改善策をはかるように記載されている．こういった事項は法律で定められている事項であり，すでに述べたさまざまな医療関連感染対策の状況の確認と併せて現状を確認してほしい．

文献

1) Siegel JD, et al：2007 Guideline for Isolation Precautions：Preventing Transmission of Infectious Agents in Health Care Settings. Am J Infect Control 35(10 Suppl 2)：S65-164, 2007.〈現在の感染管理のゴールドスタンダードとなるガイドラインの1つ〉
2) World Health Organization：WHO Guidelines on Hand Hygiene in Health Care：First Global Patient Safety Challenge：Clean Care Is Safer Care. World Health Organization, Geneva, Swit-

---

[*7]：一般診療所では，これらをすぐにチェックすることができません．私の診療所でも対応に困ったので，所属医師会を通して近所の基幹病院で24時間対応してもらえるようお願いしました．同意書と，生化学スピッツに5 cc血液を採取し，基幹病院に持って行くことで，すぐに検査してもらえるようになりました！

zerland, Patient Safety; 2009.〈手指衛生のすべてがここに詰まっている〉
3) Centers for Disease Control and Prevention：The One & Only Campaign. http://www.cdc.gov/injectionsafety/1anonly.html〈注射を安全に行うための教育リソースが豊富に用意されている〉

(笠原　敬・徳谷純子)

COLUMN 13

やろうぜ！　診療所・在宅でのグラム染色！
Point of Care Testing としてのグラム染色

　診療所には細菌検査室がなく，培養検査は外注に頼らざるをえない．外注に頼ると，検体輸送のため培養結果確認までのタイムロスが生じる．しかし，グラム染色や迅速検査を有効活用すれば，感染症診療の質を落とさずに済む．実際，喀痰グラム染色は高い特異度で起炎菌を同定しうることをわが国発の観察研究が示している[1]．

　診療が立て込む場合にすべての喀痰や尿をグラム染色するのは難しいが，手技をコメディカルに覚えてもらい医師が隙間時間で観察するなど工夫する．筆者は主に肺炎，腎盂腎炎，関節炎・滑液包炎，キャンピロバクター腸炎などを疑う場合には積極的に行い，エンピリック治療やフォローアップの一助にする．また，スマホで撮った写真を患者と一緒に見ると「ほぅほぅほぅ…」と満足度も高い（ように思う）．

　また，例えば週末に休日夜間診療所を受診した肺炎患者（往々にして培養検体は採取されていない）がすでに抗菌薬を処方されたうえで翌日来院されたとしても，来院時に喀痰グラム染色を行うことで起炎菌同定が間に合うことがある．抗菌薬開始24時間以内であれば80％以上で肺炎球菌性肺炎は正診可という研究[2]があり，実際グラム染色により de-escalation できるケースがある．もし培養を外注するのみであれば起炎菌同定はできず，de-escalation に根拠をもてないだろう．

　さらに，診療所でグラム染色を行うことで，抗菌薬の処方頻度，コスト，治癒までの期間などを減らせたというわが国の耳鼻科医の報告[3]があり，薬剤耐性（AMR）対策の視点からも注目を集めている．在宅の肺炎，尿路感染の診療でもグラム染色所見は参考になる．病歴，フィジカルである程度的を絞ることはできるが，あまり自信がもてない場合は Point-of-Care 超音波と併せてグラム染色が頼りになる．

文献
1) Fukuyama H, et al：Validation of sputum Gram stain for treatment of community-acquired pneumonia and healthcare-associated pneumonia：a prospective observational study. BMC Infect Dis 14：534, 2014.

2) Musher DM, et al：Diagnostic value of microscopic examination of Gram-stained sputum and sputum cultures in patients with bacteremic pneumococcal pneumonia. Clin Infect Dis 39(2)：165-169, 2004.
3) 前田雅子, 他：耳鼻咽喉科診療所でのグラム染色検査によってもたらされた抗菌薬の選択・使用の変化：予備的検討. 日本プライマリ・ケア連合学会誌 38(4)：335-339, 2015.
https：//www.jstage.jst.go.jp/article/generalist/38/4/38_335/_pdf

〔北　和也〕

外来静注抗菌薬療法

OPATって何？

> **とりあえずこれだけは！**

- OPAT（オーパット）は入院を回避して外来で行う静注抗菌薬による治療戦略を指す
- 不必要・不適切なOPATは禁忌
- OPAT開始前に，必ず各種培養検査を提出
- 患者の状態と培養結果を確認しながら，経口抗菌薬への変更可否を日々検討

OPATとは

　OPAT（オーパット）はOutpatient Parenteral Antimicrobial Therapyの略で，外来静注抗菌薬療法と訳される．読者のなかにも外来診療でセフトリアキソンを使用した経験のある方は多いと思うが，これもOPATの1つである．海外の先進国ではOPATに関するガイドラインも出版されており，その用語や概念が浸透しているが[1,2]，わが国ではあまり知られていないのが現状である．本来OPATは単に外来で静注抗菌薬を投与することではなく，静注抗菌薬でしか有効な治療を行えない状態か否かを判断し，そうであった場合に適切な抗菌薬，治療期間を考え，治療効果をモニターしながら治療を行うという一連の治療戦略を意味する[3]．他国では外来で静注抗菌薬を使用できる施設が限られていることも多いようだが[4]，わが国では小さなクリニックでも大病院の外来でも等しく静注抗菌薬が投与できる環境にある．そのような背景から一般外来診療でセフトリアキソンを代表とする静注抗菌薬が使用される頻度が高い一方，理解不足

からしばしば不適切なOPATが実施されていることも事実である[5]*1．

OPATの利点と使用可能な薬剤

　OPATの利点は治療効果が確実で，外来で入院加療と同等の感染症診療が提供できることにある．経口抗菌薬を使用する場合には，服薬アドヒアランスや腸管からの吸収が治療効果に影響するが，OPATであればそのようなことを心配せずに，確実な効果が期待できる．また近年，キノロン系抗菌薬の濫用で腸内細菌のキノロン系抗菌薬に対する耐性化が進んでいることが知られているが，セフトリアキソンによるOPATは，外来で比較的重症の腎盂腎炎を治療する際の魅力的な選択肢といえる．

　海外では持続静注投与のための器具を使ったり，患者自身や介護者が抗菌薬を静注したりすることで，さまざまな種類の静注抗菌薬を使用したOPATが実施可能となっている*2．しかしながら，わが国の一般的な医療機関でこれらの方法を利用することは現時点では難しいので，半減期の長い1日1回投与の抗菌薬を使ったOPATが現実的である．1日1回投与で使用可能な代表的な静注抗菌薬には，セフトリアキソン，アミノグリコシド（ゲンタマイシン，トブラマイシン）などがある．

1日1回投与が可能な静注抗菌薬を利用した処方例

市中肺炎，腎盂腎炎などに対してOPATを行う場合
・セフトリアキソン（ロセフィン®）　1〜2g　24時間ごと　静注

ESBL産生腸内細菌科細菌の関与が強く疑われる腎盂腎炎に対して，やむをえずOPATを行う場合
・ゲンタマイシン（ゲンタシン®）　5〜7 mg/kg　24時間ごと　静注
・トブラマイシン（トブラシン®）　5〜7 mg/kg　24時間ごと

---

*1：創部からMRSAが検出されて外来で時々バンコマイシンなんていうのも見たことがあります……．
*2：そうなのですね！　治療の幅も広がりますね．

> 静注
> ※いずれの場合でも各種培養結果が判明した時点で，適切な経口抗菌薬の治療選択肢がないかを検討すること．

OPATの分類

　OPATは導入方法によって，入院回避型OPATと外来移行型OPATの2つに分けられる．前者は入院を避けるために，外来診療でそのまま導入するOPATであり，後者は入院加療中の患者に導入して，外来診療に移行させるタイプのOPATである．本書の読者が利用するOPATのほとんどは前者だと思われるので，ここでは前者について実例を提示する．

> **Case 1**
>
> **患者**　85歳男性．
> **既往歴**　高血圧，脂質異常症．
> **現病歴**　ADLは自立，1人暮らし．来院3日前から38℃台の発熱，倦怠感，湿性咳嗽，食欲不振が出現．発熱が持続するため，内科外来を受診した．来院時のバイタルは血圧144/82 mmHg，脈拍98回/分，体温38.2℃，SpO_2 94％(室内気)，呼吸数22回/分．胸部X線で右肺野に新規の浸潤影を認める．肺炎と診断し，入院加療を勧めたが，患者本人は外来での治療を強く希望している．

　Case 1は高齢者の肺炎の症例であり，軽い低酸素も認めていた．CURB-65 2点であり，入院適応と判断したが，患者の強い希望があり，リスクを説明したうえで，外来治療を継続することになった．血液培養，喀痰培養の結果判明までの入院回避型のOPATを計画し，血液培養2セット，喀痰培養を提出後にセフトリアキソン2 gを投与して帰宅とした．治療3日目までセフトリアキソンを継続し，血液培養が陽性にならないこと，喀痰培養から感受性良好な肺炎球菌を検出したこと，解熱して全身状態が改善したことを確認し，4日目からアモキシシリン500 mg，1日3回の内服治療に変更して，計1週間の治療を終えた．

> **Case 2**
>
> **患者** 70歳女性.
> **既往歴** 高血圧,糖尿病.2か月前に肺炎で入院,入院中の尿培養検査でESBL産生の大腸菌の検出歴がある.
> **現病歴** ADLは自立,1人暮らし.3日前から排尿時痛,残尿感が出現.悪寒を伴う発熱を認めたため,内科外来を受診.尿検査で膿尿,細菌尿を認め,腎盂腎炎の診断.来院時のバイタルは血圧120/72 mmHg,脈拍100回/分,体温38.2℃,SpO$_2$ 99%(室内気),呼吸数18回/分.血圧低下はなかったが,軽度の頻脈,悪寒を伴う発熱を認めていたことから入院適応と判断したが,患者本人は入院を頑なに拒否している.

このCase 2では菌血症も想定されたので,入院しないで治療を続けることのリスクを説明し患者本人も理解したうえで,血液培養,尿培養結果が判明するまでの入院回避型OPATを計画した.直近の入院時の尿培養からESBL産生の大腸菌が検出されていたため,セフトリアキソンが有効でない可能性を考え,血液培養2セット,尿培養提出後にゲンタマイシン320 mg(7 mg/kg)を投与し帰宅とした.翌日から連日外来に通院してもらい全身状態を確認したのちに,末梢静脈カテーテルを留置しゲンタマイシン320 mgを投与した.通院3日目に,尿培養からESBL産生の大腸菌を検出.血液培養は陽性とならなかった.大腸菌はキノロン耐性であったが,ST合剤に感受性であり,解熱し全身状態も回復したのでOPATを終了.ST合剤1回2錠,1日2回に変更し,計2週間の治療を完遂した.

こんなOPATは禁忌!

冒頭で理解不足からしばしば不適切なOPATが実施されていると述べたが,その実例を以下に示す.

そもそも入院適応がない軽症例に対するOPAT

OPATは本来であれば入院加療が必要な患者に対して入院を回避するため,あるいは早期退院のために外来で行う静注抗菌薬による治療戦略である[*3].肺炎も腎盂腎炎も入院適応にならない軽症症例であれば,経口抗菌薬で十分に治療が可能である.したがって,過去の培養検査の結果から経口抗菌薬の選択肢がまったくない,または

服薬アドヒアランスが悪すぎて経口抗菌薬が使用できないなどの特殊な場合を除いて，軽症例にOPATを実施することは避けるべきである．

断続的なOPAT

外来日に散発的に静注抗菌薬を使用して，それ以外の日は経口抗菌薬を使用するという断続的なOPATも不適切である．筆者は，1週間おきに外来でセフトリアキソンを投与して，通院しない日にはまったく系統の異なる経口抗菌薬を処方するという治療を見かけたことがある．そもそも連日通院しなくてよいような軽症例で，治療に利用できる経口抗菌薬がある場合にはOPATを選択する必要はないし，散発的に静注抗菌薬を使用しても有効な治療効果は期待できない[*4]．

投与回数が不適切なOPAT

OPATで利用可能なのは，原則として1日1回投与が可能な抗菌薬である．例えばセファゾリンは1日3回投与，アンピシリン／スルバクタムは1日4回の投与が必要となるので，これらの静注抗菌薬を1日1回投与でOPATに利用しても効果は期待できない．タゾバクタム／ピペラシリンやメロペネムなどの広域抗菌薬も1日複数回の投与が必要な静注抗菌薬であるため，1日1回投与で利用するのは不適切である．筆者は，他院外来で診断不明の発熱に対してタゾバクタム／ピペラシリンによる1日1回投与の不適切なOPATが行われ，重症薬疹を発症して入院加療が必要になった症例を経験したことがある．

診断不明，培養未提出のやめどころのないOPAT

必要な培養検査を提出せずにOPATを開始することは避けたい．本来OPATは診断がはっきりしない状態で行う治療ではないので，やむをえず経験的治療を開始する場合には，必ず血液培養を含めた適切な培養検査を提出すべきである．点滴の抗菌薬を使っておけば熱は下がるだろうと考えて，感染巣を特定する努力をせずに外来で

[*3]：「入院拒否」「早期退院を希望」する患者さんが安易に「ワガママ」のレッテルを貼られてしまう場合があります．そりゃあ入院したくないことだってありますよ．安易に入院させすぎるのも問題だと思います．
[*4]：日曜・祝日がお休みという診療所は多いです．近隣医療機関との連携により，断続的OPATにならないよう工夫が必要ですね．

セフトリアキソンを漫然と続けるような治療は行ってはならない．

　セフトリアキソンを代表とする1日1回投与が可能な静注抗菌薬を用いたOPATを上手に利用すれば外来診療の幅が広がる．逆説的ではあるが，OPATが本当に必要かどうかを判断して，不必要な患者には実施しないこと．また経口抗菌薬への変更が可能と判断した時点で早期に終了させることも，OPATの大切なプロセスなのである．抗菌薬適正使用のためにも，OPATの正しい理解が広まることを願いたい．

文献

1) Norris AH, et al： 2018 Infectious Diseases Society of America Clinical Practice Guideline for the Management of Outpatient Parenteral Antimicrobial Therapy. Clin Infect Dis 68(1)： e1-e35, 2019.〈米国のOPATガイドライン〉
2) Chapman AL, et al：Good practice recommendations for outpatient parenteral antimicrobial therapy (OPAT) in adults in the UK：a consensus statement. J Antimicrob Chemother 67(5)： 1053-1062, 2012.〈英国のOPATガイドライン〉
3) 馳　亮太, 他：本邦初の持続静注投与法を用いた外来静注抗菌薬療法(OPAT：Outpatient Parenteral Antimicrobial Therapy)に関する報告．感染症誌 88(3)：269-274, 2014.〈国内のOPATに関する論文〉
4) Fisher D, et al：Outpatient parenteral antibiotic therapy(OPAT) in Asia：missing an opportunity. J Antimicrob Chemother 72(4)：1221-1226, 2017.〈アジアのOPATの現状についてまとめた論文〉
5) Hase R, et al：Patterns of outpatient ceftriaxone use in a Japanese general hospital：an increased need for development of outpatient parenteral antimicrobial therapy programs. Infect Dis (Lond) 47(9)：668-671, 2015.〈外来のセフトリアキソンの使用状況について調査した論文〉

〈馳　亮太〉

COLUMN 14

感染症法に基づく医師の届出
実は○○も届出疾患対象です

　感染症には，すべての医師が届出を行うよう義務づけられているものと，指定した医療機関のみが届出を行うものがある．ここではすべての医師が届出を行う感染症について述べる．

　まず，珍しい感染性疾患，あるいは感染力が高そうな疾患であれば，「これは届出対象？」と想起しやすいだろう．例えばマラリア，結核あたりはピンとくるのではないだろうか？　一方，おなじみすぎて，あまり気にしていないかもしれないが実は届出対象という疾患もある．A型肝炎，E型肝炎を除く急性ウイルス性肝炎（A型，E型は四類感染症，それ以外は五類感染症）や侵襲性肺炎球菌感染症，侵襲性インフルエンザ桿菌感染症（五類に多い）などである．つまり肺炎球菌，インフルエンザ桿菌による菌血症，髄膜炎などは五類感染症として届出疾患となる．表を一度眺めていただき，「これ，もしかしたら届出対象かも？」と厚生労働省のホームページにアクセスして確認する習慣をつけたい．読者の皆さんの届出でわが国の疫学がわかる．

表　届出対象となる疾患

感染症	疾患
1類感染症 （ただちに届出をお願いします）	エボラ出血熱，クリミア・コンゴ出血熱，痘瘡，南米出血熱，ペスト，マールブルグ病，ラッサ熱
2類感染症 （ただちに届出をお願いします）	急性灰白髄炎，結核，ジフテリア，重症急性呼吸器症候群（病原体がコロナウイルス属SARSコロナウイルスであるものに限る），中東呼吸器症候群（病原体がベータコロナウイルス属MERSコロナウイルスであるものに限る），鳥インフルエンザ（H5N1），鳥インフルエンザ（H7N9）
3類感染症 （ただちに届出をお願いします）	コレラ，細菌性赤痢，腸管出血性大腸菌感染症，腸チフス，パラチフス

（つづく）

表 (つづき)

感染症	疾患
4類感染症 (ただちに届出をお願いします)	E型肝炎, ウエストナイル熱, A型肝炎, エキノコックス症, 黄熱, オウム病, オムスク出血熱, 回帰熱, キャサヌル森林病, Q熱, 狂犬病, コクシジオイデス症, サル痘, ジカウイルス感染症, 重症熱性血小板減少症候群(病原体がフレボウイルス属 SFTS ウイルスであるものに限る), 腎症候性出血熱, 西部ウマ脳炎, ダニ媒介脳炎, 炭疽, チクングニア熱, つつが虫病, デング熱, 東部ウマ脳炎, 鳥インフルエンザ〔鳥インフルエンザ(H5N1 および H7N9)を除く〕, ニパウイルス病, 日本紅斑熱, 日本脳炎, ハンタウイルス肺症候群, B ウイルス病, 鼻疽, ブルセラ症, ベネズエラウマ脳炎, ヘンドラウイルス感染症, 発疹チフス, ボツリヌス症, マラリア, 野兎病, ライム病, リッサウイルス感染症, リフトバレー熱, 類鼻疽, レジオネラ症, レプトスピラ症, ロッキー山紅斑熱
5類感染症の一部 〔侵襲性髄膜炎菌感染症および麻疹はただちに届出をお願いします. その他の感染症は7日以内に(風疹はできるだけ早く)届出をお願いします〕	アメーバ赤痢, ウイルス性肝炎(E 型肝炎および A 型肝炎を除く), カルバペネム耐性腸内細菌科細菌感染症, 急性弛緩性麻痺(急性灰白髄炎を除く), 急性脳炎(ウエストナイル脳炎, 西部ウマ脳炎, ダニ媒介脳炎, 東部ウマ脳炎, 日本脳炎, ベネズエラウマ脳炎およびリフトバレー熱を除く), クリプトスポリジウム症, クロイツフェルト・ヤコブ(Creutzfeldt-Jakob)病, 劇症型溶血性連鎖球菌感染症, 後天性免疫不全症候群, ジアルジア症, 侵襲性インフルエンザ菌感染症, 侵襲性髄膜炎菌感染症, 侵襲性肺炎球菌感染症, 水痘(入院例に限る), 先天性風疹症候群, 梅毒, 播種性クリプトコックス症, 破傷風, バンコマイシン耐性黄色ブドウ球菌感染症, バンコマイシン耐性腸球菌感染症, 百日咳, 風疹, 麻疹, 薬剤耐性アシネトバクター感染症
指定感染症:ただちに届出をお願いします.	
該当なし	

〔厚生労働省ホームページ:感染症法に基づく医師の届出のお願い
http://www.mhlw.go.jp/stf/seisakunitsuite/bunya/kenkou_iryou/kenkou/kekkaku-kansenshou/kekkaku-kansenshou11/01.html
(2018 年 10 月 10 日最終アクセス)より一部改変〕

(羽田野義郎)

COLUMN 15

在宅で重宝する！　抗菌薬の皮下点滴

　在宅で静注抗菌薬を投与する場合，訪問看護師による連日の訪問が必要になる．医師が特別訪問看護指示書を発行することで，患者さんは連日かつ1日複数回の訪問看護(原則無制限，最大14日間)が利用できるようになる(医療保険での対応が可能になる)．とはいえ，あまりに頻回の訪問は物理的に不可能なので，基本的には24時間ごとの投与が可能な抗菌薬を選択することになる．

　OPATの項(p314)で触れられているように，セフトリアキソン，必要時のアミノグリコシドを選択することになる．セフトリアキソンのみで誤嚥性肺炎を含む肺炎，腎盂腎炎，蜂窩織炎の大半は治療可能であるが，時にESBL産生菌による腎盂腎炎などを治療する際に，アミノグリコシドが必要になる(※1)．

　静脈路確保が難しいケースでは，皮下点滴という選択肢もある．在宅で使用する抗菌薬はOPAT同様，セフトリアキソン，必要時のアミノグリコシドである．ちなみに，終末期がん患者の輸液療法に関するガイドライン2013年版[1]によると，βラクタム系，モノバクタム系，クリンダマイシン，アミノグリコシド系が皮下投与可能である(いずれも皮下投与の適応に関する添付文書上の記載はなく，同文献には「経験的に使用されており，安全であることを保証する論文はない．」としている)．その他，テイコプラニンについても経静脈投与と遜色なく皮下投与できたという報告がある[2]．ただし，初回は経静脈的投与という条件つきである．皮下投与は血中濃度の立ち上がりが緩徐になってしまうので，抗菌薬の皮下投与の際は，「初回は経静脈的投与」が原則である．

　セフトリアキソンに関しては，75歳以上の入院中の高齢者に対し，経静脈的投与と比較し治癒率・死亡率に差がなかったという小規模研究がある[3]．投与濃度と時間については，1gのセフトリアキソンを50ccの5%ブドウ糖液または生理食塩水で希釈し，15分かけて注入するという文献上の記載[4]があり，経験的にもそれ以上の希釈・投与時間であれば問題なく投与可能である．アミノグリコシド系は皮膚壊死の報告が複数ある[4]ことに注意する．

　ところで，抗菌薬のみならずさまざまな薬剤が皮下投与できる[1]．入院高齢者における軽～中等度の脱水への皮下輸液は，経静脈輸液に比し，有効性は同等，安全性・利便性・コスト面で優れているという報告がある[5]．投与速度は1mL/分，1か所から1,500mL/日まで，2か所使えば3,000mL/日まで投与可能である[6]．手技も簡単(アルコール消毒のうえ，皮膚をつまんで斜め45～60°でサーフローを刺入し留

置するだけ），かつ合併症も少ない．局所の浮腫はコモンであるが，疼痛・不快は稀[6]である．自己抜去があったとしても出血のリスクはほぼなく，在宅での使用にも向いている．CRBSI(catheter-related blood stream infection)の心配もないため，在宅からの緊急入院リスクも減るだろう(※2)．皮下点滴の部位としては，腹部や前胸部，四肢近位部などの皮下脂肪の多く浮腫の少ない部分を選択する．翼状針でも良いが，より安全なサーフロー針(21～23 G)を用いる[6]（経験的には 24 G でも使用可能）．1～4 日での交換[6]が一般的だが，1 週間以上使用しても何ら問題ないことが多い．

以上のとおり，皮下投与という選択肢をもっておくことで，在宅のみならず入院中の管理にも役立つことがある．ぜひともコメディカルと共有していただきたい．

セフトリアキソンは筋肉注射という選択肢もあるが，疼痛がネックになる．注射時の疼痛緩和のため，溶解液に 1% リドカインを用いることがある〔注射直後～6 時間で疼痛緩和の報告あり[7]〕．溶解液については，FDA の ROCEPHIN®(Roche 社)のドラッグインフォメーション[8]によると，セフトリアキソン 1 g あたり 2.1～3.6 cc 必要であり，大きめの筋に施注するよう紹介されている(日本の添付文書には筋注の記載はなし)．

※1　在宅でのエンピリック治療の失敗を避けるため，病院退院時には，入院中の患者の各種培養結果を入院時主治医-在宅医間で情報共有しよう！
※2　在宅のみならず，病院内で皮下点滴を有効活用することで CRBSI が減るんじゃないかと思う．「入院してるから一応点滴にしとこ」で CRBSI 発症だなんて，患者さんはたまったもんじゃないですよね．不要な CV 留置も回避できるかも！

文献
1) 終末期がん患者の輸液療法に関するガイドライン 2013 年版．
2) Barbot A, et al：Pharmacokinetics and pharmacodynamics of sequential intravenous and subcutaneous teicoplanin in critically ill patients without vasopressors. Intensive Care Med 29(9)：1528-1534, 2003.
3) Gauthier D, et al：Subcutaneous and intravenous ceftriaxone administration in patients more than 75 years of age. Med Mal Infect 44(6)：275-280, 2014.
4) Robelet A, et al：Antibiotics given subcutaneously to elderly. Presse Med 38(3)：366-376, 2009.
5) Remington R, et al：Hypodermoclysis to treat dehydration：a review of the evidence. J Am Geriatr Soc 55(12)：2051-2055, 2007.
6) Sasson M, et al：Hypodermoclysis：an alternative infusion technique. Am Fam Physician 64(9)：1575-1579, 2001.
7) Schichor A, et al：Lidocaine as a diluent for ceftriaxone in the treatment of gonorrhea. Does it reduce the pain of the injection? Arch Pediatr Adolesc Med 148(1)：72-75, 1994.
8) https://www.accessdata.fda.gov/drugsatfda_docs/label/2015/050585s067lbl.pdf

（北　和也）

ワクチン

成人向けキャッチアップ接種

とりあえずこれだけは！

- 麻疹・風疹ワクチンは「生涯で2回」を目指そう
- B型肝炎はもはやSTIであるがワクチンで予防可能
- 北海道出身者は日本脳炎ワクチン接種歴に注意
- 海外旅行前や抗体検査時に成人にもワクチン接種を勧めよう

キャッチアップが必要なワクチン

わが国では現在 表1 に示したワクチンが小児に対する定期接種とされており，そのラインナップは欧米先進国に近づきつつある．しかし，すでに定期接種対象年齢を過ぎた成人についてはこれらのワクチン接種は行われておらず，接種漏れの状態になったまま放置されている．したがって，成人に対して不足しているワクチンを今から追加接種していく必要があり，これを予防接種の成人に対するキャッチアップと呼ぶ． 表1 で下線で示したものは成人で特にキャッチアップが必要なワクチンであると認識されている．本項ではその各々について解説を加えたいと思う．

麻疹ワクチン・風疹ワクチン

別項（125ページ）で述べたとおり，わが国において土着の麻疹ウイルス株は排除されたと世界保健機関（WHO）から認定されている．そしてわが国の麻疹患者の過半数は成人が占めており，ほとんどが海外からの輸入症例とその2次感染，3次感染である．

表1 定期接種ワクチン（A類）と成人に対してキャッチアップすべきワクチン（下線）

B型肝炎ワクチン，インフルエンザ菌bワクチン，小児用肺炎球菌ワクチン，<u>4種混合ワクチン（ジフテリア，破傷風，百日咳，不活化ポリオ）</u>，BCGワクチン，<u>麻疹・風疹混合ワクチン</u>，<u>水痘ワクチン</u>，<u>日本脳炎ワクチン</u>，<u>HPVワクチン</u>

2006年以降は1歳児に対して麻疹・風疹混合ワクチンの2回接種が定期接種として行われているが，それ以前の世代では1回のみの接種である．また，風疹に至っては女性に対してしか接種されていない時代もあった〔1962（昭和37）年4月2日～1979（昭和54）年4月1日生まれ〕ため，多くの成人が不十分なワクチン接種のままで放置されている．その結果，毎年のように輸入麻疹のアウトブレイク[*1]が起こり，2013年には風疹の大流行が発生したのである．現在も麻疹や風疹に対する免疫が不十分な成人が多数残っており，その人たちが今後感染する危険性がある．成人の麻疹が流行することは重症化しやすいという問題をはらんでおり，**風疹の流行は出生児の先天性風疹症候群の発症という問題を包含している**．したがって，成人に対して麻疹・風疹を含んだワクチンをキャッチアップ接種することは重要[*2]である．麻疹では20歳代以降の男女で，風疹は30～50歳代の男性に免疫不十分な成人が多いとされており（2018年現在），この層にキャッチアップ接種を行っていくのが有効である．**期間が長く開いていても，とりあえず2回接種を完遂できれば概ね免疫が獲得されるとされている**[1,2]ため，母子手帳などの記録も併せて2回接種を終わらせることが重要である．また，せっかくワクチンを接種しても記録に残っていない接種は有効な接種と見なされないことになっており，**接種後は接種記録を本人に保管させることが必要である**．

破傷風・百日咳ワクチン

わが国ではDPT-IPV（ジフテリア，百日咳，破傷風，不活化ポリオ混合ワクチン）を1歳8か月までに4回接種し基礎免疫を獲得させたのち，11歳時にDT（ジフテリア，破傷風混合ワクチン）を接種して定期接種は終了となる．つまり，破傷風に対する免疫は11歳以降，百日咳に対する免疫は1歳8か月以降獲得するチャンスがないということになる．

[*1]：K国際空港，有名歌手のコンサートなど頻繁にアウトブレイクが起こっています．
[*2]：海外旅行前など，何かの拍子に進めたいですね．

百日咳に対する免疫は成人になる頃には大幅に減衰してしまい，成人が百日咳に罹患することが多くなっている．成人の百日咳は症状が非特異的で，小児のような特有の痙攣性咳嗽発作を伴わないことが多く，診断がきわめて難しい．その結果，成人から新生児に感染が生じる可能性が指摘されている．

　破傷風に関しては，11歳にDTワクチンを接種するため，その後10年間は免疫が維持されるが，20歳を超える頃には免疫が減衰する．その結果，土壌で汚染された外傷を受けた場合には抗破傷風ヒト免疫グロブリンの併用を余儀なくされることがある．

　これらの問題を克服するため，欧米諸国では成人用破傷風・ジフテリア・百日咳混合ワクチン（Tdap）が開発されており，10年おきに1回接種して破傷風・百日咳（ジフテリアも）の免疫を維持することが推奨されている．米国では特に妊娠27～36週の妊婦への接種が強く推奨されている[3]．わが国においてはこのワクチンは製造承認されていないが，海外に留学する際に接種を要求されたり，長期海外赴任前に必要になったりすることが多い．Tdapを接種する医療機関は日本全国に点在しているため，日本渡航医学会のホームページなどに目を通して接種可能医療機関を把握しておくとよいだろう．

　以前わが国で使用されていた小児用ジフテリア・百日咳・破傷風混合ワクチン（DPT）を0.2 mLに減量して接種することでTdapに近い効果が得られるという研究結果も報告されており[4]，この方法であれば国内承認ワクチンで破傷風や百日咳の免疫を維持することができる．ただ，わが国で成人に接種可能な破傷風・百日咳・ジフテリア混合ワクチンはDPTだけであり，添付文書上は0.5 mL全量を投与するとされている．したがって，上述の研究結果に基づいて0.2 mLに減量する場合は十分な説明を行う必要がある．

B型肝炎ワクチン

　B型肝炎の感染経路は分娩時の垂直感染が長らく最多であったが，近年は性行為感染症（STI）の側面が大きくなってきている．また，性交渉のような濃厚な粘膜面の接触を伴わなくても，日常生活で生じるレベルの小規模な血液曝露でも感染が成立することが知られている[5]．したがって，physical contactが多いスポーツや，学童が学校生活のなかで出血することも感染リスクである．このため，2016年からB型肝炎ワクチンは1歳までの児に対し定期接種として3回接種することとなった．欧米先進国ではB型肝炎ワクチンは長らく定期接種となっており，成人も含め接種済みであることが当たり前のワクチンである．B型肝炎は本質的には肝臓癌を引き起こすウイルス性疾患であり，一

度感染が成立すると肝細胞核内に covalently closed circular DNA(cccDNA)の形でウイルスの遺伝情報が長期間残存するため,肝細胞にウイルスが到達しないよう防御する必要がある.したがって,成人に対してB型肝炎ワクチン接種の啓発を地道に行っていく必要があると考えられる.

日本脳炎ワクチン

日本脳炎ウイルスはブタなどの体内で増幅され,水田や湿原で発生したコガタアカイエカが媒介する感染症であり,2016年は年間10人を超える発生数となった.わが国では西日本に多い疾患であると認識されている.定期接種として広く3〜12歳の小児に合計4回接種が行われていた(3〜5歳の間に第1期3回,9〜12歳の間に第2期1回)が,マウス脳由来の日本脳炎ワクチンを使用していた時期に急性散在性脳脊髄炎(ADEM)が有害事象として問題視されたため,2005〜2011年にかけて厚生労働省から積極的勧奨の差し控えが行われた.その結果,実質的にワクチンの定期接種が止まっていた期間が生じており,2018年の時点で10〜25歳の年齢層にある者は日本脳炎ワクチンの接種が不十分である可能性があるため,母子手帳などで確認する必要がある.1995(平成7)年4月2日〜2007(平成19)年4月1日の間に出生した場合は,第1期の不足分と第2期の1回の接種を定期接種扱いとして接種できる特例措置が行われている(ただし20歳に達するまでに限る).2007(平成19)年4月2日〜2009(平成21)年10月1日生まれの小児は,生後6か月から90か月の間または9歳以上13歳未満の間に,日本脳炎第1期のうち接種されていない分を定期接種扱いとして接種できる.詳細は厚生労働省から発出されている「日本脳炎ワクチン接種に関するQ&A」[6]を参照されたい.また,2016年まで北海道出身者は日本脳炎ワクチン定期接種対象となっておらず,関東以南へ移住した人に対しては日本脳炎ワクチンのキャッチアップ接種を行う必要がある[*3].

成人にワクチンを接種してもらうには

わが国ではワクチン接種は小児のものという固定観念があり,なかなか成人に対して

---

*3:北海道出身の方,あるいは幼少期を北海道で過ごした方には一度は勧めましょう.

ワクチンを接種する機会がない．そのため，成人にキャッチアップ接種をしてもらうチャンスを探す必要がある．

近年の麻疹・風疹の流行によって，ワクチン接種や抗体検査希望の受診者が多く現れたが，その際に本人が希望する項目だけでなく，ほかのワクチンについても説明をすることでキャッチアップ接種のきっかけをつくることができるかもしれない．また，最近わが国でも徐々に海外渡航前の医療相談に訪れる旅行者が増えており，このタイミングでキャッチアップとして重要なワクチンの説明を付け加えることは，渡航先に直接必要のないワクチンであっても有効であると思われる．厚生労働省検疫所のウェブサイトでは，麻疹・風疹ワクチンは海外渡航者全員に対して接種が推奨[*4]されると呼びかけており，これはキャッチアップ接種を推進するうえで大変重要な決定である．そして，市民公開講座やメディアを使った啓発活動も継続的に行う必要があるだろう．

文献

1) Sutcliffe PA, et al：Outbreak of measles in a highly vaccinated secondary school population. CMAJ 155(10)：1407-1413, 1996.〈麻疹ワクチン1回 vs 2回の罹患率の比較〉
2) LeBaron CW, et al：Persistence of rubella antibodies after 2 doses of measles-mumps-rubella vaccine. J Infect Dis 200(6)：888-899, 2009.〈MMRワクチン2回接種後の抗体価推移〉
3) CDC：Updated Recommendations for Use of Tetanus Toxoid, Reduced Diphtheria Toxoid, and Acellular Pertussis Vaccine(Tdap) in Pregnant Women ─Advisory Committee on Immunization Practices(ACIP), 2012. MMWR 62(7)：131-135, 2013.〈CDCによるTdapに関するステートメント〉
4) 柳澤如樹，他：成人におけるジフテリア・百日咳・破傷風(DPT)3種混合ワクチン0.2 mL接種の百日咳抗体への効果．感染症誌 83(1)：7-11, 2009.〈成人に対するDPTワクチン0.2 mL接種の効果〉
5) Hayashi J, et al：Hepatitis B virus transmission in nursery schools. Am J epidemiol 125(3)：492-498, 1987.〈保育所におけるB型肝炎水平伝播の報告〉
6) 厚生労働省：日本脳炎ワクチン接種に関するQ&A(平成28年3月改訂版)．http://www.mhlw.go.jp/bunya/kenkou/kekkaku-kansenshou21/dl/nouen-qa.pdf〈厚労省による日本脳炎ワクチンに関するステートメント〉

〈小川 拓〉

---

*4：一方でワクチン供給の問題がありますが……．最近，厚生労働省はマジンガーZとコラボして呼びかけています(若い方々はマジンガーZを知らないのになぜ?)．

COLUMN 16

診療所での医療廃棄物の扱いについて

　血液が付着したガーゼは，いったいどこに捨てるべきだろう？　常に感染性廃棄物として扱うべきである！　という方は多いかもしれないが，必ずしもそうではないことを読者の皆さんはご存じだろうか？

　環境省の感染性廃棄物処理マニュアル[1]によると，「感染性廃棄物」の定義は，「医療関係機関等から生じ，人が感染し，若しくは感染するおそれのある病原体が含まれ，若しくは付着している廃棄物又はこれらのおそれのある廃棄物」をいう．

　同マニュアル内における感染性廃棄物の判断フロー(図)のSTEP 1によると，血液は感染性廃棄物と判断することになっているが，ここでいう「血液」とは「血液そのもの」を指し，例えば血液が付着したガーゼなどは実は当てはまらない．また，STEP 2を見ていただきたい．ここに該当するような場所からの廃棄物であれば医師等の判断にかかわらずすべて感染性廃棄物とされるが，それ以外の診察室や処置室から排出されるものについては，血液等の付着の程度などの違いにより，専門知識を有する者(医師，歯科医師，獣医師)が感染のおそれありと判断した場合は感染性廃棄物として扱われる．つまり，診療所を含め医療機関で生じたすべての血液付きガーゼを感染性廃棄物として扱わなければならないわけではない．感染性廃棄物と判断する目安としては，例えば多量の血液が付着していることにより血液がこぼれ落ちて周囲を汚染するおそれがあるものを感染性廃棄物とし，血液の付着の程度が少量であるものや乾燥しているものは，非感染性廃棄物とすればよい[2]．感染性廃棄物を一般ごみとして処理することは安全管理上，非常に危険であり常に注意が必要である(安全への配慮が常に最優先されるべき！)が，同時に医療機関で出たすべてのごみを感染性廃棄物として処理することで発生するむだなコストについても配慮すべきである(経営的視点から．そしてわが国の将来を見据えた"継続可能性"を考慮して)．

文献
1) 平成29年3月環境省大臣官房　廃棄物・リサイクル対策部：廃棄物処理法に基づく感染性廃棄物処理マニュアル．2007. https://www.env.go.jp/recycle/misc/kansen-manual.pdf
2) 大阪府環境管理室事業所指導課：産業廃棄物を排出する事業者(建設業者以外)の皆様へ．2017. http://www.pref.osaka.lg.jp/jigyoshoshido/report/faq_9.html

【STEP 1】(形状)
廃棄物が以下のいずれかに該当する.
① 血液,血清,血漿及び体液(精液を含む,以下「血液等」という).
② 病理廃棄物(臓器,組織,皮膚等).注1
③ 病原微生物に関連した試験,検査に用いられたもの.注2
④ 血液等が付着している鋭利なもの(破損したガラスくず等を含む).注3

↓ NO

【STEP 2】(排出場所)
感染症病床注4,結核病床,手術室,緊急外来室,集中治療室及び検査室において治療,検査等に使用された後,排出されたもの.

↓ NO

【STEP 3】(感染症の種類)
① 感染症法の一類,二類,三類感染症,新型インフルエンザ等感染症,指定感染症及び新感染症の治療,検査等に使用された後,排出されたもの.
② 感染症法の四類及び五類感染症の治療,検査等に使用された後,排出された医療器材等(ただし,紙おむつについては特定の感染症に係るもの等に限る).注5

↓ NO 注6

→ YES → 感染性廃棄物

非 感 染 性 廃 棄 物

図 感染性廃棄物の判断フロー

(注) 次の廃棄物も感染性廃棄物と同等の取扱いとする.
・外見上血液と見分けがつかない輸血用血液製剤等.
・血液等が付着していない鋭利なもの(破損したガラスくず等を含む).
(注1) ホルマリン漬臓器等を含む.
(注2) 病原微生物に関連した試験,検査等に使用した培地,実験動物の死体,試験管,シャーレ等.
(注3) 医療器材としての注射針,メス,破損したアンプル・バイヤル等.
(注4) 感染症法により入院措置が講ぜられる一類,二類感染症,新型インフルエンザ等感染症,指定感染症及び新感染症の病床.
(注5) 医療器材(注射針,メス,ガラスくず等),ディスポーザブルの医療器材(ピンセット,注射器,カテーテル類,透析等回路,輸液点滴セット,手袋,血液バッグ,リネン類等),衛生材料(ガーゼ,脱脂綿等),紙おむつ,標本(検体標本)等.なお,インフルエンザ(鳥インフルエンザ及び新型インフルエンザ等感染症を除く),伝染性紅斑,レジオネラ症等の患者の紙おむつは,血液等が付着していなければ感染性廃棄物ではない.
(注6) 感染性・非感染性のいずれかであるかは,通常はこのフローで判断が可能であるが,このフローで判断できないものについては,医師等(医師,歯科医師及び獣医師)により,感染のおそれがあると判断される場合は感染性廃棄物とする.

〔平成29年3月環境省大臣官房 廃棄物・リサイクル対策部:廃棄物処理法に基づく感染性廃棄物処理マニュアル.2007. https://www.env.go.jp/recycle/misc/kansen-manual.pdf〕

(北 和也)

あとがき

　私は感染症専門医ではありません．ICD（infection control doctor）ですら，ありません．講習は受けたので，あとは書類申請だけだと思うのですが，気づけば診療所勤務となり，形だけのICDなら不要だろうと考えてそのままそっとしています．また，とある感染症関連の学会に至っては，「この雑誌（学会誌）読んでないと思うんだけど，なんで会費払い続けてるの？」という妻の声に返す言葉もなく，気づけば退会してしまいました（その場で妻が速やかに事務局に電話し，非常に速やかに退会手続きをしておりました）．ちなみに余談ですが，私の大好きな京都発のバンド"くるり"のオフィシャルファンクラブ"純情息子"も，知らぬ間に妻に脱退させられていたことに先日気がつきました．どおりで今年はライブ情報が入ってこなかったわけです．

　そんな感染症専門医でもICDでも純情息子の会員でもない私ですので，外来感染症診療の書籍を編集するなんて大変恐縮だなと思いました．しかし，よくよく考えてみると，プライマリ・ケア医として日々診療していて，感染症診療をしない日などまずありません．コモンな感染症，緊急性・重症度の高い感染症に対し，どうすれば診療所や在宅など限られた医療資源を用いて安全かつ効率的に診療できるか，あるいは時に遭遇するアンコモンな感染症をどうすれば見逃さずにしっかり診断できるか，日々試行錯誤してきたのです．そうこう考えているうちに，私（診療所医師）の視点で編集に関わるのは，案外おもしろいことだったりするのかもと考えるに至り，「よっしゃ，いっちょやったろやないか！」と思うようになりました．実際，編集作業は骨が折れましたが，非常に大きなやり甲斐を感じることができました．

＊

　さて，本書の特徴ですが，ただでさえおもしろい各執筆者の原稿のページ下に，羽田野義郎先生と私から全編を通してコメントを加えさせていただいております．私からは特に総合診療医・家庭医的視点を意識して，また"自分が外来診療で手元に置きたい1冊をつくる"を意識し，現場で即使えるtipsを思いつくままに加えてみました．そのため，ページ下にはにぎやかな注釈が添えられることになりましたが，執筆者の先生方には温かく受け入れていただきました．改めて感謝申し上げます．ちなみに，この作業は最も骨が折れると同時に，実は

最も楽しい作業でもありました．

　本書は，感染症を外来で診る医師，つまりほぼすべての医師にとって有用な書籍であると，編者として自負しております．感染症を患う患者さんを感染症医以外がファーストタッチする機会があまりにも多いという事実は，おそらく未来永劫覆ることがないからです．そう，「病原微生物は，対戦相手に感染症医のみを選ばない」のです！　ぜひとも本書を外来診療のお供に置いていただければ幸いです．

*

　最後に，何度も夜な夜な打ち合わせをした共同編者の羽田野義郎先生，医学書院の松本哲さんには本当に感謝しております．

　「まえがき」にも触れていただきましたが，羽田野先生と私は，かたや総合病院，かたや診療所・在宅をメインフィールドにしており，一見対極に位置するように思えます．しかし，私たちのマインドの根底にあるのは，医療・医学教育に対する情熱であり，「感染症診療大好き！」であり，そして何より「目の前の患者さんのために」という思いです．羽田野先生と関わらせていただくなかで，強くそう感じました．

　松本さんは，なかなか原稿をよこさない私に，辛抱強く関わってくださいました．たくさんの仕事が重なって疲弊していた私を，いつも元気づけてくださいました．漫画好きという共通項でSkype会議の合間にちょっとした話題提供をしてくださり，いつも癒されておりました（笑）．美味しいお蕎麦屋さんにも連れて行っていただきました．お二人と一緒にお仕事させていただいて本当に楽しかったです．

　そして，無茶な編集作業をお願いした医学書院の皆さま，本当にありがとうございました．そしていつもお世話になっており，今回，珠玉の原稿をいただいた執筆者の先生方に，改めて感謝いたします．ありがとうございました．あと，いつも元気をくれる家族のみんなにも，もちろん大感謝です！

　早朝からの緊急コールで勉強会に参加できなかったが，
　患者さんに感謝されてなんだか清々しい 2019 年 1 月の昼下がりに

北　和也

索引

数字・欧文

3 日熱マラリア 68
6 killer sore throat 25

A

A 型肝炎の急性期診断 92
acute generalized exanthematous pustulosis（AGEP） 195
acute retroviral syndrome（ARS） 122
adult-onset Still's disease（AOSD） 111

B

B 型肝炎 311
B 型肝炎ワクチン 326
Bartonella henselae 202
Bell 麻痺 155
black dot ringworm 99
Bornholm 病 188

C

Campylobacter 腸炎 73
Canadian Triage and Acuity Scale paediatric guidelines 283
Castell's point 118
cellulitis 81
Charcot' triad 225
cholesterol stone 223
chronic obstructive pulmonary disease（COPD） 46
creeping eruption 161
Ctenocephalides felis 203
CVA 叩打痛 57

D

door-to-antibiotic time 216

DPT 326
DRESS 195
drug rash with eosinophilia and systemic syndrome 195

E

EHEC による腸炎 74
EIA 法 127
Elsberg 症候群 156
Epstein-Barr virus（EBV） 118
erysipelas 81

F・G

FORTH 360
gestational diabetes mellitus（GDM） 295
gull wing 73
gurgling sound 274

H

Haemaphysalis 172
hand hygiene 306
hemolytic uremic syndrome（HUS） 74
herpes simplex virus（HSV） 153
HI 法 130
HIV 感染症 174
hospital-acquired pneumonia（HAP） 274

I

IgM 抗体 127
Infectious Diseases in Primary Care 230
infectious endocarditis（IE） 231
infectious mononucleosis（IM） 118
invasive diarrhea 72

K

kissing disease　118
kissing ulcer　155
Koplik 斑　126

L

Lady Windermere 症候群　263
LAMP 法　49
Ludwig's angina　27

M

M. kansasii 症の治療　267
MAC 症の治療　266
maculopapular rash　196
Meningitis-retention syndrome　156
Miliam's ear sign　82
Mollaret 髄膜炎　156
mononucleosis-like syndrome　122
Murphy 徴候　224
Mycobacterium avium complex 症（MAC 症）　263

N

neglected vital sign　242
non-tuberculous mycobacteria（NTM）　263

O・P

OPAT　314
Parinaud 眼腺症候群　203
PCR 法　127, 135
perinephric stranding　58
pigment stone　223

R

Rattle　275
rheumatoid arthritis（RA）　111

S

secondary vaccine failure　131
sick contacts　197
skin and soft tissue infection（SSTI）　277
sniffing position　285
SOFA スコア　240
sonolucent layer　224
spike fever　111
spondyloarthritis（SpA）　111
Stevens-Johnson syndrome（SJS）　194
Streptococcus pyogenes　239
STS（serologic test for syphilis）　92
systemic inflammatory response syndrome（SIRS）　85
systemic lupus erythematosus（SLE）　111

T

Tdap　326
tick-borne disease　191
toxic epidermal necrolysis（TEN）　194
toxic shock syndrome（TSS）　68
TP（*Treponema pallidum*）抗体検査　92
tripod position　285
Tzanck 細胞　143

V

vaccine preventable disease（VPD）　139, 150
varicella zoster virus（VZV）　141, 155
VS WATER　193

W

Weil 病　182
window period　91

X・Z

X 線撮影，妊娠中の　296
zoster sine herpete　104

和文

あ

アナフィラキシー　27
足白癬　99

い

インフルエンザ　15
インフルエンザ迅速検査　18
医療器具，患者に使用した　309
医療廃棄物　329
遺伝子検査　167
遺伝子検出法　135
痛みを伴う皮疹　104
咽後膿瘍　27
咽頭炎　154
咽頭所見，インフルエンザの　20
咽頭痛
　──，かぜの　4
　──，咽頭炎　25
咽頭培養，迅速溶連菌検査と　31
陰部ヘルペス　155

え

エボラ出血熱　301
エルスバーグ症候群　156

壊死性胆嚢炎　223

お

オウム病　50
オーパット　314
オセルタミビル　16
おたふくかぜ　146

か

カポジ水痘様発疹　155
かぜ　2
　──，典型的な　3
化膿性股関節炎　286
疥癬　102
海外渡航者の診かた　299
解剖
　──，耳の　39
　──，副鼻腔の　36
外来移行型 OPAT　316
外来静注抗菌薬療法　314
核酸検出法　91
顎下腺の腫れ，ムンプスの　148
学校保健安全法　289
肝機能障害　260
感染性心内膜炎　68, 231
　── に伴う皮疹　191
感染性腸炎　67
　── の治療　76
感染性廃棄物　329
感染対策　303
　──，風疹の　130
　──，麻疹の　127
感染防止対策，インフルエンザの　23
関節の腫れ　207
関節リウマチ　111
関節痛，発熱と　109
鑑別診断
　──，関節痛の　109

335

——, 発熱の 109

き

キャッチアップ 324
気管支炎 44
気道症状 7
寄生虫症 160
亀背 274
急性HIV感染症 122
急性気管支炎 45
急性下痢における鑑別 70
急性喉頭蓋炎 27
急性腎盂腎炎の診断 58
急性中耳炎 38
急性汎発性発疹性膿疱症 195
急性網膜壊死 156
胸部異常陰影 261
局所性リンパ節腫脹 200
禁忌, OPATの 317

く

クラミジア感染症 90
クラミドフィラ肺炎 9, 50
グラム染色, 診療所・在宅での 312

け

下痢, 遷延する 163
下痢症 67
解熱鎮痛薬, 妊娠・授乳中の 294
解熱薬の使用, 水痘での 141
経胸壁心エコー (TTE) 234
経口カルバペネム系抗菌薬 43
経食道心エコー (TEE) 234
頸部リンパ節腫脹 200
血便 72
結核 256

結膜充血
——, 眼脂を伴わない 182
——, 眼脂のない 129
検査所見, レプトスピラ症の 183
検査前確率, インフルエンザの 20
検便 166
原因微生物
——, 小児感染症の 284
——, 胆道感染症の 226
——, 尿路感染症の 60
——, レプトスピラ症の 184

こ

コプリック斑 126
コレステロール結石 223
呼吸器衛生 305
呼吸数, 高齢者の 274
股部白癬 99
個人防護具 306
鼓膜所見, 中耳炎の 39
口唇ヘルペス 154
好酸球増多 166
抗インフルエンザ薬 15
抗ウイルス薬, 妊娠中の 294
抗菌薬
——, 小児に特有の副作用がある 287
——, 妊娠中の 292
——, 副鼻腔炎に対する 36
——による治療, 急性中耳炎の 40
抗結核薬の副作用 260
抗原検出 167
後頸部リンパ節腫脹 129
高齢者の診かた 270

さ

サージカルマスク 305
再発, 結核の 261

細菌性咽頭炎　3
　　——の治療　31
細菌性髄膜炎　210
細菌性肺炎の治療　48
細菌性副鼻腔炎　35

し

シャルコー三徴　225
自然経過, かぜの　4
自然流産　290
視力障害　260
歯肉口内炎　154
耳下腺腫脹　147
自律神経障害　156
色素結石　223
手指衛生　306
修飾麻疹　131
重症例, かぜの　6
小児
　　——の外来診療　282
　　——の急性中耳炎　40
小児用ジフテリア・百日咳・破傷風混合ワクチン
　　（DPT）　326
症状, 急性HIV感染症の　176
食道炎　156
心臓の合併症, ムンプスの　149
身体所見, 風疹の　129
身体診察, 小児の　286
侵襲性下痢　72
新生児ヘルペス　294
迅速溶連菌検査と咽頭培養　31
腎盂腎炎　56

す

スティーヴンス・ジョンソン症候群　194
スポルディングの分類　309
水痘　139
水痘帯状疱疹ウイルス　155

髄液検査　213
　　——をされる下痢　73
髄膜炎　156
髄膜刺激徴候, ムンプスの　148

せ・そ

成人スティル病　111
成人用破傷風・ジフテリア・百日咳混合ワクチン
　　（Tdap）　326
性器ヘルペス　294
性行為関連感染症　196
性交渉歴
　　——, 聞き方　122
　　——の聞き方　89
精巣炎・精巣上体炎, ムンプスの　149
赤痢アメーバの検査　92
咳エチケット　305
脊椎関節炎　111
節足動物門の分類　169
先天異常　290
先天性風疹症候群　131, 325
線状爬行疹　161
全身症状, 手足口病の　134
全身性エリテマトーデス　111
全身性炎症反応症候群　85
造影剤, 妊娠中の　296

た

タカサゴキララマダニ　172
ダニ　168
ダニ媒介疾患　191
多形紅斑　155
体液曝露事故　311
体部白癬　99
帯状疱疹　103
退院基準, 結核の　256
第3世代経口セフェム系抗菌薬　13
丹毒　81

単純ヘルペスウイルス感染症　153
胆嚢炎と胆管炎　222
胆嚢周囲膿瘍　223
胆嚢穿孔　223

ち

チマダニ　172
治療
　——，結核の　258
　——，副鼻腔炎の　36
蓄便　67
中耳炎　38
中毒性表皮壊死症　194
虫体排出　161
注射手技　307
腸チフス　300
直接鏡検（KOH）法　100

つ

椎体炎　245
爪白癬　99

て

デング熱　300
手足口病　133
手袋ピラミッド　308
定期接種，水痘ワクチンの　139
伝染性紅斑　112
伝染性単核球症　118
伝染性単核球症様症候群　122

と

渡航関連感染症　196
頭部白癬　99
毒素性ショック症候群　68
届出疾患　320

に

日本海裂頭条虫症　161
日本脳炎ワクチン　327
入院回避型 OPAT　316
尿路感染症　56
　——，高齢者の　276
妊産婦の診かた　290
妊娠高血圧症候群　295
妊娠糖尿病　295
妊婦
　——の水痘　143
　——の風疹　131
　——の麻疹　128

ね

猫ひっかき病　201
粘膜症状，手足口病の　134

の

脳炎　156
膿尿　56

は

パリノー眼腺症候群　203
パルボウイルス B19　108
破傷風ワクチン　325
播種性病変　105
敗血症　231, 238
肺炎　44
　——，高齢者の　274
　——との鑑別，かぜと　7
　——の鑑別，外来での　46
肺炎球菌ワクチン　55
肺癌と結核の合併　261
梅毒　90
白癬　98

白血球数, 妊婦の　295
発熱
　――, 高齢者の　273
　――, 急性の　109
　―― の鑑別　163
針刺し事故　311

ひ

皮疹　260
　――, 痛みを伴う　104
皮膚症状, 手足口病の　134
皮膚軟部組織感染症　81
　――, 高齢者の　277
皮膚病変, 寄生虫症の　161
非感染性胆嚢炎　223
非結核性抗酸菌症　263
非定型肺炎　49
飛沫感染　305
脾破裂, 伝染性単核球症の　123
微生物
　――, 咽頭炎の原因となる　26
　――, 中耳炎の原因となる　38
　――, 肺炎の原因　48
　――, 副鼻腔炎の原因となる　35
百日咳　53
百日咳ワクチン　325
病歴聴取, 小児の　285

ふ

不明熱　234
風疹　129
風疹ワクチン　324
副作用
　――, 抗結核薬の　260
　――, ムンテラマイシンの　22
副鼻腔炎　34

へ

ヘマフィザーリス　172
ヘルペスの母子感染　294
ヘルペス性湿疹　155
ベル麻痺　155
扁桃周囲膿瘍　27
便傾け観察法　72
便培養　75

ほ

ホスホマイシン　80
ボルンホルム病　188
母子感染, ヘルペスの　294
放射線, 妊娠中の　296
蜂窩織炎　81
膀胱炎　66

ま

マーフィー徴候　224
マイコプラズマ感染症　49
マイコプラズマ肺炎　9
マクロライド耐性マイコプラズマ肺炎　49
マダニ　170
マラリア　300
麻疹・風疹混合ワクチン　325
麻疹 IgM　127
麻疹ワクチン　324
慢性閉塞性肺疾患　46

み

水ぼうそう　141
三日はしか　130

む

ムンテラマイシン　22

ムンプス　146
ムンプス難聴　148
無鉤条虫症　161
無症候性細菌尿　296
────，高齢者での　276
無石性胆嚢炎　223
無発疹性帯状疱疹　104

め・も

免疫診断　167
モラレ髄膜炎　156

よ

予防可能な感染症　139
溶血性尿毒症症候群　74

ら・り

ライム病　172

りんご病　112
リケッチア症との鑑別，レプトスピラ症と　184
流行性耳下腺炎　146
良性再発性リンパ球性髄膜炎　156
淋菌　90

れ

レプトスピラ症　180
レミエール症候群　27

わ

ワイル病　182
ワクチン　324
────の効果，水痘の　143
ワクチン接種，帯状疱疹と　105

ジェネラリスト BOOKS シリーズ 好評発売中

価格は本体価格です。

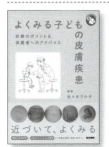

よくみる子どもの皮膚疾患
診療のポイント&保護者へのアドバイス

カラー

編集　佐々木りか子

● 頁256　2018年　4,000円　[ISBN978-4-260-03620-7]

エキスパート直伝！　豊富な症例写真と解説で、的確な診断・治療・紹介へ。新生児から思春期までの皮膚の common disease とホームケア指導がよくわかる！

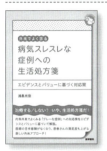

外来でよく診る
病気スレスレな症例への生活処方箋
エビデンスとバリューに基づく対応策

執筆　浦島充佳

● 頁212　2018年　3,600円　[ISBN978-4-260-03593-4]

生活習慣病の症例を中心に、一般内科外来で遭遇するグレー（治療適応かどうかギリギリ）な症例への、エビデンスとバリュー（患者の価値観）を基盤としたアプローチを示す。

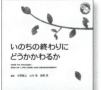

いのちの終わりに
どうかかわるか

編集　木澤義之／山本　亮／浜野　淳

● 頁304　2017年　4,000円　[ISBN978-4-260-03255-1]

総合診療医や内科医、およびそれを取り巻くメディカルスタッフに求められるエンド・オブ・ライフ患者へのかかわり方の知識とスキルをまとめた1冊。

病歴と身体所見の診断学
検査なしでここまでわかる

執筆　徳田安春

● 頁210　2017年　3,600円　[ISBN978-4-260-03245-2]

症例をもとに、指導医と研修医の問答形式で感度・特異度・尤度比の使い方が学べる実践書。付録には、即戦力となる「感度・特異度・尤度比一覧」の PDF を収載。

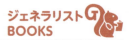

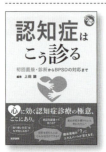

認知症はこう診る
初回面接・診断から BPSD の対応まで

編集 上田 諭

● 頁264　2017年　3,800円　[ISBN978-4-260-03221-6]

「認知症は日常的に診るけれど、イマイチ診方がわからない。薬を出すだけでいいの？」かかりつけ医のそんなお悩みに効く本。豊富な事例とともに、具体的手法をレクチャー。

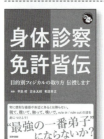

身体診察 免許皆伝
目的別フィジカルの取り方 伝授します

カラー

編集 平島　修／志水太郎／和足孝之

● 頁248　2017年　4,200円　[ISBN978-4-260-03029-8]

"最強の一番弟子"にならないか？　便利な機器が常にあるとは限らない。視て、聴いて、触って、嗅いで、rule in/rule out できる身体診察を身につけよう。

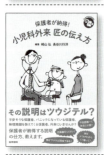

保護者が納得！
小児科外来 匠の伝え方

編集 崎山　弘／長谷川行洋

● 頁228　2017年　3,800円　[ISBN978-4-260-03009-0]

その説明はツウジテル？　不安そうな保護者、パニックになっている保護者、無理難題を訴えてくる保護者、外来にいませんか？　保護者が納得する説明の仕方、教えます。

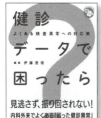

健診データで困ったら
よくある検査異常への対応策

編集 伊藤澄信

● 頁192　2017年　3,600円　[ISBN978-4-260-03054-0]

外来で一般医が困る健診データ異常のパターンを集め、基本対応とそのエビデンスをわかりやすく示した内科外来に欠かせない一冊。